Bonnie Burstow
Psychiatrie überwinden
Auswege aus dem Geschäft mit dem Wahnsinn

1. Auflage 2021
www.edition-assemblage.de
info@edition-assemblage.de

ISBN: 978-3-96042-120-7
Herausgegeben von: Kim Wichera
Unter Mitarbeit von: Rosa Zorn
Satz: Hannah C. Rosenblatt
Umschlaggestaltung und Grafik: Mathis Eckelmann
Mit einem Werk von: Johanna Hemming
Druck: Interpress | Hungary | Printed in 2021

First published in English under the title
Psychiatry and the Business of Madness;
An Ethical and Epistemological Accounting
by B. Burstow, edition: 1

Bonnie Burstow

Psychiatrie überwinden

Auswege aus dem Geschäft mit dem Wahnsinn

Aus dem Englischen von
Clara Funk
Florian Henz
Iva Ona

Inhaltsverzeichnis

Für Bonnie Burstow
und alle Überlebenden psychiatrischer Gewalt.

Vorwort

von Charlotte Pankalla

Die Psychiatrie hätte mir fast das Leben genommen.

Sie stürzte mich in einen Abgrund, aus dem ich glaubte, nie mehr auftauchen zu können.

Die Psychiatrie hat mich gebrochen.

Sie hat eine Wunde in mir geschlagen, die vielleicht nie mehr heilen wird.

Bis heute spüre ich den Schmerz, die Ohnmacht, die Demütigung und Verzweiflung, die ich in der Psychiatrie erleben musste.

Vieles des Erlebten macht mich sprachlos.

Und doch will ich heute Worte dafür finden.

Weil ich überlebt habe.

Weil ich es geschafft habe, aus dem destruktiven Kreislauf psychiatrischer Behandlung auszubrechen.

Weil ich es geschafft habe, mich frei zu machen von Diagnosen und Medikamenten, von den Ansichten und der Macht anderer über mich.

Weil ich Hoffnungen schaffen will für diejenigen, denen die Hoffnung genommen wurde.

Weil gehört werden muss, welches Gewaltpotenzial sich hinter den Mauern der Psychiatrie, dem Ort des Helfens und Heilens verbirgt.

Weil sich etwas ändern muss.

Als Jugendliche war ich das erste Mal in der Psychiatrie. Ich ging freiwillig dort hin, aufgrund von Schwierigkeiten und Problemen, die ich damals selbst als vorübergehend betrachtete. Ich hatte Dinge erlebt, mit denen ich nicht umzugehen wusste, und fühlte mich plötzlich so abgeschnitten von der Welt, auf der ich mich einfach nicht mehr zurechtfinden konnte. Ich war oft traurig und nichts wollte mehr so recht einen Sinn ergeben - eine Krise, wie Ihr, liebe Lesende, sie vielleicht auch schon mal erlebt habt. Ich dachte damals, mit der richtigen Hilfe, würde ich schon wieder zurechtkommen und diese Krise überwinden. Doch es sollte anders kommen.

Ich erinnere mich noch gut an meine erste Visite: das ganze Team der Jugendpsychiatrie in einem Kreis sitzend, der Chefarzt in der Mitte, umringt von Ärzt*innen, Psycholog*innen, Kunst- und Ergotherapeut*innen und Mitarbeitenden des Pflegepersonals. Ich erzählte von meiner Krise und sagte, dass ich Schwierigkeiten mit meiner Wahrnehmung habe - ich fühle so viel, ich denke so viel, ich sehe Verbindungen und Zusammenhänge, die anderen verborgen zu bleiben scheinen. Manchmal empfinde ich es als Stärke, aber oft leide ich im Alltag darunter, so viel wahrzunehmen und zu spüren.

Der Chefarzt lachte mich aus. „Wir könnten uns hier alle ein Schild umhängen, dass wir besonders begabt sind", sagte er schlicht. „Alle hier im Raum haben Abitur gemacht." Vor Scham wollte ich sofort im Erdboden versinken. Ich hatte versucht, von meinen Problemen zu erzählen. Als Antwort lachten sie mich aus. Der ganze Stuhlkreis lachte mich aus. Anstatt auf mich einzugehen oder nachzufragen, wurde ich bloßgestellt und meine Äußerungen in eine Diagnose verpackt.

Dies ist nur eine von vielen Geschichten, die ich euch erzählen könnte. Auf den ersten Blick erscheint sie fast harmlos, im Vergleich zu der Gewalt, die ich später noch erleben musste - doch ich erzähle genau diese Geschichte, weil der Anfang wichtig ist: Bis heute frage ich mich manchmal, ob mein Leben eine andere Wendung hätte nehmen können, wenn meine ersten Behandler*innen mir mit einer anderen Haltung begegnet wären - wenn sie mir meine Selbstwahrnehmung nicht abgesprochen oder mir ganz einfach auf respektvolle Weise ihre Sicht der Dinge mitgeteilt hätten. Wenn sie mich ermutigt hätten zu lernen, mit dem umzugehen, was ich selbst als Belastung empfand, anstatt einen Witz darüber zu reißen. Denn dieses Bild brannte sich in mein Gedächtnis ein: eine Gruppe Erwachsener, an die ich mich hilfesuchend als Jugendliche wandte, die sich über mich lustig machten. Wie sollte ich denen vertrauen?

So ereignete sich mein Eintritt ins psychiatrische System, und ein Teil von mir hatte vielleicht damals schon verstanden, dass die Psychiatrie nicht der Ort war, an dem ich die Unterstützung finden würde, die ich brauchte. Tatsächlich ließ ich mich nach einigen Wochen auf eigenen Wunsch wieder entlassen.

Aber meine Schwierigkeiten wurden schlimmer und ich kehrte zurück. Mal freiwillig, mal unter Zwang – es gab keine Alternativen, an die ich mich als Minderjährige in meiner Not hätte wenden können, und einmal psychiatrisch diagnostiziert, ist der Weg in die Psychiatrie nicht mehr weit. Als würde die Tür dorthin von nun an einen Spalt offen stehen.

Doch die Unterstützung, die ich brauchte, fand ich nie. Im Gegenteil wurde aus meiner anfänglichen vorübergehenden Krise eine chronische psychiatrische Erkrankung *gemacht*. Ich geriet in einen Kreislauf aus mehr und mehr Diagnosen, aus mehr und mehr Psychopharmaka, aus Fremdbestimmung und Zwang.

Dass nichts von alledem mir half, wurde nie als Versagen oder Unzulänglichkeit des Systems oder des gewählten Behandlungsansatzes gesehen. Stattdessen schob man mir die Verantwortung in die Schuhe: ich sei nicht kooperativ genug. Später hieß es gar: ich sei therapieresistent. Chronisch krank ohne Aussicht auf Heilung.

Dabei wurde mein Kontakt zur Außenwelt immer mehr eingeschränkt: ich durfte Freizeitbeschäftigungen, die mir zuvor noch Halt gegeben hatten, nicht mehr nachgehen, ich wurde aus der Schule genommen, ich durfte meine Freund*innen nicht mehr sehen. Anstatt mir zu helfen, ins Leben zurück zu finden, wurde ich schrittweise vom Leben isoliert und auf meine vermeintliche psychische Krankheit reduziert.

Zu Beginn noch wollte ich mich nicht brechen lassen. Ich lehnte Diagnosen ab, ich stellte kritische Fragen und wollte mich nicht auf Regeln einlassen, die mir sinnlos erschienen. Ich fand mich in einem ständigen Machtkampf wieder - ein Kampf gegen die auferlegte Fremdbestimmung, gegen die massive Abhängigkeit von Entscheidungen anderer über mich, getrieben von meinem Streben danach, ein letztes Gefühl von Autonomie aufrecht zu erhalten und mich selbst nicht zu verlieren.

Doch im psychiatrischen Rahmen wurde jedes widerständige Verhalten, jede Kritik, jede wütende Reaktion auf Missverständnisse, die sich im Klinik-Alltag viel zu oft ergaben, bloß als weiteres „Krankheitssymptom" gewertet und so seiner Bedeutung entzogen. Und schlussendlich saßen die „Professionellen" immer am längeren Hebel - auf unerwünschtes Verhalten reagierten sie mit noch mehr Einschränkungen, mit mehr Medikamenten, bis hin zu Fixierungen und tagelanger Isolation in Beobachtungszimmern. Dabei schien es längst nicht mehr darum zu gehen, Hilfestellung und Unterstützung zu leisten, sondern viel mehr darum, Macht und Kontrolle über mich auszuüben.

So gab ich irgendwann nach. Ich nahm die Diagnosen an, die man mir zuschrieb, ich nahm die Medikamente, die mir helfen sollten, und versuchte, mich anzupassen. Die wenigen guten Kontakte, die sich in dieser Zeit ergaben, scheiterten an den Regeln des Systems. Bezugspersonen fand ich immer nur vorübergehend und mit Ende eines Aufenthalts oder einer Maßnahme wurden auch die unterstützenden Beziehungen abrupt beendet.

Als ich schließlich 18 war, war kaum noch etwas übrig von dem neugierigen, kreativen und handlungsfähigen Menschen, der ich einmal war. Im Gegenteil fühlte ich mich nach Jahren der „Behandlung" noch näher am Abgrund als jemals zuvor. Die wiederholten Ohnmachtserfahrungen und Worte wie „therapieresistent", „chronisch psychisch krank", „ein hoffnungsloser Fall", wie ich sie zu oft hören musste, brannten sich in mein Denken und Fühlen ein und begannen meine Selbstwahrnehmung zu bestimmen. Ich fühlte mich defizitär, ich fühlte mich falsch, ich fühlte mich wertlos und fehl am Platz auf der Welt.

Beinahe verlor ich jede Hoffnung auf ein lebenswertes Leben. Hätte ich den Stimmen restlos geglaubt - ich weiß nicht, ob ich heute noch hier sitzen würde, und diese Worte an euch richten könnte. Doch blieb in mir in all den schweren Jahren immer ein Gefühl des Zweifels bestehen, eine vage Vermutung, dass hier etwas nicht stimmen konnte. Dass nicht ich selbst fehlerhaft war, sondern die „Behandlung", die ich erlebte.

Dass ich Gewalt ausgesetzt war: zum einen körperlicher Gewalt, durch das Weggesperrt-Werden, durch Fixierungen und Medikamente. Aber auch einer anderen Form von Gewalt, die sich viel schwerer greifen lässt als das Physische. Vielleicht könnte man sagen, die Psychiatrie hat auch mein Innerstes angegriffen und zerstört. Die psychiatrische Sichtweise, die zunächst von außen auf mich gerichtet wurde, all die Demütigungen, die willkürlichen Diagnosen, das „Problematisiert-Werden" fraßen sich nach und nach den Weg in mein Innerstes, bis sie Teil meiner Identität wurden.

Ein Ausweg aus diesem destruktiven Kreislauf war für mich nur möglich, als ich mich an den *Verein zum Schutz vor psychiatrischer Gewalt* wandte und Zuflucht in einer antipsychiatrischen Kriseneinrichtung fand. Ein Ort, an dem ich das erste Mal nach so langer Zeit auf Verständnis und Akzeptanz traf. Ein Ort, an dem mir niemand auflistete, was alles an mir falsch sei, was an mir behandelt und verändert werden müsste - an dem ich sein durfte, wie ich bin.

Es war kein einfacher Weg, mich aus der Selbst-Stigmatisierung sowie der Abhängigkeit und Mittellosigkeit zu befreien, in die ich durch die Psychiatrie geraten war. Doch im *Weglaufhaus* fand ich endlich die Unterstützung, die ich mir wünschte und brauchte - und die nötig war, um eine andere Perspektive auf mich selbst und meine Schwierigkeiten zu entwickeln und mir allen psychiatrischen Prognosen zum Trotz wieder ein selbstbestimmtes Leben aufbauen zu können.

Um die Gewalterfahrungen aufzuarbeiten, die ich in der Psychiatrie machen musste, half es mir in dieser Zeit sehr, mich mit antipsychiatrischen und psychiatriekritischen Diskursen zu beschäftigen und mich mit anderen Betroffenen auszutauschen.

Zu verstehen, dass die Ungerechtigkeit, die ich erlebt hatte, kein unglücklicher Zufall war, und vor allem: dass es nicht meine Schuld war. Zu sehen, dass die Psychiatrie schon seit Jahrzehnten kritisiert wird, und sowohl Betroffene als auch Akademiker*innen ihre Stimme gegen die Psychiatrie erheben. Die Gewalt benennen zu können, die ich erlebte, die Wirkmechanismen der Psychiatrie zu verstehen, und zu wissen, dass ich nicht allein war mit meinen Erfahrungen und meiner Wahrnehmung, waren für mich der Schlüssel, um mich befreien zu können und den Weg ins Leben zurückzufinden.

Kurz gesagt, die Jahre in der Psychiatrie hatten mir beinahe das Leben genommen. Ein Jahr Anti-Psychiatrie hat mir den Mut zurückgegeben, dass ein Leben für mich möglich ist.

In diesem Sinne freut es mich besonders, dass nun einige Kapitel aus Bonnie Burstows *Psychiatry and the Business of Madness - An Ethical and Epistemological Accounting* als deutsche Übersetzung *Psychiatrie überwinden - Auswege aus dem Geschäft mit dem Wahnsinn* vorliegen.

Die Wirkmacht und Präsenz des psychiatrischen Systems sind in den vergangenen Jahren gewachsen - neben der altbekannten „Anstalt", der geschlossenen Psychiatrie, gibt es heutzutage eine Vielzahl an ambulanten Maßnahmen und Angeboten, die sich omnipräsent durch unseren Alltag ziehen und die Eintrittsschwelle in die psychiatrische Behandlung für Menschen jeden Alters mehr und mehr herab senken. Gleichzeitig findet auch psychiatrisches „Wissen" immer mehr Einzug in unseren Alltag - Ansichten darüber, was als „normal", als gesund und erstrebenswert gilt, oder als krank und unerwünscht, strukturieren unsere sozialen Interaktionen und bestimmen unser Selbstbild, oft ohne, dass wir es bemerken.

Vielleicht hast du dich selbst schon mal hilfesuchend an das psychiatrische System gewandt, oder wurdest unter Zwang dort hingebracht. Vielleicht hast du Angehörige, Freund*innen, Kolleg*innen, denen es so erging. Vielleicht hast du dich selbst schon mal überfordert dabei gefühlt, deine Nahestehenden zu unterstützen, und hast ihnen mangels Alternativen eine Therapie empfohlen. Oder vielleicht bist du selbst in einem helfenden Beruf tätig.

Vielleicht hattest du auch nie einen direkten Kontakt zum psychiatrischen System, und bemerkst doch, wie du dich im Alltag selbst pathologisierst, indem du dein Erleben, Verhalten und Denken mit einer psychiatrischen Idealnorm vergleichst. Vielleicht empfindest du dich als mangelhaft und defizitär, weil du eben nicht so funktionierst, wie es die - sexistische, rassistische, und klassistische - Idealnorm beschreibt, und versuchst „auf eigene Faust" an dir zu arbeiten.

Vielleicht hast du, so wie ich damals, das Gefühl, dass etwas hier nicht stimmt, mit diesem System. Vielleicht hast du Fragen, und dich deswegen entschieden, dieses Buch zu lesen.

Ganz egal, warum du dieses Buch in die Hand genommen hast, ich bin mir sicher, dass du darin etwas für dich finden wirst: eine Antwort, einen Gedanken, eine Idee - denn es ist ein Buch, das uns alle angeht. Es richtet sich nicht nur an Praktizierende in helfenden Berufen oder an Psychiatrie-Betroffene und Unterstützer*innen. Es geht nicht nur um die Analyse und Kritik der Psychiatrie als Wissenschaft und Institution, sondern um die viel tieferliegende Frage, wie wir unser menschliches Miteinander, unsere Beziehungen zueinander und zu unserer Umwelt gestalten wollen:

Welche Unterstützung wünschen wir uns, wenn es uns schlecht geht, wenn wir in eine Krise geraten und nicht weiter wissen? Wie wollen wir Menschen begegnen, die leiden oder deren Wahrnehmung sich von unserer unterscheidet, uns Sorgen bereitet? Wie können wir uns dem Umgang mit Leid und Krisen gemeinschaftlich widmen, ohne Betroffene in die Hände sogenannter „Professioneller" zu verweisen oder gar aus der Gemeinschaft auszuschließen? Was gewinnen wir, wenn wir Leid und Andersheit nicht als „psychische Krankheit" verstehen, sondern als Weisheit - als eine Form des Wissens, Verstehens und Erlebens, die genauso ihre Daseinsberechtigung hat, wie das vermeintlich „Normale"? Wenn wir die Ursachen von Leid und Krisen nicht individualisieren und darüber entpolitisieren - sondern viel mehr als eine Einladung zur Reflexion über Missstände verstehen, die uns alle betreffen?

Als Aktivistin, als Akademikerin, als Angehörige und Unterstützerin widmete Bonnie Burstow ihr Lebenswerk dem Kampf gegen die Psychiatrie. Über fünf Jahrzehnte erhob sie ihre Stimme gegen die Institution, die allgemein als der Ort des „Helfens und Heilens" bekannt ist und stellte die Grundfesten dessen in Frage, was als „psychiatrische Behandlung" gilt. Doch ihre Kritik reichte weit über die Mauern der psychiatrischen Institution hinaus. Statt einzelne Praktiken zu kritisieren und auf Verbesserungen zu pochen, wünschte sich Bonnie Burstow nichts weniger als die Abschaffung der Psychiatrie. Dabei negierte sie niemals, dass es unbeschreibliches Leid und Schwierigkeiten gibt und dass es Menschen gibt, die sich Unterstützung wünschen oder diese brauchen - im Gegenteil. Jedoch stellte sie die grundlegende Frage, wie wir diesen Menschen und diesem Leid begegnen wollen.

In ihrem Kampf gegen die Psychiatrie verband Bonnie Burstow auf beeindruckende Weise viele Formen des Aktivismus miteinander. Angetrieben von dem Ziel, das Gewaltpotential der Psychiatrie und deren Verflechtung in gesellschaftliche Machstrukturen aufzuzeigen, verfasste sie theoretische Texte und Romane, organisierte Konferenzen, Protest- und Aufklärungsaktionen und lehrte an Universitäten und sozialen Einrichtungen. Genauso wichtig war es ihr, direkte Hilfestellung für diejenigen zu leisten, die von psychiatrischer Gewalt betroffen sind, indem sie sich in ihrer Community engagierte und selbst als Feministische Therapeutin sowie Supervisorin für andere Unterstützer*innen tätig war.

Ihr Buch *Psychiatry and the Business of Madness - An Ethical and Epistemological Accounting* ist eine einzigartige Zusammenführung von

Bonnie Burstows jahrelangen wissenschaftlichen Recherchen und vielfältigen praktischen Kenntnissen. Unterschiedliche Wissensformen bereichern sich, indem sie kritische theoretische Analysen und wissenschaftliche Hintergründe immer wieder mit der gelebten Erfahrung aus ihrer Praxis, mit konkreten Beispielen und Anekdoten verknüpft.

Anmerkungen zur Übersetzung

In deutscher Übersetzung liegen nun vier Kapitel vor:

Die ersten zwei Kapitel erzählen die historische Geschichte des Verständnisses des Wahnsinns und untersuchen, wie die Psychiatrie als Wissenschaft und Institution entstanden ist. Mit ihrem kritischen Blick auf Macht- und Regierungsstrukturen und auf die patriarchalen und rassistischen Ideen, die mit der Entwicklung der Psychiatrie unmittelbar zusammenhängen, entwirft Bonnie Burstow eine antipsychiatrische Historie der Psychiatrie, die in dieser umfassenden Weise nun erstmalig in deutscher Sprache vorliegt.

Das dritte Kapitel führt auf einmalige Weise bereits vorhandene forschungskritische Ansätze mit Informationen über die konkrete Wirkweise der wichtigsten Psychopharmakaklassen zusammen. Der medizinische Zulassungsprozess wird ebenso wie die Verabreichung der Medikamente im gesellschaftlichen Zusammenhang dargestellt. Wir bewegen uns hier mit Bonnie Burstow hin und her zwischen ökonomischer Gesellschaftsanalyse, Wissenschaftskritik und Aufklärung. Selbstverständlich gibt es Unterschiede zwischen dem US-amerikanischen bzw. kanadischen Kontext und dem deutschen bzw. dem europäischen. Wir haben versucht, dies in der Übersetzung zu berücksichtigen, ohne dabei Bonnie Burstows Expertise über das psychiatrische System in Nordamerika zu verlieren.

Das besondere an ihren Texten ist, dass sie nicht mit einer deprimierenden Analyse des Status quo enden. So widmet sich das abschließende vierte Kapitel ihrer Vision einer Welt ohne Psychiatrie. Es ist eine inspirierende Lektüre für Einzelne, für Gruppen, Communities und Familien, die besonders durch konkrete Beispiele aus Bonnie Burstows Erfahrungsschatz an Lebendigkeit gewinnt.

Bei der Übersetzung haben wir Wert gelegt auf sprachliche und inhaltliche Präzision. Bonnie Burstow verwendete Worte wie *madness* nicht kategorisch definiert, so ist es nicht als Spielerei zu verstehen, wenn wir auch im Deutschen dafür unterschiedliche Formulierungen gewählt haben, sondern als Vielheit des Phänomens. Maskulin gegenderte Begriffe entsprechen dem Ausgangstext. Wir haben uns erlaubt eher dynamisch zu gendern als einheitlich, denn wir verstehen sowohl Sprache als auch Geschlecht als andauernden Prozess.

Wir wünschen euch eine spannende Lektüre
DAMNMAD Kollektiv

Die Entstehung des „Wahnsinns": Erster Teil einer Reise durch die Zeit

Liest man in historischen Darstellungen der Psychiatrie, ergibt sich eine einfach Geschichte: eine, die von der Psychiatrie als wahr verkündet wird und die uns veranlasst die „moderne" Psychiatrie als unausweichliche Erbin einer ehrwürdigen Tradition zu sehen. Diese Geschichte beginnt mit einem kurzen Blick auf das, was „Vor-der-Psychiatrie" bestand. Gilt etwas als medizinisch, wird es überwiegend als fortschrittlich, wissenschaftlich und menschenwürdig angesehen. Dementsprechend wird alles, was mit früheren (nicht-medizinischen) Akteur:innen in Zusammenhang gebracht wird, bestenfalls als Vorspiel zur Psychiatrie betrachtet, normalerweise aber mit Brutalität und regelrechter Dunkelheit identifiziert, die den medizinischen Arzt herausfordert sie mit „seiner" Wahrheit zu erhellen. Ausgehend von Ärzt:innen, die richtigerweise Hexenverbrennungen beanstandeten, ist die Geschichte, die erzählt wird, eine des zunehmenden Fortschritts, ermöglicht durch kluge, weiße Männer, deren Handlungen wesentlich befreiend und deren „Entdeckungen" prägend sind. Die Geschichte ist linear, eine „Entdeckung" führt zur nächsten, sie kulminiert im medizinischen Modell ist, so wie wir es kennen (z.B. Bynum, 1983).

Die *Geschichte der Psychiatrie* des Historikers Shorter (1999) der Toronto University gilt allgemein als endgültig (siehe Porter, 2002), obgleich in seiner Version die Psychoanalyse als Fehltritt betrachtet wird.

> *„Die Geschichte, die ich erzählen will, verläuft gradlinig. Sie beginnt in den neuen therapeutischen Einrichtungen des späten 18Jhs ... und wurde nur von einem halben Jahrhundert von der Dominanz Freud'scher Theorien unterbrochen. Und sie geht weiter in unserer Zeit mit dem neuerlichen Triumph der Vorherrschaft des Gehirns." (Shorter, vii).*

So zeichnet er unter der Überschrift „Eine Welt ohne Psychiatrie" (siehe Shorter, 1997) ein düsteres Bild dessen, was der Psychiatrie voraus ging, Hütten als Behausung und zu ertragende Brutalität. „In einer Welt ohne Psychiatrie", schließt er, „wurden den geistig Kranken eher mit einem grausamen Mangel an Mitgefühl begegnet, als dass sie geduldete oder gepflegt wurden, alles andere ist reine Illusion."

Dieser Diskurs positioniert den Psychiater kompromisslos als Held, und der Held tut meistens „Gutes". Auch wenn unterwegs der ein oder andere Fehler gemacht wurde (in Shorters Interpretation ist der „Fehler" die Psychoanalyse), wird, mit der Ausnahme des Medizinischen, alles, was der Psychiatrie vorausgeht, als bedauerlicherweise mangelnd an Menschlichkeit gesehen. Nur so kann die Entwicklung der Psychiatrie als linear präsentiert werden, als organisch, aus einem Guss.

Um das treffende Bild des Rechtshistoriker Nicholas Kittrie (1971) zu benutzen, die so erzählte Geschichte ist „Geschichte rückwärts erzählt", mit einem idealisierenden Blick auf die Gegenwart. Historiker:innen stellen die Gesamtheit der Psychiatriegeschichte so dar, dass sie, von einigen Fehltritten abgesehen, die gegenwärtige Praxis naturalisieren und diese als an sich gut und natürlich begreifen. So wie in einem Reisebericht typische Postkartenmotive einige Sehenswürdigkeiten glamourös hervorheben, betonen, individualisieren und heroisieren Historiker:innen einzelne psychiatrische „Errungenschaften", sogenannte „Fortschritte". Was dabei unterschlagen wird, sind die Prozesse, wie manche Ansichten und Akteur:innen andere auslöschten. Besonders verschleiert werden: Eigeninteressen, Diskontinuitäten, die Wirklichkeit der Entstehung von Einrichtungen, das Gerangel um Positionen, Machtkämpfe, der Bereich des Sozialen, die zentrale Rolle des Staats, die sehr realen und unter Umständen brutalen Eingriffe in die Leben derer, denen vermeintlich „geholfen" werden soll.

Ich hingegen fahre anders fort, mit einer Hermeneutik des Verdachts und einem Blick auf Vielfältigkeit. Es soll versucht werden, den verschiedenen Akteur:innen so gerecht wie möglich zu werden, mit einem besonderen Fokus auf Machtspiele, auf die Wiederverwertung von Themen und Motiven, die Diskontinuitäten, das Zusammengestückelte der gegenwärtigen Institution. So tauchen Erzählungen von Konflikten auf, von Differenzen, vom Kampf um Vormachtstellungen. Schlüsselmomente in diesem Prozess sind: die Bedeutung von weiblichen Heilerinnen und Astrolog:innen; die Professionalisierung der Medizin; die Vorherrschaft der Medizin über andere Heiler:innen; die beeindruckenden Veränderungen in der Medizin im 19. Jahrhundert; die zunehmenden Imitation der Medizin durch die Psychiatrie; der Aufstieg und Fall der „moralischen Behandlung"; der Aufstieg der pharmazeutischen Industrie; die Ausgestaltung des psychiatrischen Herrschaftsanspruchs. Durchgehend steht dabei der Staat an vorderster Front. Das heißt: die Psychiatrie ist eine Funktion des Staates. Die Bedingung zum Verständnis der gegenwärtigen Situation ist, zu betrachten, wie sich staatliche Kräfte entwickelten und mit der Psychiatrie verflochten wurden.

Dies ist das erste von zwei historischen Kapiteln. Diese sind grundlegend für die Untersuchung, weil sie sichtbar machen, was in gegenwärtigen Strukturen und Paradigmen einerseits vorherrschend, andererseits versteckt ist. Ich möchte die Leser:innen dazu auffordern, in diesem Kapitel besonders auf folgende Dynamiken zu achten: die Machtkämpfe; die Verschmelzung zweier staatlicher Kräfte; „Behandlung als Angriff"; die Funktion von Wettbewerb und Gewinn; die Bedeutung des Geschlechts; was im Triumph der Ärzt:innen verloren ging; die strategische Bedeutung des medizinischen Modells, ebenso wie seine mangelnden Grundlagen; das exponentielle Wachstum des Geschäfts mit dem Wahnsinn in den Händen der Medizin.

In Anbetracht der Tatsache, dass dieses Kapitel eine Vielzahl von Geschichten enthält, Diskurse, die entstehen, verschwinden und wieder auftauchen, dass wir es mit nicht-linearen Prinzipien zu tun haben, die zu begreifen sind, ist das, was folgt, nicht immer linear. Die lineare Geschichte beginnt für gewöhnlich in der Antike, genauer: mit der Vier-Säfte-Lehre oder Humoralpathologie. Sie endet im späten 19. Jahrhundert mit dem Aufkommen der „klassifikatorischen Psychiatrie". *Unsere* Erzählung beginnt in der frühen angelsächsischen Tradition, als sich die staatlichen Kräfte deutlich in den Kern der Psychiatrie einschrieben. Von dort werden wir zu anderen, früheren Zeitpunkten zurückkehren.

Die strukturelle Realität: Staatsgewalten

Wie Kittrie (1971) gezeigt hat, gibt es in der angelsächsischen Tradition zwei grundlegende Staatskräfte, die den Umgang mit den „Wahnsinnigen" untermauern. Erstens: die Polizeigewalt, also Menschen, die eine Bedrohung für den Frieden darstellen, aufzugreifen und in Gewahrsam zu nehmen. Das ist die gleiche Gewalt, wie Menschen festzunehmen und im Gefängnis zu inhaftieren. Zweitens: *Parens Patriae*, welches, so Kittrie „vom englischen Konzept des König als Vaters des Landes stammt" (S. 2). Ein deutlich patriarchales Konzept, das in die römische Antike zurückverfolgt werden kann, in welcher dem Vater als Kopf der Familie die Rechtsprechung zustand. Die staatliche Befugnis einzugreifen *und zu behandeln* ist integraler Bestandteil des *Parens Patriae*. Die ersten frühen englischen Belege des *Parens Patriae* finden sich in einem Erlass aus dem 11. Jahrhundert von Aethelred II. , dass der König der Beschützer des Fremden ist, der keine Verwandten hat. Spätere und zielgerichtetere Verordnungen von Edward II. (*De Praerogative Regis*, 2, 17 Edw. C. 9 und 10, 1384) begreifen die Verantwortung des Souveräns „zunächst dem Besitz und letztendlich der Person des Geisteskranken" gegenüber (Kittrie, S. 9). Da mit der Kontrolle des Eigentums Geld verbunden war, betrafen diese *Parens Patriae* Regelungen eher Wohlhabende als Arme.

Im Prozess der Kommerzialisierung und Verwaltung von Armut sollte sich die Auslegung des *Parens Patriae* drastisch verändern.[1]

Die frühen Jahre: verschiedene Herangehensweisen an den Wahnsinn

Was ist Wahnsinn? Wie sollte man darauf reagieren? Diese Fragen stellt man sich seit Menschengedenken. Im Laufe der Geschichte des Wahnsinns gab es Akteur:innen und Theorien in Hülle und Fülle. Auf einer einfachen Ebene, und so simpel war es nie, gab es eine übernatürliche und eine natürliche Erklärung, wobei einige die beiden als unvereinbar ansahen, während andere sie kombinierten. Mit dem übernatürlichen Paradigma wird Wahnsinn meist als göttliche Strafe für eine Überschreitung betrachtet (siehe hierzu: die Position der alttestamentarischen Israeliten in Deuteronomium 28:28 „Der Herr wird dich schlagen mit Wahnsinn, Blindheit und Verwirrung des Geistes."). Genauso schrieben die Babylonier seelische Probleme einem geistigen Eingriff zu (zu beiden siehe: Porter, 2005, S. 12 ff.). „Behandlung" bestand sowohl darin, böse Geister auszutreiben als auch die Götter zu besänftigen und ein besseres Leben zu führen. Es sollte hinzugefügt werden, dass unter diesem Paradigma manche Formen der Verrücktheit als harmlos gesehen wurden, geradezu als wunderbar und wundervoll, wie z.B. künstlerische Eingebung. Im Gegensatz dazu theoretisierte das natürliche Paradigma (welches heute vorherrschend ist) Verrücktheit fast ausnahmslos als problematisch, ferner wurden physischen und psychischen Problemen natürliche Ursachen zu geschrieben. So konnten Probleme als organische Unausgeglichenheit verstanden werden. Die meisten Zivilisationen brachten eine Vielzahl an Berufen hervor, die sich mit den Wahnsinn beschäftigten. Geistliche und Praktiker:innen von Zauberkünsten wurden meistens mit dem Übernatürlichen assoziiert, Astrolog:innen verbanden behände beide Bereiche und ein Potpourri aus Heilpraktiker:innen und Ärzt:innen war dem Natürlichen zu geordnet.

Trotz realer Differenzen in der Praxis machten die meisten Heiler:innen Anleihen bei beiden Paradigmen. Diese Offenheit und Flexibilität war bei den meisten Ärzt:innen offenkundig. Tatsächlich galten bis ins 17. Jahrhundert sowohl natürliche Gründe als auch die Verführung durch Götter, Teufel und Geister als Ursachen für Melancholie (z.B. Burton, 1991), die Therapie beinhaltete sowohl Buße, wie

1 Zu weiteren Einzelheiten, einschließlich des Kaufs und Verkaufs der Rechte zur Kontrolle des Eigentums von Geisteskranken, siehe Kittrie (1971) und Penfold und Walker (1983).

auch Gebet. Der medizinische Absolutismus ließ lange auf sich warten. Nichtsdestotrotz datieren ihn die meisten Psychiatriegeschichten früher, möglich gemacht von Hippokrates, dem einflussreichsten westlichen Arzt.

Hippokrates verwarf alle außerweltlichen Erklärungen und schloss „göttlichen Wahnsinn" kategorisch aus. Er medikalisierte das Feld, indem er alle psychischen Probleme als Hinweise auf ein Ungleichgewicht der Körperflüssigkeiten, der sogenannten Säfte, sah (gelbe Galle, schwarze Galle, Blut, Schleim).

Die Viersäfte-Lehre, nur eine von vielen Perspektiven, die um die medizinische Akzeptanz konkurrierten, gewann in der westlichen Medizin zunehmend an Dominanz, ebenso die Praktiken, die sie ins Leben rief. Hieraus konnte sich die moderne biologische Psychiatrie entwickeln. Störungen wurden nun mit einem Ungleichgewicht der Säfte erklärt. Beispielsweise mache ein Überschuss an gelber Galle cholerisch, ein Überschuss an schwarzer Galle melancholisch. Die Namen, die Hippokrates den verschiedenen Beschwerden gab, sind heute noch zu finden: Epilepsie, Wahn, Schwermut, Paranoia. Die von Hippokrates vertretenen Behandlungen waren bis ins 19. Jahrhundert weit verbreitet, dazu gehörten: Aderlass, Entschlackungen, Brechmittel, die Anwendung heißen und kalten Wassers (siehe: Porter, 2005; Conrad und Schneider, 1980; Foucault 1981 und 1969). Zu einem gewissen Grad liegt hier der Prototyp der biologischen Psychiatrie vor.[2,3] Es ist wichtig zu bemerken, dass seit dem frühen Aufkommen der Säftelehre bestimmte Arten des Wahnsinns mit Frauen assoziiert wurden, insbesondere mit der weiblichen sexuellen und reproduktiven Anatomie. Historisch am wichtigsten ist die „Hysterie", vom griechischen Wort *Hystera* für den Uterus. Bei Hysterie wandere der Uterus von seiner normalen Position im Körper durch diesen, stieße an andere Organe und verursache so stürmische Gemüter. Das ist eine frühe Form der Annahme, das Frauen eine biologische Tendenz zum Wahnsinn haben.

Die Antike wird von Psychiatrietheoretiker:innen weitestgehend mit Hippokrates gleichgesetzt und als Phase der Vernunft verstanden, im Gegensatz zu den „dunklen Zeiten", die Europa mit der Verbreitung des Christentums befielen. Wie Porter (2005) jedoch anmerkt, wurden die Verrückten auch in der Antike mit Tieren verglichen und verspottet. Außerdem waren trotz des Fokus auf Hippokrates die außerweltlichen

---

2 Wieder einmal wird körperliche Behandlung eingesetzt, um ein Ungleichgewicht anzugehen, das nicht auszumachen ist. Eine eingehende Diskussion zu vermeintlichen Ungleichgewichten der Neurotransmitter findet sich im dritten Kapitel.

3 Zum besseren Verständnis dieser und anderer „Frauenleiden" später in diesem Kapitel. Siehe auch Showalter (1987).

Erklärungen nach wie vor bedeutend. Davon abgesehen ergibt sich die Frage: was macht Erklärungen, basierend auf nicht feststellbarem körperlichen Ungleichgewicht, besser als Erklärungen, basierend auf unsichtbaren geistigen Kräften?

Europa: Wahnsinn im Mittelalter und in der Renaissance

Die Grausamkeit im Umgang mit vermeintlich Wahnsinnigen im Mittelalter und in der Renaissance kann leicht festgestellt werden. Die „Wahnsinnigen" wurden regelmäßig mit Peitschen aus den Städten vertrieben. Sie lebten auf der Straße und mussten sich das Lebensnotwendige erbetteln. Wie bei den Griechen und Römern wurden sie wie Kinder behandelt, mit Tieren verglichen, verspottet. Desweiteren wurden sie, wie Foucault (1973) dokumentierte auf sogenannte „Narrenschiffe" geschickt und von den Menschen beim Einlaufen in die Häfen begafft. Darum hat Shorter (1999) Recht zu sagen, dass die Herangehensweise kaum ideal war. Sie im Vergleich zu heute entsetzlich zu finden, ist eine andere Sache.

Dabei wird ignoriert, dass es sich um vergleichsweise Wenige handelt, die als wahnsinnig galten, im Gegensatz zu den Milliarden Patient:innen heute. Selbst im späten 17. Jahrhundert gab es in England nur das bekannte Bethlehem (Bedlam) Krankenhaus für „Irre", das weniger als 30 Patient:innen hatte. Wie Southworth (1998) feststellt, gab es einen erstaunlichen Widerspruch im Kern der mittelalterlichen/Renaissance Auffassung von Wahnsinn. Einerseits wurden die Wahnsinnigen von oben herab betrachtet und als wandelnde moralische Lektionen, eine sichtbare Warnung, was törichtes Verhalten und Narrheit aus einem Menschen machen können. Andererseits, in einer Welt in der Unsinn und Unvernunft die Norm waren, sah man Weisheit im Wahnsinnigen, bei einigen Arten des Wahnsinns besonders, darum gibt es Bezeichnungen wie „die Weisheit des Dummkopfs". Manchmal sah man den Dummkopf als einzigen Klugen in einer verrückt gewordenen Welt. Als ein Beleg für die Ausmaße dieses Paradox sind die Figuren des Feste und des Narren in Shakespeares *Was ihr wollt* bzw. *König Lear* zu sehen, die offensichtlich die Wahrheit sprechen und denen Gehör geschenkt wird.

Tatsächlich gab es Zeiten, in denen die Bewunderung für den „Gestörten" die Grausamkeit ablöste, die Betrachtenden sahen den Mitmenschen im „Naturzustand", frei aller Überheblichkeit und Fassaden, essenziell menschlich. So konnte leicht Mitgefühl erzeugt werden. In diesem Zusammenhang lässt sich auch die Unterstützung des *Poor Tom* in *König Lear* verstehen. Lear identifiziert sich so stark mit dem fast nackten Tom, dass er sich gezwungen sieht seine eigenen Kleider abzulegen (siehe Akt III, Szene IV). Bemerkenswert ist auch die offensichtliche Zuneigung des Königs dem Außenseiter gegenüber. „Wie geht's, mein Junge?," fragt er, als der Sturm stärker wird. „Komm, mein Junge! Friert dich? Mich selber friert." (Akt III, Szene II). Keine selbstverständliche Einstellung. In Anbetracht des „Wahnsinns" (wichtig: hauptsächlich männlicher Wahnsinn) sahen elisabethanische Zeitgenossen Verwandtschaft, eine Spiegelung ihrer selbst.

Damit in Verbindung steht ein entscheidender Punkt, der die mittelalterliche/Renaissance Auseinandersetzung mit den „Wahnsinnigen" bezeichnet: ein sichtbarer Platz in jedem Winkel der Gesellschaft. Während eine kleine Anzahl als gefährlich angesehen und zu Hause behalten wurde, war die überwältigende Mehrheit Teil der Gesellschaft. Um dazu Southworth zu zitieren:

> *„Vor dem was Michel Foucault 'das große Einsperren' im 17. Jahrhundert genannt hat...[Das] Erstaunlichste ist, ihre Sichtbarkeit auf jeder gesellschaftlichen Ebene, selbst der höchsten. Ob man sie mit Güte oder Grausamkeit behandelte (für beides gibt es zahlreiche Belege), wurden sie als normaler Fäden des sozialen Stoffs gesehen."*

An den Höfen waren sie ein unentbehrlicher Bestandteil, als Hofnarr genoss manche:r eine glänzende Karriere.[4] Man fand sie auf den Straßen, in den Salons, in der Kirche. Es wird deutlich, dass es sich gleichzeitig um Abscheu und Faszination und bis zu einem gewissen Grad um eine Liaison mit dem Wahn handelte.

Parens Patriae in Mittelalter und Renaissance

Während dieser Epochen wurden überall in Europa, mit England an der Spitze, verschiedene *Parens Patriae* Maßnahmen erlassen, die es ermöglichten, das Eigentum der „Verrückten" zu kontrollieren, ein korruptes und lukratives Geschäft. Selbst vor über 500 Jahren konnte man mit und aus den „Gestörten" ein Geschäft machen.

Einige der *Parens Patriae* Bestimmungen richteten sich an Reiche, andere an „gestörte Arme". In England waren Pfarrgemeinden dazu angehalten für die Versorgung der „gestörten Armen" zu sorgen. Somit unterstanden die „verarmten Verrückten" der sich ausbreitenden Armengesetzgebung, welche die europäische Lösung zur Bevölkerungszunahme und Pauperisierung war. In den meisten Ländern erging es den „verarmten Verrückten" besser als den

4 Zu Einzelheiten siehe Southworth (1998).

„unwürdigen Armen", da sie als „würdig" betrachtet wurden und so Strafmaßnahmen wie etwa Besserungsanstalten entkamen.[5]

Ich möchte hinzufügen, dass die Bezeichnung „würdig" langfristig Fallstricke bereit hielt. Sie schuf die Voraussetzungen für die aufdringlichen Maßnahmen, die eine Gesellschaft ihren „Unglücklichen schuldet". Paradoxerweise bereitet es den Weg für künftige massenhafte Inhaftierungen und hirnschädigende Behandlungen.

Die Unterdrückung von Frauen: der Schlag gegen die Hexen

Die Hexenverfolgung spielt eine einzigartige Rolle in der Geschichte des Wahnsinns. Sie begann 1484, als Papst Innozenz VIII. eine Bulle erließ, die die Inquisitoren Krämer und Sprengler ermächtigte, das Hexenwesen in der Christenheit auszurotten (siehe hierzu die Einleitung zu Krämers und Sprenglers *Malleus Mallificarum*, 1486/2006). Erst zum Ende des 17. Jahrhunderts verebbte der Diskurs um die Hexenverfolgung (siehe Conrad und Schneider, 1980). In der Zwischenzeit wurden tausende Unglückliche gefoltert und ermordet. Schaut man sich an, wer die Opfer der Verfolgung waren und worin ihre angeblichen Verbrechen bestanden, wird der Hass auf Frauen und die Absicht, ihre Kraft zu beschneiden, offensichtlich. Bezeichnenderweise waren die meisten Opfer Frauen, der Herrschaftstext (boss text), die Bulle selbst, listet als Vergehen das Töten von Kindern im Mutterleib, und Abtreibung war größtenteils der Arbeitsbereich von weiblichen Heilpraktikerinnen oder Hebammen (S. 3ff.).

Eine Reihe von Dynamiken sollte den Hexenwahn in den Mittelpunkt der Entstehung und Entwicklung der Psychiatrie stellen. Zum einen artikulierten Krämer und Sprenger minutiös, wie man eine Hexe erkennt und wie man Hexerei von Wahnsinn unterscheidet, damit lieferten sie im Wesentlichen eine Blaupause für das Konstruieren und Operationalisieren von Diagnosen. Szasz (1970) weißt darauf hin, dass sie auch den Weg für die Differentialdiagnose bereiteten. Die Genauigkeit ihres Schemas, möchte ich hinzufügen, dient als Erinnerung, dass eine komplexe Klassifizierung keine Garantie für Gültigkeit ist. Viel bedeutender ist, dass die Ärzte, die ihre Meinung zu den Phänomenen beitrugen, dabei einen neuen Diskurs schufen.

Beginnend mit Weyer argumentierten über die Jahrhunderte hinweg eine Handvoll Ärzte, dass die meisten der betreffenden Frauen sich nichts zu Schulden kommen ließen, sondern einfach nur

---

5 Besserungsanstalten waren Strafvollzugsanstalten für „geringfügige Vergehen", eine Reaktion auf die durch soziale Umstrukturierung weit verbreitete Armut. Siehe dazu: Kittrie (1971), MacDonald (1981), Conrad and Schneider (1980), und Southworth (1998).

geistesgestörte und selbstbetrügerische Sterbliche waren und als solche irrtümlich verfolgt wurden (siehe Szasz, 1970). Dass diese Ärzte das, was geschah, *bis zu einem gewissen Punkt* durchschauten und als fürsorgliche Menschen kämpften, um die sinnlose Folter und den Mord an Frauen zu beenden, ist wahr und lobenswert zugleich. Bezeichnenderweise gab es, wie Porter (1997) zeigt, jedoch auch Ärzte, die entgegengesetzte Haltung einnahmen, und in den Prozessen gegen „Hexen" aussagten. Noch bedeutender ist, dass die meisten Ärzte eine Verteidigung der Frauen ausnutzten, um bei dieser Gelegenheit nachweislich ihre eigene spezielle, psychiatrische Theorie weiterzuentwickeln, zum Beispiel, dass diese Frauen an Hysterie erkrankt wären (siehe Porter, S. 25 ff.). Was auch immer die Absicht war, und wenn es um Institutionen geht, ist nichts jemals einfach, auf lange Sicht ersetzten die kämpferisch-fürsorglichen Ärzte das stigmatisierendes Label, „verrückt" (ein Etikett, das direkt in ihren Zuständigkeitsbereich fiel), durch ein anderes, „Hexe" (im Wesentlichen ein Label unter der Zuständigkeit Anderer). Es waren auch nicht einfach *irgendwelche* Frauen, die als verrückt dargestellt wurden, denn es waren nicht einfach irgendwelche Frauen, die der Hexerei beschuldigt wurden. Es waren überproportional viele Frauen, die angeblich vergifteten (ergo die Heiler:innen, die Kräuter verteilten); es waren Frauen, die Abtreibungen vornahmen (wiederum die Heiler:innen). Entsprechend waren es auch Frauen, die Ratschläge erteilten (wiederum die Heilerinnen). Untersucht man dies strukturell, so ergibt sich eine ziemlich beunruhigende Geschichte, in der es um Macht geht.

Zwei der Hauptkonkurrenten der medizinischen Ärzte im „Heilgeschäft" waren die Kirche und die Heilerinnen. Diese Dynamik spielte über einen langen Zeitraum eine Rolle, aber die Ärzte „zur Verteidigung der Frauen" löschten die Macht beider aus, die der Kirche, in dem sie sie als grundlegend irrend und falsch positionierten und die der Heilerinnen als verrückt.[6] So stellten sich die „Irrenärzte" selbst als human und befreiend dar. Hierin lag der Beginn eines Diskurses, der sich als äußerst nützlich erweisen sollte.

6 Anzumerken ist, dass sich die Ärzte, bei der Aussage gegen die Frauen, ihrer Konkurrent:innen entledigten (für eine Diskussion der anderen Seite dieser Gleichung siehe Mies, 1999). Der springende Punkt ist, dass, obwohl die Positionen auf den ersten Blick gegeneinander standen, ihre Konstruktion der Art waren, dass gleich welchen Weg die Ärzte einschlugen, sie ihre eigene Macht vergrößerten.

Das 17. und 18. Jahrhundert: Ärzte, Wahnsinnige und der Staat

Foucault (1973) zeichnet ein Bild des „großen Einsperrens" im 17. Jahrhundert in Europa, wobei eine massenhafte Inhaftierung zu diesem Zeitpunkt nur in einem europäischen Land aufgetreten war: in Frankreich. 1656 verordnete Louis XIII. die Eröffnung des Hôpital Général in Paris (keine medizinische Einrichtung, sondern ein Gefängnis). In den 1660er Jahren wurden dort 6.000 „Unerwünschte" eingesperrt, 1667 wurde verordnet, dass vergleichbare Einrichtungen in jeder französischen Stadt eröffnet werden (für Details, siehe Foucault, 1973). Diese Inhaftierung ist die Voraussetzungen für Pinels angebliche „Befreiung der Wahnsinnigen", eine Verordnung, die später als Symbol für die befreiende Natur der Psychiatrie konstruiert wurde.

In anderen europäischen Ländern hingegen wurden Menschen, die als verrückt galten, selten inhaftiert, obwohl kleinere Irrenhäuser aus dem Boden schossen, deren Klientel größtenteils vermögende Verrückte waren. Solche Irrenhäuser wurden gewöhnlich von Frauen geführt, bekannt für ihre sanfte Führung. Generell gab es zu Beginn des Jahrhunderts viele verschiedene Arten von Praktizierenden, die „die Wahnsinnigen behandelten", darunter Geistliche, Apotheker:innen, Nekromant:innen und Astrolog:innen, wobei Ärzt:innen bei den einfachen Leuten nicht besonders beliebt waren. Das war keine Überraschung, denn trotz der Rede über den Fortschritt, stützten sie sich auf die gleichen Behandlungen, die sie seit Jahrhunderten verwendeten (Aderlass, Entschlackungen, Erbrechen, Einsatz von Opium und Einschüchterung). Wie Szasz (1970) dokumentiert, waren die einzigen wirklichen Ergänzungen ihres Repertoires zu diesem Zeitpunkt Foltermethoden, die sich stark an die Inquisition anlehnten und die Bürger dazu veranlassten, zu den Astrolog:innen zu eilen. Mit der Zeit wurden solche Folterungen zu ihrem Markenzeichen, gewissermaßen zu ihrem „Beitrag" auf diesem Gebiet.

Ein Beispiel für eine solche Behandlung war „Darwins Stuhl", erfunden im späten 17. Jahrhundert vom Großvater Charles Darwins, Erasmus Darwin. „In diesem Rotationsstuhl", erklärt der Historiker Erwin Ackerknecht (1959), „wurden die Wahnsinnigen gedreht bis Blut aus ihren Mündern, Ohren und Nasen sickerte, jahrelang seien die erfolgreichsten Heilungen als Ergebnis dieser Anwendung gemeldet worden", ein frühes Beispiel für die Tendenz der Psychiatrie, Effektivität zu etablieren, indem man sie „proklamiert". Außerdem kann man es kaum als optimale Wahl bezeichnen, das heißt, sofern man eine Wahl hatte.

Während des gesamten 17. und frühen 18. Jahrhunderts fanden einige drastische und dauerhafte Veränderungen statt. Auf gesellschaftlicher Ebene wuchs die Bevölkerung weiter, ebenso die Armut, was in immer stärkerer sozialer Kontrolle kulminierte. Auf der beruflichen Ebene begann die gesamte Ärzteschaft sich wesentlich zu professionalisieren. Zur gleichen Zeit wurden, wie Foucault (1973) es formuliert hat, medizinische Fortschritte wissenschaftlicher Art gemacht. Schrittweise bezog der Staat die Ärzte in die Bemühungen zur Sicherung der öffentlichen Gesundheit ein (eine Verlängerung des *Parens Patriae*), was zu einer massiven Reduktion der Pest-, Pocken-, Malaria- und Lepraerkrankungen führte. Es entstanden weitere Krankenhäuser und Kliniken. Nach und nach setzte ein Optimismus ein, dass die Medizin alle sozialen Probleme lösen könnte, ein Optimismus, der auf die „Irrenärzte" ausgedehnt wurde, obwohl diese in keiner Weise mit den wissenschaftlichen Fortschritten verbunden waren. In der Tat schlugen die medizinisch ausgebildeten Ärzte Kapital aus ihrem verbesserten Ruf und distanzierten sich zunehmenden von „Irrenärzten" und anderen Heilpraktiker:innen und begannen auf monopolistische Kontrolle zu drängen. Zusätzlich begann Stück für Stück der bürokratische Mechanismus, den wir heute in der Psychiatrie erkennen, in Kraft zu treten.

Um England als Beispiel zu nehmen, sind einige wichtige Meilensteine: in den 1600er Jahren erhielt das College of Physicians in London die Erlaubnis, nicht lizenzierte Ärzte zu sanktionieren, diese Erlaubnis wurde genutzt, um praktizierende Astrolog:innen zu schikanieren, wodurch die Präsenz und Bedeutung dieser Konkurrenz untergraben wurde. Etwa zur gleichen Zeit wurde in öffentlichen Irrenhäusern die Mitwirkung von Ärzten zur Pflicht gemacht. Im 18. Jahrhundert entstanden Vorgänge, die den heutigen ähneln, so wurde mit der Verabschiedung des ersten „Madhouses Act" ein Gesetz geschaffen, das die Lizenzierung und Inspektion von Irrenhäusern regelt und festlegt, dass die Einweisung einer Person eine Überprüfung durch zwei Ärzte erfordert. Zusätzlich war zu Beginn des 18. Jahrhunderts die Bewegung der Arbeitshäuser im Gange (siehe MacDonald, 1981; Conrad und Schneider, 1980; Whitaker, 2002; Porter, 2005; sowie Hunter und MacAlpine, 1963).

Was wir in der letzten Hälfte des 18. Jahrhunderts sehen, ist ein dramatischer Anstieg der *Parens Patriae*, zudem eine neue und privilegierte Stellung der Medizin, dazu gehörten auch die „Alienists" (neuer Begriff für „Irrenärzte", später Psychiater:innen). Sie handelten auf expandierenden Territorium, als Agenten des Staates, ausgestattet mit umfangreichen, teilweise monopolistischen Befugnissen. Wie auch immer man die rechtliche und hegemoniale Kontrolle der Medizin betrachtet, und Monopole sind im besten Fall problematisch, laufen sie darauf hinaus, dass die Veränderungen eine neue Verteilung bzw. Zuständigkeit für die Verrückten bedeuteten. Da *Parens Patriae* bereits eng mit Polizeigewalt verbunden war, brachte die neue Verteilung im Wesentlichen eine verstärkte staatliche Kontrolle, mehr Inhaftierungen, Zwangsarbeit, Bürokratisierung und Spezialisierung mit sich, das heißt auch, den Aufstieg eines bisher unwissenschaftlichen Zweigs der Medizin und ich meine, dass darin die Geburt der Psychiatrie liegt.

Moralische Behandlung/Moralisches Management

Gegen Ende des 18. Jahrhunderts bis Mitte des 19. Jahrhunderts wurde ein neuer Ansatz für die Behandlung von „Wahnsinnigen" entwickelt, der sowohl als „moralische Behandlung" als auch als „moralisches Management" bekannt ist. Zwar zunehmend von der Psychiatrie beansprucht, wurde er eine Zeit lang von Ärzt:innen und Laie:innen gleichermaßen praktiziert, dabei spielten die Quäker eine besonders prägende Rolle.

Begleitet von einem Diskurs, der sie als „menschlich" darstellt (siehe Pinel, 1801), zeichnet die moralische Behandlung eine ausgeprägte psychologische Orientierung aus, eine Auffassung von Wahnsinn als korrigierbarem moralischen Fehler und vor allem eine Betonung der Beziehung zwischen Patient:in und Behandler:in. Im Nachhinein betrachtet überrascht es nicht, dass eine Religionsgemeinschaft wie die Quäker eine Vorreiterrolle übernommen hat, bezieht sie sich doch auf die ursprüngliche, spirituelle Erklärung des Wahnsinns, dass der Wahnsinn mit Fehlverhalten verbunden ist, mit dem *sich irren*. Ähnlich wie in der Psychotherapie wird die Beziehung als primär angesehen. Nicht durch Physik (sei es Opium oder Einsperren), sondern durch die Kraft seiner Persönlichkeit, durch sein Verhalten, durch die Beziehung, hilft der „Hüter" dem Patienten seine Vernunft wiederzufinden (will heißen: sich akzeptabel zu verhalten).

Geschriebene Geschichten des moralischen Managements beginnen typischerweise mit Pinel, der ausführlich über das Thema berichtet hat, seine Behandlung von Patient:innen mit der ihm vorausgegangenen Brutalität kontrastierend (daher die „Erzählung der Befreiung", mit der Psychiatriegeschichten typischerweise beginnen).[7] In der Regel wird als nächstes William Tuke erwähnt, ein nichtmedizinischer Quäker, der das „York Retreat" gegründet hat. Zweifellos sind Pinel und Tuke zentrale Figuren in der Entwicklung der moralischen Behandlung, mit ihnen anzufangen, verstärkt jedoch die gegenwärtige Hegemonie.[8] Der Punkt

7 Für Pinels Darstellung siehe: Pinel (1801).

8 Der Tradition folgend beginnen Whitaker (2002) und Foucault (1973) hier. Während Foucault sich auf große Probleme des moralischen Managements konzentrierte, neigt Whitaker hingegen dazu, es als ideal zu theoretisieren.

ist, dass Elemente des Diskurses und Schlüsselpraktiken bereits vor dem offiziellen „moralischen Management" in Erscheinung treten, so gesehen können wir am leichtesten einige der zentralen Merkmale erkennen.

Eine entscheidende Figur und der erste, der den Begriff „Management" verwendete, war Dr. Francis Willis, ein englischer Arzt und Geistlicher des späten 18. Jahrhunderts. Seine Behandlung von König George III. von England bescherte dem Wahnsinn und auch dessen Behandlung die Aufmerksamkeit der Welt. Der Gebrauch des Auges als Werkzeug zur Einschüchterung, Drohungen und eine brutale, zähmende Herangehensweise sind alle in seiner weit verbreiteten Behandlung des Königs belegt.

Willis erschien auf der Bildfläche mit seinem Gefolge und einer Zwangsjacke und übernahm das Kommando. Er isolierte den König sofort. Weiterhin schränkte er den König für die geringste „Übertretung" mit der Zwangsjacke ein. Er hat ihn auch „gewickelt", das heißt fest in Leinen gebunden. Durch die Kraft seiner Persönlichkeit und Drohungen zu bewusst gewählten Zeitpunkten, die er immer wahr machte, hat Willis König George über einen längeren Zeitraum so eingeschüchtert, dass er sich „benahm".[9]

Eine sorgfältige Untersuchung von Willis Sprache offenbart die Konzeptualisierungen, die seinem Werk zugrunde liegen. Bei seiner Ankunft informierte er den König, dass „seine Ideen nun geistesgestört seien und er *Aufmerksamkeit* und *Management* benötige" (Hervorhebung: B. B.; zitiert nach Hunter und Macapline, 1963, S. 53). Überwachung und Kontrolle wurden klar angedeutet. Dementsprechend informierte er den königlichen Arzt, seine eigene Methode erklärend, dass er Patienten „breche" wie Pferde (S. 53). Seine Worte unterstreichen die Wahrheit des „Managements": es ist „ein System von Einschüchterung, Zwang und Beschränkung" (S. 92), das üblicherweise mit der Domestizierung von Tieren in Verbindung gebracht wird. Die Rückkehr zur Moral ist genau dadurch zu erreichen, dass man sich dem „gestörten" Patienten nähert, als sei er ein wildes, zu zähmendes Tier.

Was damit zusammenhängt und was Willis Stil besonders auszeichnet, ist der souveräne Umgang mit dem Auge. So wie der Reiter, der ein Pferd brechen will, ihm direkt ins Auge blickt, kultivierte Willis den Gebrauch des Blicks zur Meisterschaft. Mehr als alles andere ist es die Sprache des Gesichts, die die notwendige Botschaft vermittelt und die Kontrolle wahrt. Dazu diese Beschreibung Willis:

> *„Man sagt, er sei geschickt darin, Patienten mit seinem Blick zu kontrollieren. Es wird berichtet, dass bei seiner erste Begegnung mit einem neuen Patienten, sein gewohnt freundliches und lächelndes Gesicht*

9 Für Einzelheiten siehe Hunter und MacAlpine (1963).

seinen Ausdruck verändert. Er war plötzlich eine ganz Anderer, der durch sein stechendes Auge Respekt einforderte, selbst von dem Verrückten... Selbst der feurige Edmund Burke soll gezuckt und sich weggedreht haben, als Willis ihn 'fixierte'." (Hunter und MacAlpine, 1963, S. 270–272).

Dieses Befehlsgesicht, dieser durchdringende Blick, diese höchst bewusste und unerbittliche Zähmung sollte eine große Rolle in der späteren Entwicklung des „moralischen Managements" spielen.

Der „Willis-Effekt" blieb auch Dr. Benjamin Rush (1812) nicht verborgen, Quäker und Leiter des Krankenhauses in Philadelphia und lange als Vater der amerikanischen Psychiatrie gefeiert. Bei Rush finden wir einen ähnlichen Gebrauch von Gewalt und von Bildern aus der Tierwelt. Dementsprechend legt er wert auf die Übernahme der totalen Kontrolle und befürwortet eine Arbeitsweise, die erkennbar Willis Markenzeichen trägt. Man beachte in diesem Zusammenhang den folgenden Ratschlag:

„Das erste Ziel eines Arztes, wenn er eine Zelle oder Kammer seines geistesgestörten Patienten betritt, sollte es sein, seinen Blick zu fangen und ihm direkt ins Gesicht zu blicken. Die Furcht vor dem Blick bezwingt leicht jedes wilde Tier: der Tiger, der wilde Stier und der geistesgestörte Hund fliehen alle davor. Nun ähnelt ein Mann, der seiner Vernunft beraubt ist, einem solchen Tiere so, dass er zum größten Teil leicht durch den Blick eines Mannes zu erschrecken ist, der im Besitz seiner Vernunft ist." (Hunter und MacAlpine, 1963, S. 175).

Der feindselige Stil Willis ist in Rushs Praxis nur allzu offensichtlich. Wie viele Ärzte dieser Zeit ist Rush für einige hochgradig strafenden Maßnahmen bekannt. Zum Beispiel führte er seine eigene Version des Rotationsstuhls ein (der so angepasst wurde, dass Eis direkt auf den Kopf aufgetragen werden konnte). Solche offenkundigen Folterinstrumente wurden schnell beseitigt, als Krankenhäuser sich offiziell dem „moralischen Management" verpflichteten, widersprachen sie doch zu offensichtlich ihrer erklärten Philosophie. Andere Aspekte seiner Behandlung, und diese sollten bleiben, waren der Gebrauch von Schrecken, Stille, Erniedrigung, Dunkelheit, Schmerz und Einzelhaft (siehe Rush, 1812). Was uns jedoch am meisten hilft, die Wahrheit über das „moralische Management" und Männer wie Rush zu verstehen, ist, dass er sich selbst als maßvoll, freundlich, respektvoll, ja sogar als als Teil einer humanen Revolution sah. In dieser Hinsicht schreibt Rush:

„Viele Jahrhunderte lang wurden sie behandelt oder gemieden wie Tiere. Zum Glück ist diese Zeit der Grausamkeit gegenüber dieser Klasse

unserer Mitgeschöpfe und der Unempfindlichkeit gegenüber ihres Leidens nun vorbei. In Großbritannien hat eine humane Revolution stattgefunden, bestimmt durch moderne Verbesserungen in der Wissenschaft des Geistes, wie auch in der Medizin." (Rush, 1912, S. 243).

Darin lag die Tücke des „moralischen Managements". (Könnten wir nicht dasselbe von allen „Zwangsbehandlungen" sagen?) Vor diesem Hintergrund wende ich mich dem französische Arzt Philippe Pinel zu, dem die Befreiung der Irren zugeschrieben wird.

Es steht außer Frage, dass es ein Gutes war, dass Pinel die „Irren" befreit hat. Auch, dass er auf Folterinstrumente wie „der Beruhiger" (der Name der Rushs Stuhl gegeben wurde) verzichtete. Trotzdem sehen wir bei Pinel die gleiche allgemeine Herangehensweise, die gleiche Unerbittlichkeit, die gleichen Beweggründe. Man beachte diese Worte Pinels:

„Dies setzt aber voraus, dass eine solche Bändigung nicht den Character der Aufwallung, oder einer willkührlichen Strenge an sich trägt, und dass man zur Uiberwältigung des ungelehrigen Uibermuths des Wahnsinnigen nur eine dem Grad des Widerstandes angemessene Kraft angewendet hat, und man dabey nur duch das aufrichtige Verlagen, sie zu sich zu bringen, geleitet wurde, wie dies eine freye und freundschaftliche Erklärung unmittelbar, nachdem sie über ihr Betragen Reue bezeigen, beweist.[...], dass das Zwangswestchen und die auf eineige Zeit eingeschränkte Einsperrung die einzigen Strafen sind, die man ihnen auferlegt; [...]." (Pinel, 1801, S. 70 f.).

Wie Foucault (1973) nachgewiesen hat, hielt Pinel seine Patienten unter ständiger Überwachung. Er hat sie gedemütigt, sie bedroht, brachte sie sogar als Lehrbeispiel wieder in ihre Ketten. Anders gesagt haben wir mit Pinel nicht das Ende der erklärten Brutalität, sondern eine subtilere Form der Brutalität. Das ist keine Medizin, sondern eine überlebensgroße Persönlichkeit, die Unterwerfung fordert und verlangt, der Inbegriff des stets wachsamen Patriarchen, der die Führung seiner unbändigen Kinder übernimmt.

Diese Kritik gilt bis zu einem gewissen Grad, wenn auch in geringerem Maße, für das moralische Management der Quäker. Im späten 18. und frühen 19. Jahrhundert eröffnete zuerst William Tuke, später sein Enkel Samuel sogenannte „Retreats", das erste in England, das zweite in Amerika. Man muss den Quäkern zu Gute halten, dass sie sich deutlich geschickter anstellten und sanfter waren, als die meisten anderen moralischen Behandler. Man könnte argumentieren, dass einer der Gründe für den Ausschluss der moralischen Behandlungen aus der Psychiatrie darin liegt, dass Laien, oder zumindest diese Laien, nachweislich besser waren. Was die „Retreats" ausmachte, war eine herrliche Landschaft, reichliches Essen, Gemeinschaft und der Glaube an den Geist, der in uns allen ist. Dessen ungeachtet war auch hier fortwährende Überwachung und Einschüchterung üblich. Samuel Tuke führt in diesem Zusammenhang als Beispiel für optimale Praxis einen „Wächter" an, der dem „Irren" überall hin folgt, ihm sagt, dass er zur Dankbarkeit verpflichtete sei und ihm droht, er würde angekettet, wenn er sich nicht benimmt. Wie Foucault zeigt, entspricht auch das Modell der Quäker dem eines gefürchteten Patriarchen, der über seine Familie herrscht. (für Details siehe Tuke 1813/1996, für kritische und begeisterte Ansichten zu den „Retreats", siehe Foucault, 1969 bzw. Whitaker, 2002).[10]

Eine letzte Person, die ich en passant erwähnen möchte, ist der weichherzige Dr. John Conolly. Im 19. Jahrhundert brachte Conolly das moralische Management in das großes englische Krankenhaus *Colney Hatch*, dort führte er gutes Essen, Spaziergänge im Freien und komfortable Unterkünfte ein. Wie dem auch sei, nach seinem Tod wurde Conolly von seinem Schwiegersohn Dr. Henry Maudsley „beerbt", der solche Praktiken völlig verachtete, der „Wahnsinn" schlicht als Degeneration des Gehirns sah.[11] Damit endete die Ära der moralischen Behandlung.

Man muss sich fragen, was passiert wäre, wenn die Community hinter dieser „Revolution" gestanden hätte. Es ist falsch, die moralische Behandlung zu idealisieren, hat sie doch nie das heikle Problem des Zwangs, der in ihrem Kern angelegt war, lösen können. Dementsprechend konnte auch trotz der Betonung der Beziehung kaum je ein Dialog entstehen, denn die Verrückten sollten gemanagt, geführt werden, nicht *ihnen zugehört* werden.

Medizinischer Fortschritt, Professionalisierung und der Staat

Das späte 18. Jahrhundert war eine entscheidende Phase für die westliche Medizin an sich. Der Zugang zu Leichen ermöglichte es, tatsächlich zu sehen, wo sich die Organe befanden, wie Krankheitsprozesse funktionierten. Mit den dabei gewonnenen Erkenntnissen wurde das 19. Jahrhundert wiederum zu einem wahren Jahrhundert der Durchbrüche. Weiterführende Anatomiestudien und die Erfindung von immer mehr Instrumenten zur Beobachtung und Messung des Körpers entwickelten diese Wissenschaft weiter. Was besonders wichtig war, und dies kann

---

10 Ich schließe Foucault hier ein, weil seine Kritik wichtig ist. Dennoch eine warnende Anmerkung: Bestenfalls nachlässig zitiert er Samuel Tukes berühmten Ausspruch über Furcht aus dem Zusammenhang gerissen, so dass es scheint, dass Tuke genau den Standpunkt vertritt, den er ablehnt.

11 Für diese und andere Einzelheiten zu Conolly siehe Showalter (1987).

nicht überschätzt werden, wie Szasz (1974) betont, ist, dass sich die Medizin nach und nach als Wissenschaft konzipierte. Vor allem wurde das lockere Konzept, was eine Krankheit ist, aufgegeben und stattdessen anhand von beobachtbaren Kriterien definiert. Maßgeblich dafür war der vom Arzt Rudolf Virchow eingeführte Standard, der seither in der medizinischen Fachwelt akzeptiert ist.

Nach diesem neuen Verständnis sind Schmerzen oder Beschwerden an sich nicht mehr hinreichend, damit etwas eine Krankheit ist. Eine echte Läsion, also Verletzung, eine tatsächliche Zellpathologie, die direkt oder durch Tests erkennbar war, galt als Maßstab. Es konnten durchaus vorübergehende Hypothesen über Krankheiten aufgestellt werden, aber nur die Pathologie konnte sie bestätigten und legitimieren. Mit Virchows Kriterium hatte die Medizin die Schwelle zur Wissenschaft überschritten und ihren Maßstab gefunden.[12]

Ein zweiter und davon nicht völlig unabhängiger Fakt war, dass sich die Medizin wohl oder übel in dieser Zeit weiter professionalisierte. So gab es eine stärkere Standardisierung der Ausbildung. Nach und nach erschienen spezialisierte Fachzeitschriften. Berufsverbände, die sich der Förderung ihrer Mitglieder verschrieben hatten, wuchsen. So wurde 1847 die *American Medical Association* gegründet, eine Organisation, die, wie Conrad und Schneider (1980, S. 9 ff.) zeigen, ihre Daseinsberechtigung darin fand, eine monopolistische Kontrolle über den medizinischen Bereich zu erlangen (das heißt: die Konkurrenz loswerden, heute z.B. Heilpraktiker:innen). In der gesamten westlichen Welt übte die Ärzteschaft also Druck aus und es gelang ihr in erheblichem Umfang, die alleinige Zuständigkeit und Kompetenz zu erkannt zu bekommen.

In der gesamten westlichen Welt hat die Ärzteschaft dementsprechend nach und nach auf eine ausschließliche Zuständigkeit gedrängt und diese in erheblichem Umfang auch durchgesetzt. Zu den eindrucksvollen Beispielen für eine solche erfolgreiche politische Einflussnahme in Amerika gehört die Überzeugung der staatlichen Gesetzgeber, die Ausübung der ärztlichen Tätigkeit auf Ärzte „einer bestimmten Ausbildung und Klasse" (S. 10) zu beschränken, und die Ermutigung des Staates, die Abtreibung zu kriminalisieren, eine Tätigkeit, die den Kern der „irregulären" oder nicht-heroischen Praxis bildet.

12 Sehr sachkundige Erläuterungen zum Virchow-Kriterium und dessen Bedeutung finden sich bei Ackerknecht (1957) und Szasz (1979).

Psychiatrische Professionalisierung, Rassismus und das Ende der Heilerinnen

Während die Medizin gerade *als Wissenschaft* im gesamten 19. Jahrhundert weiter wuchs, ist das, abgesehen von ihrer äußeren Erscheinung, für die Psychiatrie nicht der Fall. Obwohl die Psychiatrie sich selbst als Medizin theoretisierte, vermehrten sich völlig unterschiedliche Theorien über die Natur und die Ursache des Wahnsinns, einige bezogen sich auf für den Körper, andere nicht, bezeichnenderweise basiert keine auf wissenschaftlichen Beobachtungen. So verortete Rush (1812) allein aufgrund von Vermutungen den Sitz der psychischen Störungen in den Blutgefäßen, die zum Kopf gehen. Im gleichen Modus, auch wenn er wissenschaftlicher klang, erklärte Maudsley (1876) geistige Krankheiten zu Krankheiten des Gehirns. In Ermangelung physischer Indikatoren wurden dementsprechend eine Fülle verschiedener Phänomene als Gründe behauptet, Liebe, Hass, Zivilisation, Geschlecht, Degeneration, Masturbation (für Details siehe: Showalter, 1987; Szasz, 1982 und Porter, 2005). Auf die gleiche Weise, *ohne physische Indikatoren* und mit einem *offensichtlich anderen Hintergrund*, wurden verschiedene Krankheiten ins Leben gerufen, von denen einige schnell auftauchen und wieder verschwinden, während andere sich hartnäckig halten. Oft sind der soziale Zweck und der Ursprung schmerzlich offensichtlich.

Ein Beispiel für eine Krankheit, deren soziale Konstruktion besonders offensichtlich ist, ist „Anarchie" (siehe Rush, 1812), eine Krankheit, von der gesagt wurde, dass sie Kolonist:innen infizierte, das Symptom: zu großer Freiheitsdrang. Ein weiteres Beispiel, das veranschaulicht, wie leicht ungezügelte Vorurteile in die Konstruktion von Krankheiten einfließen ist „Drapetomanie".

Erstmals wurde diese zweite „Krankheit" in der renommierten Zeitschrift *New Orleans Medical and Surgical Journal* von Dr. S. Cartright beschrieben (1851, S. 691-715).

> *„Drapetomanie kommt von 'drapetes', einem entlaufenen Sklaven und 'mania' verrückt oder irre...Das diagnostische Symptom, das Flüchten aus dem Dienst, ist den Plantagenbesitzern und Aufsehern wohl bekannt. Die Ursache, die den Schwarzen in den meisten Fällen dazu bringt, aus dem Dienst zu fliehen, ist eine Krankheit des Geistes, wie jede andere Art von geistigem Verfall." (Cartright, 1851, S. 691-715).*

Bezeichnenderweise war die vorgeschlagene „Behandlung" Auspeitschung. Hier geht es nicht nur um rassistische Ziele. *Einzig* Rassismus liegt der Konstruktion der „Krankheit" zugrunde.

Ob der soziale Zweck der angeblichen Krankheit so offensichtlich war oder nicht und ob systemische Unterdrückung involviert war, und das war sie oft, was wir hier unverblümt sehen, ist, das soziale Kontrolle medizinisiert wird. Wenn wir genau genug hinsehen, sehen wir außerdem, dass sich eine Kluft zwischen der eigentlichen Medizin und der Psychiatrie auftut. Der metaphorische und impressionistische Ansatz, den die Allgemeinmedizin vor langer Zeit verworfen hatte, dominierte weiterhin die Psychiatrie. Diese Tatsache wird verschleierte, da die Psychiatrie immer gewissenhafter die Sprache der Medizin benutzte. Tatsächlich benutzten einige „Irrenärzte" die Sprache der Medizin, von *beobachtbaren physischen Zeichen*, obwohl es keine solchen Zeichen gab. Cartright zum Beispiel bezog sich auf das, was bald als Virchow-Kriterium bekannt werden würde und verkündete, dass sowohl „Drapetomanie" und „Dysaesthesia Aethiopis" (eine weitere „Geisteskrankheit", an der nur Schwarze erkrankten) von „körperlichen Läsionen" begleitet werden (siehe Cartright, S. 691 ff.).[13] Die Tatsache, dass es keine aufgezeichneten Beweise gab, dass niemand eine solche Läsion gesehen hat, wurde ignoriert. Den Kollegen wird lediglich versichert, dass sie oft beobachtet wurden. Hier lag eine Version einer Formel, die wiederholt befolgt wurde: (1) eine neue „Entdeckung" zu verkünden; (2) „die Krankheit" in medizinischen Begriffen zu beschreiben; (3) bekannt zu geben, dass zuverlässige körperlich Indikatoren gefunden wurden.

Wie sie die „Entdeckungen" in medizinischen Begriffen formulierten, bildeten die „Irrenärzte" (jetzt „Psychiater") die äußeren Merkmale der Medizin sorgfältig nach.[14] *Krankenwagen* sollten Menschen in Heime bringen. Strafende Gegenstände wie Gitterstäbe sollten vermieden werden. Von nun an sollten Wörter wie „Patienten", „Symptome" und „Diagnosen" verwendet werden, Wörter wie „irre" sollten penibel vermieden werden. So wie der Staat jetzt soziale Probleme durch Institutionalisierung löste und immer mehr öffentliche Anstalten gebaut wurden, taten es die Psychiater ihren Kollegen in der Medizin gleich, die nach und nach die eigene Domäne vergrößerten, einhergehend mit eindrucksvoller Kontrolle. Die Folgen waren eine immer stärkere Institutionalisierung und eine erhebliche Verschiebung der Frage,

13 Es ist bezeichnend, dass die „Dysaesthesia Aethiopis" in überwältigend häufig bei „freien Farbigen" zu finden war, also Schwarzen, die keinen „wohlwollenden" weißen Herren hatten, der sich um sie kümmerte. Die implizite Botschaft ist: Emanzipation ist um jeden Preis zu vermeiden. Für weitere Analysen siehe Szasz (1987, S. 307 ff.).

14 Psychiatrie ist ein deutsches Wort, das 1808 von Reil geprägt wurde. Ausführlicher siehe Szasz (2010, S. 90.).

wer „behandelt" wurde. Außerdem verdrängten die männlichen Ärzte endlich völlig ihre Konkurrent:innen. Schauen wir uns noch einmal das englische Beispiel an.

Wie Showalter (1987) und Hunter und MacAlpine (1963) belegen, waren Mitte des neunzehnten Jahrhunderts zum ersten Mal arme Patient:innen den Reichen und Frauen den Männern zahlenmäßig überlegen, eine Entwicklung, die sich fortsetzen und beschleunigen sollte. Dementsprechend wurden nach und nach Behandlerinnen verdrängt. Um Showalter (1987, S. 53) zu zitieren, „[Z]wischen 1854 und 1870 hatte immer noch etwa jedes fünfte kleinstädtische Krankenhaus und etwa jedes vierte großstädtische weibliche Inhaber, aber die Behauptungen der Ärzteschaft, dass... nur Ärzte zur Behandlung von Geisteskranken qualifiziert seien, verdrängte die Frauen allmählich an den Rand ... oder in Rollen von Freiwilligen". Tatsächlich erklärte der „Commissioner of Lunacy" (etwa: der Beauftrage für Geistesgestörtheit) 1859, man erwäge neue Lizenzen für private Einrichtungen nur auf Ärzte zu beschränken, Frauen sollten außerdem davon abgehalten werden, sich zu bewerben.

Weibliche Fachkräfte auszuschalten war in öffentlichen Kliniken noch maßgeblicher. Das wurde durch eine Mischung aus Rechtsakten und politischen Veränderungen ermöglicht. Ein frühes Beispiel für eine solche Gesetzgebung war der „Madhouse Act" von 1828, der vorschrieb, das öffentliche Krankenhäuser für Geisteskranke einen dort ansässigen medizinischen Leiter haben mussten, und das wöchentliche Besuche von Ärzten bei allen „Patient:innen" der öffentlichen Krankenhäuser obligatorisch waren (zu Einzelheiten siehe Showalter und Porter). Die Zementierung der Autorität ist offensichtlich. Mit der Zeit folgte eine strenge Unterordnung. Die zentrale und altehrwürdige Rolle der Oberschwester im Krankenhaus, und dies war oft die Ehefrau des männlichen Leiters, wurde stark eingeschränkt und der Arzt übernahm fast absolute Autorität.[15]

Letztlich übernahm England, wie Deutschland und Amerika, das Heinroth-Modell. Der männliche Arzt sollte unmissverständlich der Kopf sein, der wie ein absoluter Herrscher über Patient:innen und Personal gleichermaßen regiert. Der Arzt, präzisiert Heinroth (1818), ist „Gott" und „seine Anweisungen sind für alle verbindlich". Untersucht man alle Veränderungen, so zeigt sich eine Geschichte der Unterdrückung. Nach und nach kommodifiziert, waren Frauen (einstmals respektierte Heilerinnen) und Arme nun die wichtigsten Objekte der „geistigen Hilfe". Dementsprechend gingen die Zügel der Autorität an die (männlichen) Psychiater, fortan mit gottähnlichen Kräften ausgestattet.

---

15 Zu Einzelheiten zu den Matronen siehe Showalter (1987, S. 55 ff.).

Mitte des 19. Jahrhunderts: Gehirntheorie, Vererbung und Degeneration

Im Laufe des Jahrhunderts gewannen zwei Theorien in der Psychiatrie und für die Gesellschaft insgesamt an Bedeutung, beide standen mit den Behauptungen des Berufsstands in Zusammenhang, es gäbe körperliche Ursachen für Krankheiten. Die erste bezieht sich auf das Virchow-Kriterium, nach dem für die Einstufung einer Sache als Krankheit eine zelluläre Anomalie in einem Organ gefunden werden muss. Irrenärzte hatten schon lange körperliche Gründe irgendeiner Art behauptet, aber es gab keine oder wenig Einigkeit über die Prozesse oder das betroffene Organ. Was sich in dieser Zeit änderte, ist, dass nach und nach Irrenärzte, wobei Maudsley (1876) die Führung übernahm, das Gehirn als „Sitz der psychischen Störung" identifizierten. Das heißt, sie definierten psychische Probleme als „Gehirnkrankheiten", in Übereinstimmung mit einem Aspekt der Virchow-Kriterien (die Notwendigkeit, ein Organ zu bestimmen). Die Behauptung war, dass sie jetzt zwar keine Hirnanomalien nachweisen konnten, aber der Zeitpunkt kommen würde, an dem die erforderlichen Beweise erbracht würden. Vorhersagen über zukünftige Belege stellen natürlich keine Beweise dar und so wurde das Virchow-Kriterium umgangen. Nichtsdestotrotz wurde hier eine Arbeitshypothese aufgestellt, um die sich dieser noch junge Berufsstand versammeln konnte.

Die zweite der Theorien war der Sozialdarwinismus. Darwins Konzepte der Selektion und Evolution betonend, argumentierten Sozialdarwinisten, dass Wahnsinn erblich sei und die Menschen aufpassen müssten oder die Degeneration, in der Evolution rückwärts gehen, würde einsetzen. Dieser Theorie nach war Wahnsinn überwiegend ein Ergebnis von Degeneration. Familien könnten dafür anfällig sein. Eine unvernünftige Vermischung der Stämme könnte dazu führen.

Zu den bedeutenden frühen Darwinisten gehören Mercier, der das Konzept der De-Evolution ausarbeitete; Lombroso, der argumentierte, dass kriminelles Verhalten darauf beruhe und Maudlsey, der die Vorbeugung betonte (bezeichnenderweise war Maudsley auch der Psychiater, der am meisten für die weite Verbreitung der Akzeptanz des Gehirns als Sitz des Wahnsinns verantwortlich war; siehe jeweils Mercier, 1890; Lombroso und Ferrero, 1894 und Maudsley, 1876). Maudsley riet insbesondere Männern, zukünftige Ehefrauen zu inspizieren auf „körperliche Anzeichen, die auf eine Degeneration des Bestandes hindeuten könnten ... etwaige Missbildungen des Kopfes, des Mundes, der Zähne und der Ohren" (Maudsley, 1876, S. 276).

Auch wenn dies den größten Teil des Jahrhunderts dauern sollte, wurde Sozialdarwinismus schließlich als unbrauchbare Wissenschaft und unmoralisch verurteilt. Tatsächlich wäre die große Mehrheit der heutigen Psychiater von solchen Ansichten schockiert. Dessen ungeachtet liegen hierin die Ursprünge der Vorstellungen, das Wahnsinn erblich ist und dass es eine Veranlagung zum Wahnsinn gibt, Konzepte, die absolut integraler Bestandteil der modernen Psychiatrie sind. Offenkundig liegt hier auch der Vorläufer des aggressiven Rassismus der Eugenik, der bald entfesselt werden sollte.

Frauen als „Patientinnen" und die Zunahme der „Nervenkrankheiten": 1850–1900

Was in dieser Zeit an Frauen als Patientinnen auffällt, ist die große Zahl, die „behandelt" wurde (siehe vorhergehender Abschnitt); die Leichtigkeit, mit der Frauen eingewiesen werden konnten; der entmachtenden Charakter der „Heilmittel". Was am meisten an der Psychiatrie auffällt, ist die allmähliche Ausdehnung des Begriffs „psychische Störung". Diese Phänomene sind komplex miteinander verknüpft.

Psychische Störungen wurden als ein fast unvermeidliches Nebenprodukt der Anatomie der Frauen gesehen (z.B. der erschöpfte Zustand, auf den Frauen aufgrund von Menstruations- und Fortpflanzungszyklen reduziert werden). Parallel dazu und mit langfristige Folgen kam die „Nerventheorie" auf, die die Schwelle dessen, was als psychische Störung galt, dramatisch senkte. Die Menschen mussten nicht mehr „toben", um ein:e Kandidat:in zur Behandlung zu sein. Sie mussten nur „schlechte Nerven„ haben. Diese Verschiebung sollte sich als enorm lukrativ für die Industrie erweisen, hierdurch entstanden Spezialkliniken, Kurorten und Spas/Bäder (siehe Whitaker, 2002; Showalter, 1987).

Insbesondere Frauen galten als anfällig für „schlechte Nerven", wodurch sie unverhältnismäßig häufig an „nervösen Störungen" erkrankten, die später „Neurosen" genannt wurden. Über jede einfache Klassenanalyse täuscht hinweg, dass gebildete Frauen als besonders gefährdet angesehen wurden. Psychiater wie Maudsley (1876) argumentierten, dass Frauen gegen ihre eigene Natur arbeiteten, wenn sie sich intellektuellen Beschäftigungen widmen und dadurch ihr Geschlecht gefährden. Eine wichtige Komponente und eine Folgen dieses Diskurses war die Formulierung von drei „weiblichen Krankheiten", die in diesem Zeitraum nach und nach dominierten. Diese waren Hysterie, Anästhesie (Empfindungslosigkeit) und Anorexie.

Hysterie: eine Diagnose, die bis in die Antike zurückreicht, auch wenn sie nicht mehr in Bezug auf die Gebärmutter theoretisiert wurde, blieb sie eine stereotype Frauenkrankheit, die nun bei einer beispiellosen

Zahl von Frauen diagnostiziert wurde.[16] Sie war gekennzeichnet durch das, was Männer als Gefühlsausbrüche, eine gewisse Vulgarität, Ohnmachtsanfälle sahen und durch das Markenzeichen hysterisches Keuchen. Der berühmteste der frühen auf Hysterie spezialisierten Psychiater, war der französische Psychiater Jean-Martin Charcot. Hier tritt der Psychiater als Manipulator, als Dramatiker auf: Charcot ließ die Frauen posieren, er richtete eine Fotoeinheit in seinem Irrenhaus ein, um Frauen aufzunehmen, die „hysterisch" und hocherotisch in Ohnmacht fielen, er stellte die Frauen und seine Fotos aus. Hier sehen wir Voyeurismus, die Sexualisierung von Frauen und die Macht der Suggestion in einem. Dies ist ein Musterbeispiel, wie Krankheiten „hergestellt" und „verpackt" werden können.

„Anästhesie", die zweite der wichtigen Frauenkrankheiten, wurde überwiegend bei Frauen aus der Oberschicht diagnostiziert. Verstanden als eine Antwort auf die Anforderungen der fortgeschrittenen Zivilisation, war sie gekennzeichnet durch allgemeine Angst, eine Tendenz zur Lähmung, alternativ durch Hilflosigkeit oder „übermäßige Unabhängigkeit" (mit anderen Worten, entweder den Erwartungen an die Geschlechterrolle gerecht zu werden oder ihnen zu trotzen). Die dritte der Störungen, Anorexie, war „sich selbst auszuhungern" oder das „exzessive" Streben nach Schlankheit. In einer Gesellschaft, in der offener Protest von Untergebenen nicht toleriert wurde, könnten alle drei „Störungen" legitimerweise als eine indirekte Form des weiblichen Protests angesehen werden (siehe dazu, Burstow, 1992).

Von allen Herangehensweisen an die „Frauenkrankheiten" in dieser Ära ist zunächst die Ruhekur und später die Schlafkur besonders wichtig, dabei ist die erzwungene Infantilisierung offensichtlich. Alles war verboten, nicht einmal sich im Bett umzudrehen, ohne die Erlaubnis und Unterstützung des Arztes als Retter war erlaubt, intellektuelle Frauen wurden so auf eine kindliche Abhängigkeit reduziert und schließlich bis zur Folgsamkeit gelangweilt, das bedeutet: die minderwertige Rolle zu akzeptieren, die ihnen im Patriarchat zugewiesen wurde.

Frauen waren als Töchter in besonderer Weise gefährdet, aufgrund der kombinierten patriarchalen Macht des Vaters und Arztes (Showalter, 1987, bezeichnet Hysterie ausdrücklich als „Tochterkrankheit"). Wohl war die verheiratete Frau in noch größerer Gefahr. Während ihres gesamten Ehelebens hing die kombinierte Autorität des Arztes und des Ehemannes über ihr, eine allgegenwärtige Bedrohung, erheblich unterstützt vom Staat. In diesem Zusammenhang ist es vielsagend, dass noch 1860 in den Vereinigten Staaten eine Frau einzig auf Wunsch

16 Zu Einzelheiten zu diesen „Krankheiten" insgesamt siehe Showalter (1987). Zur letztendlichen „Entdeckung" der „männlichen Hysterie" siehe S. 167 ff.

ihres Mannes eingewiesen werden konnte (siehe Szasz, 1987). „Geistige Umnachtung" musste also in keiner Weise festgestellt werden. Selbst dort, wo eigentlich auf Geistesgestörtheit bestanden wurde, war alles, was den Ehemann störte, in der Regel ein ausreichendes Kriterium.

Protest wurde in der Regel erstickt, und zwar gnadenlos. Nichtsdestotrotz wurde auf der gesellschaftlichen und darunter liegenden Ebenen ein Krieg geführt, darüber, wem Frauen gehörten, allgemeiner über die Rechte über den eigenen Geist, unabhängig von Geschlecht, *race*, Fähigkeiten und Verhalten. Mrs. Theophilus Packard (Elizabeth Packard) war eine frühe Figur in diesem Krieg.

Mrs. Packard war jahrelang im *Jacksonville State Mental Hospital* auf Geheiß ihres Ehemannes Reverend Packard als Folge religiöser Differenzen eingesperrt. Sie selbst stellt scharfsinnig fest, dass der modernste Kontrollmechanismus gegen sie verwendet wurde, hätte sich dieses Drama einige Jahrhunderte früher ereignet, wäre sie der Inquisition übergeben worden (siehe Packard, 1865). Folglich, nach dem sie ein zweites Mal eingesperrt wurde (diesmal in ihrem eigenen Haus), initiierte sie eine Habeas-Corpus-Verfügung, ein bahnbrechender Akt, der oft als Anfang der Patientenrechtsbewegung angeführt wird. Hier zwei Beispiele für die beiden konkurrierenden Diskurse, die in das Gefecht verwickelt waren, die Aussage des Psychiaters gegen Mrs. Packard und ihre eigene Reflexion.

Im anschließenden Prozess sagte der Psychiater Dr. J. W. Brown wie folgt aus:

> *„Ich habe der Reihe nach die Gründe aufgeschrieben, die ich hatte, um meine Meinung darüber zu befinden dass sie verrückt sei...1) dass sie behauptete, ihrer Zeit 30 oder 40 Jahre voraus zu sein; 2) dass sie es nicht mochte, verrückt genannt zu werden; 3) dass sie mich einen Hitzkopf nannte... 4) eine Inkohärenz des Denkens... 5) ihre Abneigung gegen die Lehre der völligen Verderbtheit der Menschheit 6) ihr Anspruch auf Perfektion oder nahezu Perfektion in Handeln und Betragen; 7) ihre Abneigung, verrückt genannt zu werden; 8) ihr Gefühl ihrem Ehemann gegenüber; 9) ihr Glaube, dass es Blasphemie gegen den Heiligen Geist sei, sie verrückt zu nennen und zu missbrauchen; 10) ihre Erklärung dieser Idee; 11) Inkohärenz des Denkens und der Idee; 12) ihre extreme Abneigung gegen die Lehre der völligen Verderbtheit der Menschheit." (vgl. Packard, 1865/1974, S. 130 ff.).*

Ignoriert man die verworrene Wiederholung, ist die Kernaussage des Arguments, dass Mrs. Packard verrückt ist, weil sie Dr. Brown dumm findet; weil er selbst nicht in der Lage ist, ihrer Logik zu folgen; weil sie es wagt, ihrem Ehemann zu widersprechen; weil sie sich selbst respektiert und auf Respekt besteht; weil sie die Lehre der völligen Verderbtheit der Menschheit nicht akzeptiert. Während ich in keiner Weise behaupte, dass die meisten Menschen in der Situation von Mrs. Packard so vernünftig und wortgewandt wie sie sind oder, dass alle Psychiater:innen in ihren Unzulänglichkeiten so offensichtlich sind, so bitte ich die Leser:innen, diese verwirrten Äußerungen mit der Klarheit und dem gesunden Menschenverstand, die in der Erklärung der bald siegreichen Mrs. Packard zum Ausdruck kommen, zu vergleichen.

> *„Es war immer mein Glück... eine Pionierin zu sein... deshalb nennt man mich verrückt... ich gebe freimütig zu.. .meinen Feinden das Recht auf ihre Meinung und ihren Glauben, dass ich eine Wahnsinnige sei, zuzugestehen, solange diese Meinungen nicht dazu führen gegen meine unveräußerlichen Rechte zu verstoßen, habe ich kein Recht dazu und kein Verlangen danach, sie darin einzuschränken... Aber da mir meine Meinung so teuer ist wie die meiner Feinde ihnen und wir kein Recht dazu haben falsches zu tun, darum: wenn die Meinung meiner Feinde sie dazu führt, mir meine Eigenverantwortlichkeit zu rauben und mich auf eine Ebene mit Tieren zu stellen, bloß der Meinung wegen, zwingt mich das Recht zur Selbstverteidigung dazu, mich zu widersetzen." (ebd. S. 17).*

Ich möchte hinzufügen, dass es verräterisch ist, dass es einer so offensichtlichen Verdrehung bedurfte, damit sich die Frau durchsetzen konnte.

Klassifizierung und die Entstehung der „Schizophrenie"

Wenn das medizinische Erscheinungsbild der Schlüssel zum Erfolg der Psychiatrie als Herrschaftsregime war, war kein Element wichtiger als die Klassifizierung. Indem man auf eine Weise klassifizierte, die vorgeblich die Herangehensweise der Medizin widerspiegelte (mit eigenständigen Krankheitseinheiten, zusammengefasst unter medizinisierte Kategorien), indem man „offizielle Diagnosen" erschuf, die von allen akzeptiert wurden, konnte das gesamte psychiatrische Unternehmen auf eine sicherere Grundlage gestellt werden. Durch die Normalisierung der „Überarbeitung" konnte die Klassifizierung nach Bedarf angepasst werden, ohne dass die Glaubwürdigkeit darunter gelitten hätte. Der am meisten dafür verantwortliche Arzt, die Psychiatrie auf diesen Weg zu bringen, war der deutsche Psychiater Emil Kraepelin, eine tonangebende Figur im späten 19. und frühen 20. Jahrhundert. Mit ihm verlagert sich das Zentrum der internationalen Psychiatrie von England nach Deutschland.

Psychiater hatten auch vorher klassifiziert, allerdings nicht mit Kraepelins Präzision und nicht mit seiner Hingabe an eine bestimmte Art von System. Mit der Hilfe seiner Anhänger, denn mit ihm begann die Klassifikation eine gemeinsame Leistung zu sein, legte er Beobachtungen zu Patienten nach Symptomgruppen etc. sortiert ab und aus diesen Notizen entstanden vollständige Klassifikationen mit diagnostischen Kriterien. Immer weiter an seinem Schema feilend, brachte er Neuauflagen seines Lehrbuchs heraus, jedes Mal, wenn er sein Schema überarbeitete (wie derzeit das DSM). Seine zahlreichen Entscheidungen formten also die Psychiatrie, wie wir sie kennen, maßgeblich.

Eine Entscheidung war die Schaffung und Zentrierung der Kategorie „funktionelle Syndrome" („Psychosen" ohne bekannte körperliche Entsprechung). Eine noch wichtigere Entscheidung, und letztlich waren dies *Entscheidungen* und keine *wissenschaftlichen Erkenntnisse*, ist die Schaffung von zwei neuen Krankheiten, „manische Depression" und „Dementia praecox" (die erste eine Vereinheitlichung von verschiedenen „Manien" zusammen mit Melancholie, die zweite eine völlig neue). Die Vorstellung dieser „Krankheiten" prägt die Psychiatrie bis heute. „Manische Depression" heißt jetzt „bipolar". In den Händen Eugen Bleulers, einem Nachfolger Kraepelins, wurde „Dementia praecox" zu „Schizophrenie" und war fortan die wichtigste Kategorie des Wahnsinns für die institutionelle Psychiatrie. Kraepelin wird allgemein das Verdienst zugeschrieben, diese Störungen „entdeckt" zu haben, wobei Bleuler auch für „Schizophrenie" aufgeführt wird. Wie Szasz (1979) aufzeigt, machen solche Diskurse unsichtbar, dass keine medizinischen Entdeckungen im Spiel waren, sondern das trotz der Ansprüche des Klassifikationssystems Krankheiten de facto existent *proklamiert* wurden. Konzeptionell ist dieser Mangel an Grundlagen ein Problem. Was auch ein Problem ist, dass die jeweiligen Symptome, die Kraepelin und Bleuler für Schizophrenie angeben, sich so stark unterscheiden, dass sie scheinbar nicht dasselbe Phänomen behandeln. Kraepelins Symptomatik für „Dementia praecox" schließt bezeichnenderweise unfreiwillige Bewegung ein, während Bleulers „Schizophrenie" dies nicht tut. Dies veranlasste Szasz (1979) zu der Vermutung, dass viele der Patient:innen, die Kraepelin mit „Dementia Praecox" diagnostizierte, ebenso gut an späten Stadien der Syphilis hätten leiden können. Zusätzlich fehlt bei Kraepelin die sogenannte gespaltene Persönlichkeit, die, von Bleuler ausgearbeitet, zum Sinnbild der Schizophrenie wurde. Tatsächlich scheinen die zwei Gruppen von Patient:innen, bei denen diese angeblich identische Krankheit diagnostiziert wurde, wenig gemeinsam zu haben.[17]

17 Für Kraepelins Ausformulierung der Schizophrenie und seine Klassifikation im

Diese Diagnosen bleiben jedoch intakt, insbesondere das Label „Schizophrenie" funktioniert im Grunde als Erlaubnis zum Übergriff.

Eine ähnliche und grundlegendere Entscheidung von Kraepelin, die tiefgreifende Konsequenzen hatte und tatsächlich weitreichenderer war, war die Ätiologie völlig zu umgehen, indem er sie als unnötig für die Klassifikation bestimmte, ein höchst strategischer Schritt angesichts der Schwierigkeit, Ursachen für bestenfalls spekulative Krankheiten aufzulisten oder zumindest überzeugend zu benennen. Dr. Kraepelin (1896, S. 4 f.) begründet den ohne Frage kühnen, wegbereitenden Schritt wie folgt:

> *„Die gleichen Ursachen müssen auch bei dem Vorgange der psychischen Erkrankung überall die gleichen Wirkungen haben. Begegnen uns, wie so häufig, vermeintliche Abweichungen von jenem Gesetze, so sind zweifellos entweder die Ursachen oder die Wirkungen nicht wirklich gleich gewesen. Nach beiden Richtungen hin wird eine geduldige Häufung zuverlässiger und namentlich vollständiger Beobachtungen allmählich Klarheit bringen. Ist es uns gelungen, die klinischen Erfahrungen soweit zu verarbeiten, dass wir Krankheitsgruppen mit bestimmten Ursachen, bestimmten Erscheinungen und bestimmtem Verlaufen aufstellen können, so wird es unsere Aufgabe sein, in das Wesen des einzelnen Krankheitsvorganges einzudringen."*

Er fährt fort, ein weitgehend ätiologiefreies Schema zu artikulieren. Es muss klar sein, dass er von der „Annahme" einer unfehlbaren Parallelität zwischen Symptomen, Ätiologie und Prognose ausgeht. Er unternimmt keinen Versuch, seine „Vermutung" zu untermauern. Er definiert seine Annahme einfach als angemessen. Er nimmt auch die Tatsache nicht zur Kenntnis, dass er Krankheiten, für die es irgendeine Art körperlicher Anzeichen gibt, mit solchen, bei denen es keine gibt, vergleicht, eine wenigstens fragwürdige Gleichung. Indem er ätiologisches Wissen als unnötig definiert hat, ist er einem grundlegenden Problem kunstvoll ausgewichen, der unbequemen, aber entscheidenden Wahrheit, dass es keine biologischen Grundlagen für die „funktionellen" Krankheiten gibt. Er hat auch, wie ich hinzufügen möchte, den Berufsstand weitaus einheitlicher erscheinen lassen als er ist. Der Punkt ist, dass die Unterschiede zwischen den Schulen der Psychiatrie am offensichtlichsten sind, wenn die Ätiologie ins Spiel kommt. Kategorisierung zu fetischisieren und Ätiologie als weitgehend überflüssig zu behandeln, ermöglicht den Anschein von Einheit. Im Laufe der Zeit sollten sich diese

---

allgemeinen wird auf Kraepelins „Psychiatrie. Ein Lehrbuch für Studierende und Ärzte" verwiesen. Zu Bleuler siehe Bleuler (1911). Zu Szasz sehr aufschlussreicher Darstellung siehe die Einführung in „Schizophrenie" in Szasz (1979).

Fetischisierung und Umgehung als äußerst nützlich für die institutionelle Psychiatrie erweisen. *Wie nützlich* sollte sich bald zeigen.

Parese und ihre Bedeutung

Gegen Ende seiner Karriere machte Kraepelin unbeabsichtigt eine Aussage, die uns hilft zu verstehen, wie Psychiater sich in ihrer eigenen Vision verfangen haben, vielleicht hilft sie uns auch, mit ihnen zu sympathisieren. Der Kontext war die Verbreitung der Parese: zwischen 1890 und 1920 verdrängte die Parese oder der paralytische Wahnsinn die Masturbation als die paradigmatische Ursache des Wahnsinns. Szasz (1979) weist darauf hin, was diesem Wandel zugrunde lag, dass die meisten männlichen Patienten zu der Zeit Merkmale des gelähmten Wahnsinns zeigten. Die Anzahl gelähmter Patienten in den Reihen der Institutionalisierten stieg stark an und tragischerweise ging es diesen Männern unausweichlich schlechter. Während Kraepelins Karriere wurde entdeckt, dass der paralytische Wahnsinn Syphilis im Spätstadium war, zur Erleichterung aller wurde wenig später ein Heilmittel für Syphilis gefunden. In Anwendung dessen, was sich hier realisierte, auf den Rest der Psychiatrie, schreibt Kraepelin (1917/1962, S. 151 ff.):

> *Die Natur der meisten psychischen Erkrankungen ist heute unklar. Aber niemand kann leugnen, dass weitere Forschung neue Fakten in einer so jungen Wissenschaft wie der unseren aufdecken wird; in dieser Hinsicht sind die Krankheiten, die durch Syphilis hervorgerufen werden, eine Objektläsion. Es ist logisch anzunehmen, dass viele andere Arten von Wahnsinn verhindert und sogar geheilt werden können, auch wenn wir derzeit noch nicht wissen wie.*

Mit der Erinnerung im Hinterkopf an die schrecklichen Tage des gelähmten Wahnsinns, die tief in der psychiatrischen Psyche verankert ist, kann man verstehen, dass das Parese-Modell so positiv angenommen wurde. Der Optimismus war entfacht worden. Die Hoffnung, wie eigennützig auch immer, war, dass echte Krankheiten gefunden würden, die all den „spekulativen" Krankheiten zugrunde lagen, eine „beste aller möglichen Welten"-Entwicklung, die sowohl der Psychiatrie als auch den leidenden Massen zugute käme.[18]

Dass die Psychiater diesem Vertrauensvorschuss stattgaben und weiter nach biologischen Ursachen suchten ist verständlich. Wenn ich in

18 Das Haar in der Suppe ist nur, dass die Psychiatrie dazu neigt, zu ignorieren, dass der Umkehrschluss nicht heißt, dass die Krankheiten „geistige" sind.

die Zukunft springen darf, dass sie sich weigerten, „Nein" als Antwort zu akzeptieren ist schlechte Wissenschaft, wenn es überhaupt Wissenschaft ist. Dass sie am Ende Forschung „frei erfinden" und verkündeten, körperliche Indikatoren gefunden zu haben, ist Betrug.[19]

Zusammenfassend und abschließend

Wir haben dieses Kapitel mit Shorters Darstellung des Aufstiegs der Psychiatrie als Triumph des Befreienden, des Humanen und des Wissenschaftlichen begonnen. Nach und nach haben wir gezeigt, dass diese Darstellung in jeder Hinsicht unzutreffend ist. Was entstand, war nicht menschlich, sondern brutal. Der psychiatrische Staat, der daraus entstand, bedeutete keine Befreiung, sondern Einsperrung in einem noch nie dagewesenen Ausmaß. Schließlich, und das ist von grundlegender Bedeutung, hat die Psychiatrie, wie wir deutlich gesehen haben, ihre Macht gefestigt und sich die neu erworbene Glaubwürdigkeit der Medizin zunutze gemacht, und zwar nicht dadurch, dass sie wissenschaftlich war, sondern dadurch, dass sie das äußere Erscheinungsbild von Wissenschaft und Medizin *nachahmte*.

Das Ende des 19. Jahrhunderts brachte eine neue Wendung. Mit dem Aufstieg Kraepelins wurden wir Zeugen der Entstehung eines hochgradig medizinisierten Klassifikationssystems mit detaillierter „Symptomatik" und „Prognose". Dementsprechend wurde das System allein auf der Grundlage der Vorhersage so stark eingesetzt, dass es an die Stelle von Ätiologie und Beweis trat, wenn beides fehlte. Das ist zweifellos ein strategischer Zug. Wir haben es sozusagen mit einem Schachzug zu tun, wie wir sehen können, einem sehr heiklen Schachzug. Was genau sind die Auswirkungen dieses Schachzugs? Was sollte diese junge Disziplin tun, wenn die Antworten, mit denen man gerechnet hatte, nie aufgingen? Und wie würden sich die hier beobachteten Dynamiken fortschreiben? Für diese und ähnliche Fragen werden die Leser:innen auf das folgende Kapitel verwiesen.

(Übersetzung von Clara Funk)

19 Zu diesen Aktivitäten siehe besonders Kapitel Drei.

Moderne (1890-2014): Zweiter Teil einer Reise durch die Zeit

Im ersten Kapitel untersuchten wir die Anfänge einer Professionalisierung des Feldes (so z.B. die Gründung von Berufsverbänden, die Standardisierung der Ausbildung, die Bevorzugung medizinischer Terminologie).

In diesem Kapitel werden wir, nun in der Moderne angekommen, mit einer allumfassenden Professionalisierung und den aus ihr resultierenden Folgen konfrontiert.

Wir begeben uns in das Zeitalter der Professionalisierung. Das Zentrum der internationalen Psychiatrie verlegte sich mit der Umbenennung der Association of Medical Superintendents of Amercian Insititutions for the Insane zu „American Psychiatric Association" (APA) auf lange Sicht zunehmend in die USA. Die Psychiatrie wurde hiermit aggressiv vorangetrieben. Eine Fülle von Körperschaften „Mentaler Gesundheit" schoss aus dem Boden. Einige von ihnen (wie z.B. das National Insitute of Mental Health, NIMH) waren direkt der Regierung unterstellt, andere nicht. Auch die Zahl wissenschaftlicher Untersuchungen und Publikationen zum Thema nahm exponentiell zu, wie Whitaker (2002) veranschaulicht.

Mit der aktiven Beteiligung des US-amerikanischen Staatsoberhaupts an Psychiatrie befürwortenden Kampagnen veränderte sich zur gleichen Zeit subtil, jedoch grundlegend die Rolle, die der Staat einnahm. Von besonderer Bedeutung erwiesen sich Dynamiken, welche im Folgenden tiefergehend untersucht werden: der Aufstieg und Fall der Psychoanalyse, die Einführung hirnschädigender „Behandlungen", Eugenik, die Entstehung und Vermarktung des DSM, die „psychopharmakologische Revolution".

Dieses Kapitel beginnt mit der Untersuchung der Rolle, die die Psychoanalyse in der Entwicklung der Psychiatrie einnimmt. Im weiteren Verlauf wird dem Thema Eugenik eine stärkere Gewichtung verliehen, als das für gewöhnlich der Fall ist, denn Eugenik und das Zeitalter ihres Entstehungskontextes haben, wie sich zeigen wird, die heutige Praxis grundlegend geprägt. Da sie mehr als irgendein anderer Faktor die Entwicklung, auf der die heutige Psychiatrie basiert, beeinflusst hat, wird selbstredend der pharmazeutischen Revolution einschließlich ihrer kapitalistischen Dimension eine besondere Aufmerksamkeit zukommen. Betont werden diesbezüglich außerdem wissenschaftliche Fehldarstellungen und die Herabwürdigung kritischer Fragestellungen.

Fragen, die in diesem Kapitel ausführlich untersucht werden, lauten: warum stellte die Psychoanalyse eine so große Bedrohung für diese noch in ihren Kinderschuhen steckende Profession dar?

Welchen Zusammenhang gab es zwischen der Psychiatrie und dem Holocaust? Wie konnte es sein, dass Kraepelin'sche Prinzipien wiederbelebt wurden? Welchen institutionellen Zwecken dienten die drastischen Änderungen, die in der dritten Ausgabe des DSM (Diagnostic and Statistical Manual of Mental Disorders) vorgenommen wurden? Wie wurde wissenschaftlich „gearbeitet", um biologische Annahmen zu stärken? Welche Rolle spielt das große Geschäft? In welcher Beziehung stehen aus der Mode gekommene Praktiken wie Lobotomie zu gemeinhin akzeptierten Behandlungsmethoden von heute?

Psychoanalyse und der Anbeginn von Gesprächstherapien

In der ersten Hälfte des zwanzigsten Jahrhunderts können wir zwei unterschiedliche, nahezu gegensätzliche „therapeutische" Entwicklungen beobachten. Obgleich ihre Besonderheiten neu sind, ist die Spannung zwischen somatisch oder eher psychologisch orientierten Praktiken die Gleiche, der wir bereits im ersten Kapitel begegnet sind. Beide therapeutische Entwicklungen haben, wenngleich auf grundlegend unterschiedliche Art und Weise, substantiell auf die zukünftige Praxis der Psychiatrie Einfluss genommen, ja mithin die gesamte Dynamik ihrer Professionalisierung geprägt. Die bekanntere dieser beiden Entwicklungen ist sowohl unter dem Namen „Psychoanalyse", wie auch als „Psychodynamik" bekannt.

Als geistiges Produkt Sigmund Freuds stammt die Psychoanalyse aus dem Deutschland der Jahrhundertwende. Ihre zentralen Motive sind: die Rolle der sexuellen Unterdrückung bei der Neurose, das Unbewusste, der Ödipuskonflikt und die Übertragung. Die „Gesprächstherapie" ist ihr Modus Operandi, wobei die Interpretation von Träumen priorisiert wird. Während sie in Europa für einige Jahrzehnte nicht allzu beliebt war, überrollte sie förmlich die USA. Folglich hatten ihre Anhänger in den späten 1940er und frühen 1950er Jahren eine spürbare Macht in der Gestaltung der psychiatrischen Ausbildung und in den Berufsverbänden auf diesem Kontinent inne. Bezeichnenderweise waren in den späten 1940er und frühen 1950er Jahren alle aufeinanderfolgenden Leitungsmitglieder der American Psychiatric Association Analytiker. Im Jahr 1952 veröffentlichten die APA und der Nationalverband medizinischer Ausbilder einen Bericht ‚aus dem hervorgeht, dass jeder kompetente Psychiater die „Prinzipien der Psychodynamik" verstehen müsse (für weitere Hinweise siehe Shorter, 1997, S. 145 ff.).[20]

20 S. Freud (1953/1974). Ich hebe an dieser Stelle nur Freud hervor, da es die einzige institutionell vorherrschende Form der Psychoanalyse war.

Mit der Psychoanalyse erschien etwas gänzlich Neues in der psychiatrischen Landschaft.

Das Psychologische selbst war in den Mittelpunkt gerückt, eine Entwicklung, die wir höchstens ansatzweise im Hinblick auf die moralische Behandlung konstatieren können. Die Psychoanalyse unterschied sich von der moralischen Behandlung dahingehend, dass den Worten der Patient:innen Bedeutung beigemessen wurde. Ihre Sprache, ihre Gedanken sowie ihre Träume wurden als Code gesehen, den es zu entziffern galt. Des Weiteren standen anders als bei der moralischen Behandlung, die in dieser Hinsicht eher eine Vorgängerin der Verhaltensmodifikation war, Gespräche und *Ein*sicht, nicht *Auf*sicht auf der Tagesordnung.

Wie sexistisch und bereits vorgeschrieben die daraus resultierenden Interpretationen auch immer gewesen sein mögen, Patient:innen wurde bis zu einem gewissen Grad zugehört.

Da Psychoanalyse per se unter weitestgehend festgeschriebenen Bedingungen und nicht unter Einbeziehung von Freiheitsberaubung (engl. incarceration) erfolgt, ist sie für dieses Buch nur am Rande von Bedeutung, zumal sie keinerlei Anspruch erhebt medizinisch vorzugehen. Nichtsdestoweniger kann die Geschichte der Psychiatrie nicht ohne sie verstanden werden. Es geht vielmehr darum, dass sie eine Bedrohung für die biologische Psychiatrie darstellte, auf die diese reagieren musste. Diese Bedrohung entwächst zwei Kernelementen, von denen eines intrinsischer Natur, das andere einer anderen Entwicklung geschuldet ist. Das erste Kernelement ist ihre Schwerpunktsetzung auf das Nicht-medizinische. Wenn Probleme des Lebens unter nicht-medizinischen Gesichtspunkten theoretisiert werden, wird damit die Glaubwürdigkeit, die die Psychiatrie aus der Medizin entlehnt, als solche hinterfragt. Zudem kommt hinzu, dass Freudianer etwas bisher Ungeschehenes in der Geschichte der Psychiatrie taten: sie machten ihre Praktiken für Laientherapeuten zugänglich (vgl. Horwitz, 2002). Die Popularität einer nicht-medizinischen „Behandlung" ebnete mit dem Aufkommen der Praxis der ersten nicht-medizinischen Analytiker den Weg für andere Formen der Gesprächstherapie und folglich auch andere nicht-medzinischen „Therapeut:innen". Obgleich eine solche Entwicklung kurzfristig nicht den privilegierten Status der Psychiatrie antasten konnte, würde sie die monopolistische Macht, die sich Ärzte über Jahrhunderte hinweg aufgebaut hatten, antasten können. Viele Entwicklungen der modernen Psychiatrie können auf die Umgangsweisen zurückgeführt werden, mit denen die Institution dieser Bedrohung begegnete. Es war jedoch paradoxerweise gerade die nicht-medizinische Natur des psychoanalytischen Vorhabens, welche ein auf Wachstum ausgerichtetes Geschäftsversprechen barg, das dem der Psychiatrie nicht unähnlich war. Gerade dadurch, dass Freudianer keine *diskreten* Krankheitsgebilde, sondern die Neurose als ein Kontinuum postulierten, in welchem sich potenziell alle Menschen befinden konnten, wurde Alltägliches pathologisiert. Dies ging viel weiter, als es sich die psychiatrische Profession bisher in ihren wildesten Träumen hätte ausmalen können. Die „geistig Kranken" waren nun nicht mehr nur sehr wenige Menschen, nicht mehr nur die „deliriösen Wahnsinnigen" die „Verrückten" oder auch die Hausfrau mit den „schwachen Nerven", sondern jede:r konnte dazugehören. Es entstand eine für die Psychiatrie einmalige Gelegenheit, sofern sie sich ihr an dieser Stelle bemächtigen können würde.

Psychiatrie, das große Geschäft, Eugenik, die „Wissenschaft" und der Staat

Noch während die Psychoanalyse ihren rasanten Aufstieg beschrieb, öffneten große Firmen ihre Geldhähne, um weitere „fortschrittliche" Forschung im Bereich der Psychiatrie zu finanzieren.

1921 nahm die Rockefeller Stiftung die Herausforderung an und erklärte die Psychiatrie zu dem medizinischen Teilbereich, der „eine Modernisierung am dringendsten benötige" (Whitaker, 2002, S. 52). Auch Carnegie (US-amerikanischer Tycoon und damals reichster Mensch der Erde, Anm. d. Übers.) leistete seinen Beitrag. Als besonders fortschrittlich oder modern wurde alles angesehen, was Somatik, Erbschaftslehre, bzw. vergleichbar „edelmütige" Denkansätze betraf. Das Ergebnis war eine Fülle an Forschung, die jeweils das Gehirn und Gen-Poole zu ihrem Gegenstand hatte. Die biologische Psychiatrie profitierte von dieser Forschung und auch eugenische Fragestellungen wurden durch sie befördert, sofern sie Eugenik selbst nicht ohnehin schon, wie in einer erschreckenden Vielzahl der Fälle, zum Hauptthema hatte.[21]

Wenngleich die Finanzierung von Forschung bis zu einem gewissen Grad immer durch politische Agenden beeinflusst wird, so handelte es sich in diesem Fall um eine so allumfassende Agenda, dass die Forschungsergebnisse im Vorfeld quasi feststanden. Auch im Rest der Welt entstanden immer mehr eugenische Gesellschaften, in denen

21 Die Unterscheidung zwischen eugenisch orientierter psychiatrischer Forschung und biologisch orientierter psychiatrischer Forschung im Allgemeinen ist auf eine gewisse Art willkürlich. So führt z.B. Maudsley aus, dass es per se keine klare Trennung zwischen den jeweils biologisch orientierten Teilen dieser Forschung gebe, die Unterscheidung liege allein im Sozialen. Während dementsprechend nicht alle biologisch orientierte psychiatrische Forschung in der Absicht entstand, ein eugenisches Weltbild zu unterstützen, so bildet sie doch die Grundlage für Eugenik.

bereits genannte Unternehmen eine entscheidende Rolle spielten. So waren die Rockefeller Stiftung und Carnegie selbst Gastgeber der zweiten Internationalen Eugenik-Konferenz (s. Whitaker, 2002).

An dieser Stelle zeigt sich was aus den frühen darwinistischen Theorien Maudsleys, Lombrosos oder Galtons (Engl. Wissenschaftler, welcher den Begriff „Eugenik" prägte) wurde: der Zeitgeist, der zu Anbeginn des 20. Jahrhunderts in der Luft lag, war ein Wille etwas gegen „diese Bevölkerungsteile" (die Verrückten, die Behinderten, in einigen Ländern die Juden und die Roma) zu unternehmen. Ihr Genplasma stelle eine „Bedrohung" dar, welche qua ihrer bloßen Existenz als eine Last beschrieben wurde. Der Staat selbst, allen voran die USA und Deutschland, übernahm als wesentlicher Akteur die Aufgabe seine „normalen" Bürger vor den „degenerierten" aggressiv zu schützen. Das große Geschäft war hierbei Schmiermittel. Wie unleugbar festzustellen ist, unterlief der Psychiatrie, die maßgebliches Zentrum dieser Entwicklungen war, hierbei mehr als ein zufälliger Ausrutscher.

Wie zu erwarten war, wurde das, was nun geschehen sollte, durch den Zufluss an umfassender Finanzierung erleichtert. Das Fundament jedoch wurde bereits vor dieser umfassenden Finanzierung erfolgreich durch Akademiker bereitet.

Allein in den USA war bereits 1914 Eugenik an 44 Colleges im Lehrplan inbegriffen (s. Whitaker, 2002, S. 49).

Beachtenswerte Eugenik-Forscher um die Jahrhundertwenden waren der US-amerikanische Wissenschaftler Charles Davenport (1911), der argumentierte, dass die „Schwachsinnigen" eine Bedrohung für den Gen-Pool darstellten; der deutsche Arzt Fritz Lenz, ein Verfechter der Sterilisation sowie der US-amerikanische Psychiater Aaron Rosanoff (1911), dessen Forschung zu Verwandten von „verrückten Patient:innen" das „Rezept" darstellte, nach welchem bald rountinemäßig in der Psychiatrie vorgegangen wurde. Nachdem Rosanoff eingangs zunächst wenig Verrücktheiten bei den Verwandten seiner Patient:innen feststellen konnte, änderte er schlicht im großen Stil die Maßstäbe dessen, was als verrückt galt, um damit die Vererbbarkeit von Verrücktheit unter Beweis zu stellen. In diesem „faschistischen Momentum" wurden insbesondere eugenische Forschung, biologisch orientierte psychiatrische Forschung sowie das „Frisieren" wissenschaftlicher Forschungsergebnisse miteinander verbunden. Bis zu welchem Grad sich die biologische Psychiatrie tatsächlich von diesem Ausgangspunkt entfernt hat, wird im Verlauf dieses Kapitels erötert.

Insbesondere die beiden theoretischen Arbeiten *Das Recht auf den Tod*, 1885 des deutschen Psychologen Adolf Jost sowie *Die Freigabe der Vernichtung lebensunwerten Lebens,* 1920 welches in Co-Autorenschaft des deutschen Psychiaters Alfred Hoche gemeinsam mit dem deutschen Juristen Karl Binding entstand, beförderten die Eugenik-Bewegung. In *Das Recht auf den Tod* wird das Recht des Staates die „unheilbar Kranken" zu töten verteidigt, der Titel *Die Freigabe der Vernichtung lebensunwerten Lebens* spricht für sich selbst. Besonders das letztgenannte Buch ist allgemein bekannt dafür, die Terminologie geschaffen zu haben, derer sich die Nazis bald bedienen würden: Begriffe wie „unfähig", „überflüssige Esser", „Parasiten" und „minderwertig" wurden geläufig. Es ist kein Zufall, dass neben einem Juristen ein Psychiater Mitverfasser dieses Buches war. Ausgestattet mit polizeilichen Befugnissen, war die Psychiatrie die Profession, deren Aufgabe es schon immer war, die „werten" vor den „unwerten" Menschen zu schützen. Es war ebenfalls die Profession, die bereits in den frühen Theorien über die Entartung des Lebens eine führende Rolle einnahm. Auch wenn es uns wegen des positiven Bildes, das wir von Ärzt:innen haben, schwer vorstellbar erscheinen mag, können Psychiater durch ihre Befürwortung aggressiver staatlicher Maßnahmen durch die Psychiatrie mit als Architekten des Holocausts bezeichnet werden (s. Lifton , 1986; Friedlander, 1997; Proctor 1988). Die erste staatliche „Lösung" des „Problems" der „Geisteskranken" war Sterilisation. Psychiater befürworteten und überwachten sie nicht nur; sie entschieden auch darüber, wer sie erhalten solle und überzeugten Patient:innen, dass Sterilisation nur in ihrem eigenen Interesse sei (s. Whitaker, 2002). Die USA waren hierbei führend, allen voran der Bundesstaat Indiana, der als erstes ein Gesetz zu verpflichtender Sterilisation erließ. Andere US-amerikanische Bundesstaaten sowie die kanadischen Provinzen Alberta und British Columbia folgten bald. Tatsächlich waren die USA soweit „führend" auf dem Gebiet der Eugenik, dass 1923 der deutsche Eugeniker Fritz Lenz seine Landsleute ermahnte, man möge nicht hinter die USA zurückfallen (s. Lifton 1986, S. 23). Gleichsam geht der US-amerikanische Supreme Court als erster oberster Gerichtshof in die Geschichte ein, der ein Urteil über Sterilisation sprach.[22] Mit einem Abstimmungsergebnis von acht zu einer Stimme urteilte er, dass eine verpflichtende Sterilisation von Verrückten und „Schwachsinnigen" legal sei. Die schriftliche Begründung des Urteils, von keinem geringeren als Oliver Wendel Holmes verfasst, ist ein aussagekräftiger Indikator über die Beteiligung des Staates hierbei. Holmes beschrieb Sterilisation als ein „geringes Opfer", das von den betroffenen Bevölkerungsteilen eingefordert werden könne. „Es ist für die ganze Welt besser", fährt er fort „wenn die Gesellschaft, anstatt auf die Exekution degenerierter Nachfahren für ihre Verbrechen zu warten, oder sie für

22 Tatsächlich hat kein anderes höchstes Gericht hierzu je ein Urteil gesprochen.

ihre Schwachsinnigkeit auszuhungern, diejenigen daran hindert sich fortzupflanzen, die nachweislich unwert sind." (Buck v. Bell, 1927). Ein halbes Jahrhundert später unternahmen die Nazis in Deutschland den entscheidenden Schritt der Einführung des unrühmlichen Sterilisationsgesetzes *Gesetz zur Verhütung erbkranken Nachwuchses*. Ihrer medikalisierten Sicht auf den Staat und der explizit eugenischen Sicht auf die Nation Rechnung tragend, erscheint der von den Nazis eingeschlagene Weg unausweichlich. Beachtenswert hierzu ist Rudolf Heß' Ausruf aus dem Jahr 1934: „Nationalsozialismus ist nicht anderes als angewandte Biologie" (Lifton, 1986). Die Nation wurde in diesem Regime als ein lebendiger Organismus angesehen, den es durch Ärzte als Heiler/Herrscher zu beschützen galt. An dieser Stelle entsteht sozusagen die ultimative Vereinigung von *parens patriae* und Polizeigewalt, von Arzt und Staat. Zwar wurde Ärzten in einem Regime wie dem Nationalsozialismus gottgleiche Macht zugesprochen, doch schlug dies nur in die Kerbe, die Ärzte bereits zuvor selber geschlagen hatten. Mit Unterstützung durch bedeutsame psychiatrische Wegbereiter wie Rudin (ein Schüler Kraepelins) wurde eine ausdifferenzierte Medizin-Bürokratie geschaffen. Teil dieser waren unter anderem Erbgesundheitsgerichte, denen Allgemeinmediziner „schwache" Menschen wie „Behinderte", „Idioten" oder „Schizophrene" melden konnten. Die negative Eugenik, bzw. die Vernichtung „lebensunwerten Lebens" wurde fortan unter Aufsicht von Medizinern in allen Bereichen mit ganzer Macht durchgesetzt.[23] Wie groß der Anklang war, den diese Maßnahmen in der Welt der Medizin fanden, und zu diesem Zeitpunkt fanden sie sehr großen Anklang, zeigt das Beispiel der fortan jährlich stattfindenden Konferenz der American Public Health Association. Im Rahmen der Konferenz wurde eine Ausstellung über das Nazi-Sterilisationsprogramm organisiert, welches als „optimales Beispiel" moderner Medizin galt (Whitaker, 2002, S .66). Das Töten selbst war der nächstlogische Schritt. Auch in den USA wurde ernsthaft mit dieser Idee geliebäugelt, wie eine Umfrage aus dem Jahr 1937 zeigt. Aus ihr geht hervor, dass 45 Prozent der befragten US-Amerikaner:innen, das Töten „schwacher" Kinder befürworten würden (s. Proctor, 1988). In Deutschland schritt man derweil zur Tat.

Wirklich ernst wurde es mit der so genannten Euthanasie 1939, als Hitler eine geheime Weisung aussprach, die die Machtbefugnisse von Ärzten gemäß deren Wünschen erheblich erweiterte und ihnen das Recht zusprach „Unheilbaren" einen „Gnadentod" zu gewähren. Die

23 Genaugenommen wurde zwischen negativer Eugenik (also der Auslöschung der „Unerwünschten") und positiver Eugenik (der Steigerung der Geburtenrate von „Ariern") unterschieden. Für einen Überblick s. Hillel und Henry (1976), Lifton (1986), Friedlander (1997) und Proctor (1988).

massenhafte Tötung von psychiatrisierten, und bald darauf auch von behinderten Menschen kam im gleichen medizinischen Gewand daher wie die Empfehlungen, die Heinroth bereits Jahre zuvor in Bezug auf die Psychiatrie ausgesprochen hatte. Es waren Ärzte in weißen Kitteln, die das Vorgehen überwachten, bzw. ihre Patient:innen in ihrer Funktion als „Ärzte" töteten. Diagnosen wurden verwendet. Die Rede blieb weiterhin von „Behandlung".

An der Entstehung „medizinischer" Fragebögen, anhand derer in Komitees über das Schicksal von Menschenleben entschieden wurde, waren größtenteils Psychiater beteiligt. Waren diese Fragebögen mit einem Pluszeichen versehen, bedeutete das „Behandlung", waren sie hingegen mit einem Minuszeichen versehen, so hieß dies „keine Behandlung". Beim Entschlüsseln dieses Diskurses, und irreführende Diskurse waren allgemein lange Zeit das Merkmal dieser Profession, wird erkennbar, dass „Behandlung" bedeutete, dass der Mensch getötet wurde (s. Lifton, 1986). Als tödlichstes aller faschistischen Regime befand sich Deutschland auf einem mörderischen Weg, auf dem jede Entwicklung auf der jeweils vorhergegangenen fußte. Dieser Weg begann mit der vereinzelten Ermordung „behinderter" Kinder durch Injektionen. Es folgten die „verrückten" und „behinderten" Erwachsenen. Den Kulminationspunkt bildete ein umfassendes Netzwerk an Gaskammern sowie die systematische Liquidierung von Jud:innen, Roma und politischen Gefangenen. Ärzte regierten wie Prinzen über ein Königreich des Todes während all dieser Zeit.

Es ist offensichtlich, dass viele Ärzte der Überzeugung waren, dass das, was passierte sowohl wohlwollend wie auch medizinisch sei. Ein schauerlicher Wandel in der Frage, wer als Patient:in anzusehen sei, trug, gestützt durch einen von faschistischer Ideologie durchdrungenen Staat, zu dieser Selbsttäuschung bei. So erklärte noch ein halbes Jahrhundert später, als eugenische Diskurse keinesfalls mehr unhinterfragt Anklang fanden, der deutsche Arzt Fritz Klein: „Natürlich bin ich ein Arzt und möchte Leben erhalten. Und aus Respekt vor dem menschlichen Leben würde ich einen entzündeten Blinddarm aus einem kranken Körper entfernen. Der Jude ist ein entzündeter Blinddarm im Körper der Menschheit." (zitiert nach Lifton, R. J.: Ärzte im Dritten Reich, 1996, S. 21). Für unsere Überlegungen sind an dieser Stelle die Euthanasie-Morde von besonderer Bedeutung, da Ärzte mit dem Töten ihrer eigenen Patient:innen an ihnen beteiligt waren. Es löst schauerliches Entsetzen aus, dass etwas derartiges geschehen konnte und die Mehrheit der Ärzte anscheinend willentlich ihren Beitrag leistete. Im Nachgang wollte die medizinische Profession ihre Verantwortung am Geschehenen naheliegenderweise schmälern. Entsprechend lange war von einen „Führerbefehl" die Rede, welcher die Ärzte angewiesen hätte, „schwache" Menschen zu töten. Wie die Evidenz jedoch nahelegt, ist die traurige Wahrheit, dass Ärzte diese Taten begingen, weil sie auf einer Mission waren; weil sie ausgezogen waren die Zivilisation zu retten, weil diese Taten ihrer eigenen „biomedizinischen" Sichtweise entsprachen. Des Weiteren beging niemand derartige Handlungen, *weil es keine andere Wahl gab,* ungeachtet welcher Druck auch ausgeübt worden sein mag. Wie verschiedene Historiker:innen, z.B. Proctor (1988) nachweisen konnten, gab es zu keinem Zeitpunkt einen Führerbefehl, der Ärzte dazu gezwungen hätte ihre eigenen Patient:innen zu töten. Es gab lediglich eine Gesprächsnotiz, die sie „befähigte" dies zu tun. Diesbezüglich soll ein Zitat des Psychiatrie-Forschers Peter Breggin (1974, S. 4) angeführt werden: „Es war Ärzten nie befohlen worden psychiatrische Patient:innen und geistig behinderte Kinder zu töten. Sie wurden befähigt dies zu tun." Wem die latente Implikation dieser Aussage zu brachial erscheinen mag, die:der möge sich darauf beschränken, dass in keinster Weise davon ausgegangen werden kann, es seien lediglich „Befehle befolgt worden". Diesbezüglich ist beachtenswert, dass Hitler ausdrücklich befahl, dass das Töten ein Ende haben müsse (dieser Befehl Hitlers findet sich ebenfalls dokumentiert bei Proctor, 1988). Im Wesentlichen verdoppelten Psychiater daraufhin ihre Bemühungen. Nachdem sie in einer Zeit, die später als die Zeit der „wilden Euthanasie" bezeichnet wurde, bereits 100.000 Patient:innen *aus eigener Initiative* ermordet hatten, fuhren sie damit fort eine weitaus größere Zahl „Geisteskranker" zu töten, als sie es bereits zuvor getan hatten. (s. Procter, 1988 und Friedlander, 1997). Als letztes quälendes Detail sei angemerkt, dass nach Ende des Krieges und der Befreiung der Lager durch die Allierten, einige psychiatrische Belegschaften ihre „Arbeit" fortsetzten. Ein Bericht Abrams (s. Proctor, S. 192 ff.) hierzu ist bezeichnend: Nachdem die amerikanische Besatzung erst drei Wochen andauerte, berichtet Abrams, kehrte er in sein Dorf zurück und fand sich dort mit der Tatsache konfrontiert, dass die Belegschaft der örtlichen Heilanstalt nachwievor Patient:innen tötete. Erst durch Waffengewalt konnte dieses Treiben beendet werden.

Glücklicherweise ist diese furchtbare Zeit vorbei. Außerdem würden die meisten Psychiater:innen heutzutage vor Aussagen zurückschrecken, die auch nur im Ansatz auf Eugenik basieren.

Gleichzeitig ist es jedoch erschütternd, dass viele der heute allgemeingültigen psychiatrischen Arbeitsweisen ein Produkt des eugenischen Zeitalters mit all den verräterischen Anzeichen, die mit ihnen einhergehen, sind: die Voranname einer Vererbbarkeit von „geistigen Erkrankungen", die weit verbreitete Akzeptanz des Krankheitsbegriffs

„Schizophrenie", die biologische Psychiatrie in einem allgemeineren Sinne, ausuferndes Experimentieren, immer wieder Forschung zu Genetik, die stets weiter fortschreitende Verbreitung psychologischer Testverfahren, einschließlich des IQ-Tests (welcher verwendet wurde, um diejenigen Patient:innen zu identifizieren, die einer Sterilisation unterliegen sollten; s. Proctor).[24] Es fehlt ein Bewusstsein dafür, dass derartige Praktiken, Konzepte und Denkrichtungen auf einem allzu trügerischen und bröckeligen Fundament ruhen. Auch mangelt es an offizieller Anerkennung der Beteiligung der Psychiatrie und ihrer Rolle als Wegbereiterin, die sie während des Holocausts einnahm.

Der Aufstieg „Hirnschädigender Therapien": Behandlung im Zeitalter der Eugenik

Die 1930er bis hin zur Mitte der 1950er Jahre waren für die Psychiatrie eine gleichzeitig produktive wie auch riskante Zeit. Nebst allem was an *offizieller* Eugenik existierte, wurde einiges hervorgebracht, was als in enger Verwandtschaft zur Eugenik stehend verstanden werden kann. Selbst zur der Zeit, als bereits die Sterilisation an Beliebtheit gewann, wurde eine Vielzahl sehr experimenteller und hochgradig invasiver „Behandlungsmethoden" entwickelt, die schnell zu Standardbehandlungen wurden. Die normalen Funktionsweisen wurden unter ihnen allen begraben. Alle Behandlungen fügten Verletzungen zu. Die Behandlungen, um die es nun gehen soll, sind verschiedenste „Schock"-Therapien und Lobotomie. Schocktherapien waren anfangs als Behandlung zur Heilung von „Schizophrenie" gedacht. Auf der Annahme aufbauend, dass es vorteilhaft sei, Gehirne von Menschen mit „gestörten Gedankengängen" zu verletzen, entwickelten Behandler „Heilungen", die im wortwörtlichen Sinne darauf basierten, das Gehirn auszuhungern, zu erschüttern, oder beides.

Das Repertoire an „Schock"-Behandlungen durchlief in dieser Zeitspanne einige Wandlungen. Die jeweils eingesetzten Wirkstoffe, die Art der Schädigung des Gehirns und der jeweilige Erklärungsansatz dahinter, durchliefen einige Veränderungen. Das Gehirn zu verletzen blieb als Oberziel unangetastet. Gleiches gilt für die „Erfolgsgeschichte", welche die Psychiatrie nach und nach der Welt präsentierte. Diese Geschichte besagt, dass alles sicherer und effektiver werde und jede neue Methode eine „Verbesserung" gegenüber der vorhergehenden darstelle.[25]

---

24 Der IQ-Test wurde eingesetzt um „Kandidaten für die Sterilisierung" zu identifizieren. Heute werden IQ-Tests und vergleichbare Tests von Psycholog:innen verwendet, die ein „Geschäft mit dem Testen" aufgezogen haben.

25 Eine besonders gute Kritik findet sich bei Whitaker (2002, S. 73 ff.).

Insulin und Pentetrazol waren zwei der Wirkstoffe, die am frühesten Anwendung fanden. Die Insulin Schockbehandlung wurde in den frühen 1930er Jahren in Wien von einem Psychiater namens Manfred Sakel angewandt. Die Behandlung besteht daraus, der:dem Patient:in eine beinahe tödliche Dosis Insulin zu verabreichen, so dass das Gehirn durch den daraus entstehenden Mangel an Nährstoffen herunterfährt und ein Koma eintritt. Wie es der Arzt David Abse ausdrückte (1956, S. 32 ff.): „Ich führe meine Insulin Patienten an die Pforten des Todes, dann fange ich sie wieder ein." Typischerweise wurden Patient:innen zwei bis drei Mal täglich in ein solches Koma versetzt, wobei die Behandlung mehrere Monate andauern konnte. Ein:e Interviewpartner:in meiner Studien unterlag insgesamt 115 solcher Behandlungen über einen Zeitraum von einigen Monaten. Das Ergebnis war eine extreme Verwirrtheit und Regression der Person, die zurück bis ins kindliche Stadium ging. All dies wurde als „Verbesserung" gewertet. Während Ärzte ihnen gleichzeitig Schaden zufügten, behüteten sie die dadurch bedürftig gewordenen Patient:innen, ähnlich wie die Nervenärzte des neunzehnten Jahrhunderts „hysterische Frauen" behütet hatten, die durch ihre Behandlung hilflos geworden waren. Der Unterschied liegt darin, dass sich der Schaden in diesem Fall nicht auf den psychologischen Bereich beschränkte. Die körperlichen Auswirkungen der Behandlung sind unter anderem die Zerstörung von Zellen der Hirnrinde und Zellnekrosen. (s. Whitaker, 2002, S. 84 ff.).

Die zweite der angewandten Schocktherapien, die Pentetrazol-Therapie, wurde ebenfalls als Heilung für Schizophrenie von dem ungarischen Arzt Ladislaus von Meduna (1938) eingeführt. Als das Gehirn erschütternde Therapie war ihr Modus operandi das Gehirn einem Hirnschlag, bzw. epileptischen Anfall auszusetzen.

Die nicht bewiesene Hypothese war, dass Schizophrenie und Epilepsie miteinander unvereinbar seien, dementsprechend würde durch das Hervorrufen eines epileptischen oder Epilepsie-ähnlichen Anfalls Schizophrenie verschwinden. Ein weiteres Mal wurde hier eine tatsächlich Störung zu Rate gezogen, um eine mutmaßliche Störung zu heilen. Ein weiteres Mal waren auch hier die Ergebnisse Regression, Verwirrung und Zelltod. (s. Whitaker, 2002).

Betrachten wir nun genau, was passierte, so müssen wir nicht nur feststellen, dass Gewalt verübt wurde, ja sie sogar beabsichtigt war, sondern dass Gewalt das Zentrum des therapeutischen Diskurses bildete. Exemplarisch steht hierfür Medunas berühmte Beschreibung der Wirkungsweise der Pentetrazol- und Insulintherapie, welche er metaphorisch mit Dynamit verglich: „Beide Methoden wenden wir wie Dynamit an, in dem Bestreben die pathologischen Sequenzen zerbersten zu lassen, um dann den erkrankten Organismus wieder zu einer normalen Funktionsweise neu zu errichten." (1938, S. 49) Untersuchen wir die Sprache, die verwendet wurde, so fällt auf: in der Welt der experimentellen Psychiatrie, und genau in dieser Welt bewegen wir uns, wird „Krankheit" (als solche bereits ein soziales Konstrukt) als etwas konstruiert, das explosionsartige Gewalt erfordert, das es erfordert zerschlagen zu werden. Die Unverletzlichkeit der Person, die Unverletzlichkeit der Seele, die Unverletzlichkeit des Gedankens haben keinen Stellenwert. „Erforderlich" macht ein solch extremes Handeln, vergleichbar der „Explosions"-Trope, das unscharfe Bild „schädlicher" Prozesse. Die „schädlichen Prozesse" bildeten eine Kette, die „unterbrochen" werden müsse, so die Erzählung: „Wir führen einen gewaltvollen Ansturm aus, gleich welche Methode wir wählen", so Meduna „denn zum gegenwärtigen Zeitpunkt ist nur ein gewaltvoller Anschlag stark genug, um die *Kette der schädlichen Prozesse* zu durchbrechen, die Schizophrenie auslöst." (S. 49; Hervorhebung der Autorin).

In dieser Erzählung wird davon ausgegangen, dass „Schizophrenie" und die mit ihr verbundenen Dynamiken von solcher Bösartigkeit sind, dass sie um jeden Preis ausgelöscht werden müssen. Hierbei wird ausgeblendet, dass Schizophrenie als solche mit physischen Anzeichen einhergehend nie existiert hat. Weder „schädliche" noch irgendwelche anderen körperlichen Anzeichen konnten bewiesen werden. Des Weiteren bedeutet im Allgemeinen Gewalt auf einen Teil des Organismus auszuüben, dass der gesamte Organismus davon betroffen ist und nicht nur die hypothetisch „schädlichen Prozesse".

Als in späteren Jahren die Schädigung des Gehirns für eine breitere Öffentlichkeit nicht mehr „akzeptabel" war, verschob sich der Diskurs der *Schädigung* hin zu einem Diskurs der Leugnung einer Solchen, hin zur *Unschädlichkeit.* Zu eben jenem Zeitpunkt wurde eine Schädigung des Gehirns jedoch noch als therapeutisch bezeichnet. So fasste der führende Psychiater Walter Freeman (1940) das gesamte Spektrum von Schock-Therapien, einschließlich der Lobotomie mit der unmissverständlichen Bezeichnung „Hirnschädigende Therapieverfahren" zusammen.

Lobotomie, das heißt, das Gehirn in zwei Hälften zu zerschneiden, die unwiederbringlich voneinander getrennt bleiben, war das paradigmatische „Hirnschädigende Therapieverfahren", welches zur gleichen Zeit wie die Schocktherapien angewandt wurde. Es wurde durch den Lissabonner Neurologen Egas Moritz erfunden. Nachdem sich dieser mit Forschung auseinandergesetzt hatte, die anpries wie „freudvoll" Schimpansen würden, wenn die Frontallappen ihrer Gehirne amputiert werden, stellte er die Hypothese auf, dass derartige Amputationen auf ähnliche Weise den „hoffnungslos Geisteskranken" „helfen" könnten. Mit der Hilfe eines Neurochirugen testete er diese Hypothese, indem er die Frontallappen von 20 „Geisteskranken" einen nach dem anderen herausschnitt und dabei jeweils willentlich vollständig gesundes Nervengewebe zerstörte.

Er bezeichnete dies als eine „Studie" und wie Valenstein (1986) und Shorter (1997) belegen, schlussfolgerte Moritz (1949) ohne jede Evidenz, dass sich sieben Patient:innen „gebessert" hätten. Lobotomie wurde somit als Erfolg angesehen. Es wurde außerdem ein „Rechenspiel" durchgeführt, das sich für die Psychiatrie in ihren zukünftigen Unterfangungen als nützlich erweisen würde. Forschung wie diese war nur ein Vorgeschmack auf die Art der Forschung, die noch kommen würde.

Mehr Lobotomien, mehr Lobotomiker und mehr „Forschung" folgten. Eine frühe Meta-Studie fasste zusammen, dass Lobotomie in „84% aller Fälle" effektiv sei (vgl. Ziegler, 1943). Auch diese Wissenschaft war fehlerhaft. Der entscheidende Punkt ist, dass anhand sehr subjektiver Kriterien, die mehr über die Klinikbelegschaft als über die Patient:innen selbst aussagen, darüber geurteilt wurde, ob sich ein:e Patient:in gebessert hätte. Zeigten Patient:innen Verhaltensweisen, die der Belegschaft weniger Probleme bereiteten, so wurde dies als eine „Besserung" gewertet. In der Tat wurde Menschen, die einst Gedichte schreiben, und nun kaum mehr als kichern konnten, eine Besserung attestiert. Bezeichnenderweise bewegte sich die Skala zur Messung der Effizienz des Verfahrens zwischen „zeitweise verbessert" und „vollumfänglich verbessert". Allein die *Möglichkeit einer Verschlechterung* war nicht vorgesehen.

Wie durch ein Mikroskop lässt sich erkennen, was aus psychiatrischer Forschung und der Psychiatrie insgesamt geworden war. Wir sehen, wie offenkundig symbiotisch das Verhältnis zwischen „Praxis" und „Forschung" war. Jede Praxis, die der Forschung dienlich war, gewann an Glaubwürdigkeit und Finanzierung. Geld für Hirnforschung war immer verfügbar, egal wie barbarisch sie auch gewesen sein mag. Umgekehrt fungierte die „Forschung" dazu, alles zu beweisen, was Ärzte zu beweisen hatten. Forschungsergebnisse, die unerträglich anmuten, wurden in Zeitschriften veröffentlicht, auf Fachkonferenzen präsentiert oder medial unter großem Tamtam aufbereitet.

Psychochirurgie wurde zum letzten Schrei. Angesichts des vorherrschenden eugenischen Zeitalters erschien die Zerstörung von Gehirnen „hoffnungslos Geisteskranker" nur vernünftig. Die psychochirurgische Forschung erhielt außerdem eine umfassende Finanzierung durch die Rockefeller Stiftung. Die American Psychiatric Association (1949, S. 550-551) empfahl vor diesem Hintergrund heuchelnd Lobotomie: „Jeder Schritt in diesem schnell wachsenden Feld ist getragen von der zuvorderst stehenden Verpflichtung gegenüber dem Patienten, und einem tiefen Respekt für das menschliche Gehirn." Trauriger, jedoch auch bezeichnenderweise schlug der Rest der wissenschaftlichen Gemeinschaft nicht etwa Alarm, sondern stimmte in den Kanon mit ein. So erhielt Moritz 1949 den Nobelpreis für Medizin und Physiologie.[26] Die Medien applaudierten und priesen Lobotomie ihrer hegemonialen Stellung gemäß als Wunderheilung an (vlg. Whitaker, 2002, S. 137 ff.). „Verrückten" wurde in den schlimmsten Fällen ihre Menschlichkeit abgesprochen und eine Bereitschaft ihre Integrität aufzuopfern geäußert.

Dies führt uns zur wohl bedeutsamsten Figur der Lobotomie, dem US-amerikanischen Psychiater Walter Freeman. Freeman senkte die Hürden zur „Rechtfertigung" von Lobotomien drastisch herab (vgl. Valenstein, 1986, S. 218). Er beschrieb die Heilungsmethode mit großer Bestimmtheit als sicher und effektiv, eine Phrase, welcher wir noch öfter begegnen werden und die als linguistischer Ersatz für tatsächliche Beweise dient. Er legte ausdrücklich fest, dass eine *größere* Hirnschädigung einer *geringeren* Schädigung vorzuziehen sei. Diesbezüglich schrieb er: „Je größer der Schaden, desto wahrscheinlicher ist der Rückgang der psychotischen Symptome... Man sagte, dass wir nicht ‚genug Köpfchen' hätten, wenn wir nicht richtig denken können. Vielleicht stellt sich jedoch heraus, dass eine geisteskranke Person mit ‚weniger Köpfchen' klarer denken kann." (zitiert nach Shuts, 1982, S. 112). Damit der eugenische Unterton hier niemandem entgeht, sei angemerkt, dass es nicht „jede:r" war, die:der nach Freeman mit einem geschädigten Gehirn „klarer denken" könne: es waren die „Geisteskranken" oder „Mangelhaften".

Größte Bekanntheit erhielt Freeman für eine strategische Veränderung der „Prozedur". Seine Operation, die „transorbitale Lobotomie" genannt wurde, wurde mit einem Eispickel durchgeführt, der durch die Augenhöhle ins Gehirn vordrang, wodurch die benötigte Zeit drastisch verringert werden konnte. Lobotomie wurde somit eine Frage von Minuten, so dass die Gewinne der Ärzte maximiert, die Krankenhauskosten gesenkt und die Anzahl der „Behandelten" gesteigert werden konnten. Das Ergebnis war eine weitreichende Beteiligung der medizinischen Welt. Deutschland allein war in den frühen 1950er Jahren das einzige der „entwickelten" Länder, das sich von Lobotomie distanzierte, sei es auch nur weil Lobotomie nach dem Holocaust einen zu starken Beigeschmack hatte (s. Whitaker, 2002).

Freeman beanspruchte hohe Erfolgsraten für sich. Seine eigenen Beschreibungen der Erfolgsgeschichte, „Verlust des Interesses an der eigenen Person", „kindhaft", „freudvoll unbewusstes und nichtselbstbewusstes Verhalten" (Freeman and Watts, 1942, S. 565-566)

26 Dieser Fehler wurde durch die Nobel Stiftung in späteren Jahren nicht korrigiert, im Gegenteil, die Ungerechtigkeit vergrößerte sich durch eine erneute Rechtfertigung, s. Szasz (2007/2010, S. 163).

suggerieren, dass genau der Verlust des erwachsenen Denkens als fühlendes Selbst als „Erfolg" gewertet wurde. Weitere Dimensionen treten bei genaueren Betrachtung seines Diskurses zutage:

> *„Wir erinnern uns lebhaft an eine N*** mit gigantischen Ausmaßen, die über Jahre in einer Stahlzelle des St. Elizabeth's Krankenhauses eingesperrt worden war.... Als es an der Zeit war, sie für die Operation zu verlegen, musste sie von fünf Wärtern zurückgehalten werden, während die Schwester ihre eine Injektion gab. Die Operation verlief erfolgreich und es kam zu keinen weiteren Ausbrüchen... Von diesem Tage an... (und wir führten dies dem Wachpersonal wiederholte Male vor), konnten wir Orestra bei der Kehle packen, ihr den Arm umdrehen, sie an den Rippen kitzeln und ihr den Hintern versohlen, ohne dass ihr mehr als ein breites Grinsen und heiseres Kichern entlockt wurde." (S. 29).*

Warum Orestra über Jahre hinweg in einer Stahlzelle eingesperrt wurde, wissen wir nicht, obgleich die Anekdote diese Frage nahelegt. In der Erzählung wird deutlich, dass die große Schwarze verrückte Frau in den Augen der *weißen*, männlichen Gefängniswärter als eine Bedrohung wahrgenommen wurde, als ein Etwas, das unterworfen und beherrscht werden müsse. Die Geschichte davon, wie sie sich der unweigerlich verkrüppelnden Operation widersetzten wollte und fünf der Wärter sie zurückhalten mussten, wurde nicht erzählt, um die verübte Aggression zu verdeutlichen, sondern um die anscheinend unheimliche Stärke dieser verrückten „N***" zu illustrieren. Nachdem die Wärter ihr Gehirn tiefgreifend verletzt hatten, konnten sie damit fortfahren, Orestra zu infantilisieren, ihren Körper auszunutzen, sie zu verspotten und sie im Allgemeinen als quasi-erotisiertes Ausstellungsobjekt zu missbrauchen, was nun ungestraft geschehen konnte.

Der Beigeschmack von Eugenik, der dieser Geschichte anhaftet, intensiviert sich, wenn wir uns fragen: wer war überproportional häufig von Lobotomie betroffen? Die Antwort, zumindest in Hinblick auf die Absicht der Durchführung der Operation, lautet: die Schwarze community. Wenngleich genaue Statistiken dieser Zeit schwer ausfindig zu machen sind, so sah ein 1947 vorgestellter (und später wieder verworfener) Plan beispielsweise vor, dass an allen „N***patienten" des Tuskegee State Hospitals „Massenlobotomien" durchgeführt werden sollten. (s. Breggin und Breggin, 1998).

Obschon die tatsächlichen Folgen von Lobotomien so offensichtlich waren, dass die Methode später wieder verworfen wurde, genoss sie zur Überraschung Vieler ein Wiederaufleben in den 1970ern, wobei, wie Breggin und Breggin (1998) darlegen, Schwarze Menschen am stärksten betroffen waren. Rassismus gepaart mit einer fortdauernden Androhung massiver Schädigungen des Gehirns sind das Erbe dieser Behandlungsmethode. Nur kurz umrissen sei an dieser Stelle ein weiteres Erbe der Lobotomie. Es kann ihr auf indirektem Wege zugeschrieben werden, mitverantwortlich für die starke Unterstützung der biologischen Psychiatrie durch das Weiße Hause zu sein. Diese Unterstützung kam erstmals in den frühen 1960er Jahren zum Tragen, als Präsident Kennedy die biologische Psychiatrie in einer Rede zur Lage der Nation in den Mittelpunkt stellte und die aggressive Unterstützung für die biologische Psychiatrie zu einem Schlüssel für seine Regierung machte. Er schuf einen Präzedenzfall für zukünftige Präsidenten. Es stellt sich folglich die Frage, warum war er es, der im Vergleich zu vorherigen Präsidenten, oder gar anderen internationalen Regierungsoberhäuptern, die biologische Psychiatrie in einem derartigen Ausmaß stärkte? Wir begegnen einer Familientragödie, mit prononcierten feministischen Implikationen. Kennedys Schwester Rosemary erhielt 1940 für etwas, das damals „Promiskuität" genannt wurde, eine Lobotomie. Freeman schnitt so tief, dass sie in der Folge so beeinträchtigt war, dass sie nicht mehr für sich selbst sorgen konnte. Dies stellte die Familie, so wie viele andere in die Psychiatrie involvierte Familien, langfristig vor die schmerzhafte Entscheidung entweder ihre Verantwortung am Geschehenen anzuerkennen, oder genau dies zu vermeiden bzw. eine Rechtfertigung zu schaffen. Sie vermieden es. Ein wesentlicher Bestandteil dieses Vermeidens bestand darin, sich mit dem gesamten Gewicht des Präsidialamts hinter die Psychiatrie zu stellen. Wie auch immer man diese Geschehnisse nun interpretieren mag, und andere Interpretationen sind durchaus möglich, ihre weitreichende Folge war, dass das Weiße Haus fortan öffentlichkeitswirksam soziale Probleme unter einem biologischen Blickwinkel betrachtete. Sie fungierte somit mehr oder minder als Propaganda für die biologische Psychiatrie (s. Breggin und Breggin, 1998).

Das letzte größere „hirnschädigende Therapieverfahren", das im eugenischen Zeitalter eingeführt wurde, war der Elektroschock. Wie auch die anderen Schockmethoden war der Elektroschock als Heilung für Schizophrenie angedacht. Das Verfahren besteht darin, dem Gehirn so viel Elektrizität zuzuführen, dass ein tonisch-klonischer Krampfanfall ausgelöst wird. Inspiriert durch Eber, die für den Transport zum Schlachthaus mit einem Viehtreiber geschockt und damit fügsam gemacht werden, erfanden es die italienischen Psychiater Ugo Cerletti und Lucio Bini 1938 im faschistischen Italien. Die ersten Experimente wurden an Hunden durchgeführt, wobei die Hunde einer Gruppe so starke Hirnschädigungen erlitten, dass die Erfinder das Experiment abbrechen mussten (s. Hierzu Bini, 1938 und Breggin, 1979). Der erste menschliche Propand war ein obdachloser Mann. Er wurde gegen seinen Willen in die Klinik gezerrt und dort EKT (Elektrokonvulsionstherapie) ausgesetzt. Als die elektrischen Schocks seinen Körper durchströmten, bäumte sich der Mann in Panik kerzengerade auf und schrie: „No una secunda. Mortificare!" (Nicht noch ein Zweiter. Es wird mich töten! Zitiert nach Frank 1975/1978, S. 11). Cerletti gestand später, zum damaligen Zeitpunkt gedacht zu haben: „Das gehört verboten." (zitiert nach Frank, S. 11). Trotz dieses unheilvollen Anbeginns, hatte die psychiatrische Welt auf diese Behandlungsmethode gewartet. EKT hatte im Vergleich zur Lobotomie den Vorteil, dass keine größere Operation notwendig war und sie zumindest augenscheinlich hilfreicher als die anderen Schocktherapien war. Nazi-Ärzte führten EKT bald darauf an Lagerinsassen von Konzentrationslagern durch (s. Lifton, 1986), ein Umstand welcher für sich stehend an Aussagen über die Milde des Verfahrens zweifeln lässt. Als EKT im Zentrum der internationalen Psychiatrie, den USA, eingeführt wurde, sammelte das Verfahren rasch alle großen Namen der US-amerikanischen Psychiatrie hinter sich.

Mittlerweile ist EKT ein so fester Bestandteil gängiger Behandlungsverfahren, dass schnell aus dem Blick gerät, dass sie ein Produkt des eugenischen Zeitalter ist. Indes hätte das Verfahren kaum zu einer anderen Zeit erfunden worden sein können als zu jener, deren Spuren ihm noch anhaften. Zu Beginn führt es, wie uns Breggin (1979) berichtet, zu extremer Verwirrtheit und Gedächtnisverlust. Im Weiteren reduzierte es Patient:innen auf ein Verhalten kindlicher Hilflosigkeit und Apathie. EKT war für Patient:innen so furchteinflößend, dass damit begonnen wurde, es als Drohung einzusetzen. Die frühen Verfechter des Verfahrens waren diesbezüglich entgegen der heute oftmals getroffenen Annahme, dass es zu keinerlei Schädigung des Gehirns führe, sehr deutlich. Bereits bei einer oberflächlichen Recherche damals verfasster Dokumente wird ersichtlich, dass der entstandene Schaden des Gehirn nicht nur gebilligt wurde, sondern er wurde gar zum Ziel der Behandlung erklärt. Bezeichnend dazu ist die Aussage des führenden EKT-Pioniers Dr. Abraham Myerson (s. Ebaugh 1942, S. 37):

> *„Diese Leute haben... mehr Intelligenz als sie tatsächlich handhaben können und die Reduktion der Intelligenz ist ein entscheidender Faktor im Heilungsprozess. Ich sage dies ohne jeden Zynismus. Es ist eine Tatsache, dass die besten Heilungserfolge bei Individuen verzeichnet werden, die fast auf eine Intelligenzminderung reduziert wurden."*

Bevorzugt kamen diejenigen für diese Behandlung in Frage, deren geistige Aktivität als verzichtbar galt: Frauen (s. Burstow 2006).

Angesichts der Tatsache, dass eine Schädigung des Gehirns bereits zum Ziel des Verfahrens erklärt worden war, verwundert es nicht, dass Wissenschaftler bald auch „Evidenz fanden", dass EKT Schäden verursacht. Vielmehr verwundert es, dass eine Hirnschädigung erst als „Folge" „entdeckt" werden musste.

B.J. Alpers und J. Hughes (1942) waren Forscher, die neben anderen früh dergleichen Entdeckungen machten. Von besonderer Bedeutung war der Wissenschaftler Heinz Hartelius, der eine double-blind Studie von statistischer Signifikanz an 42 Katzen durchführte. Im double-blind Teil des Versuchs konnte der Pathologe anhand von *Pathologie-Dias* der Gehirne und den auf ihnen sichtbaren Schäden mit einer Quote von nur einem Fehler genau erkennen, an welchen der Katzen eine EKT durchgeführt worden war und an welchen nicht (s. Hartelius, 1952).

Von Beginn an traf EKT auf eine starke Gegner:innenschaft, daher die Notwendigkeit der Leugnung einer Schädigung. Es waren Patient:innen, die Gegenpositionen bezogen, da die „Behandlung" ihre Fähigkeit zu denken und zu erinnern einschränkte (s. Dundas 1995). Doch Kritik rührte sich auch aus der Profession selbst. Viele Psychoanalytiker drückten ihre Bestürzung aus. In einer in der Geschichte der Psychiatrie nie zuvor gesehenen Geste veröffentlichte die renommierte GAP (Group for Advancement of Psychiatry) 1947 einen Bericht, der EKT-Verfahren der Kritik unterzog. EKT-Praktizierende für ihren Teil modifizierten lediglich die Behandlung, es gab nun die Gabe eins Betäubungsmittels, um zu verhindern, dass der Rücken bricht.

So notwendig diese Veränderung auch gewesen sein mag, sie adressierte in keinem Fall die zentralen Beschwerden über das Verfahren.

EKT-Befürworter begannen bereits nach kurzer Zeit ihr Territorium zu verteidigen. Sie gingen mit größerer Unerbittlichkeit und mindestens genauso großer Doppelzüngigkeit wie ihre Vorgänger in Bezug auf die Lobotomie vor. Wie es bald zum Markenzeichen der Psychiatrie werden sollte, wurde Forschung typischerweise fehlerhaft betrieben, da z.B. nur subjektive Urteile einbezogen wurden (für Beispiele s. Breggin, 1979). So wurde bei der Lobotomie wie auch bei EKT der Diskurs dramatisch verschoben bis hin zur regelrechten Lüge. „Hirnschädigung als Therapie" verschwand rasch in den Ether, als ob es niemals existiert hätte, und der Diskurs entwickelte sich zu dem einer Leugnung von Hirnschädigungen. So tat sich z. B. Kalinowsky (1959 und 1975) mehrmals mit Aussagen hervor, denen zufolge keine Schädigung des Gehirns erfolge und EKT „gänzlich harmlos" sei. Er behauptete sogar, gegenteilige Beweise existierten nicht, wenngleich er als wissenskundiger Anwender des Verfahrens solche gekannt haben müsste. Er tätigte all diese Aussagen, obwohl er seine eigene Arbeit sogar „verwirrende Behandlung" nannte und empfahl, dass Patient:innen bis zu einem Punkt behandelt werden sollten, an dem eine „vollständige Orientierungslosigkeit" vorläge. Als „sicher und effektiv" bezeichneten auch andere Befürworter die EKT. Patient:innen könnten ohne das Verfahren keine Besserung erfahren und die APA verwarf die offensichtlichste und dramatischste der Behandlungsfolgen, den Erinnerungsverlust, als „geringfügig" und „vorübergehend". (s. hierzu Breggin, 1979 und American Psychiatric Association, 1978). Diese Kampagne war so erfolgreich, dass es auch über ein halbes Jahrhundert später um dieses eugenische „Therapieverfahren" immer noch bestens bestellt ist.

EKT war das letzte der maßgeblichen Behandlungsverfahren des eugenischen Zeitalters, doch es wäre nachlässig von mir, würde ich in diesem Abschnitt nicht auch einer weiteren Entwicklung Rechnung tragen. Wir befinden uns im ehrwürdigen Allan Memorial Institute in Montréal (einer „progressiven" Forschungseinrichtung zu psychischer Gesundheit und gleichzeitig ein Lehrkrankenhaus in Kanada, welches nicht zufälligerweise mit Mitteln der Rockefeller Stiftung errichtet werden konnte). Der Psychiater im Zentrum unserer Geschichte ist der renommierte Dr. Ewen Cameron, der nicht nur Leiter des Allan Krankenhauses war, sondern auch zu verschiedenen Zeitpunkten Leiter der American Psychiatric Association und der World Psychiatric Institution war, ferner ein geschätzter Ethiker der Profession, welcher den Nürnberger Ärzteprozessen beiwohnte.

Cameron führte, wie Marks (1979), Collins (1988) und Gilmor (1987) belegen, von den frühen 1950er Jahren an bis in die Mitte der 1960er Jahre besorgniserregende Experimente an „Patient:innen" des Allan Krankenhauses durch, die EKT mit Schlaftherapie, LSD oder der Kraft von Suggestion kombinierten. „Psychotisches Denken" (d.h. also *alles* Denken der Betroffenen) sollte wie bei allen eugenischen Ansätzen ausgelöscht werden und in diesem Fall zusätzlich durch neue Gedanken ersetzt werden.

In Phase Eins oder auch „Ausmustern" genannt, wurde EKT mehrere Male am Tag an Patient:innen durchgeführt, bis sie vollständig regrediert waren und ihr Geist „reingemacht" sei. In Phase Zwei, „psychisches Antreiben" genannt, sollten neue Ideen in den nunmehr „leeren Geist" verpflanzt werden. Die Patient:innen wurden (über Monate hinweg) in einem langen, künstlichen Schlaf gehalten, während ihnen Tonbandnachrichten in einer Dauerschleife vorgespielt wurden, der Teil der *Reprogrammierung.* Die u.a. vorgespielte Nachricht „Du bist eine schlechte Mutter. Du bist eine schlechte Ehefrau" spricht als Beispiel für sich (für weitere Ausführungen zu diesem ungezügelten Sexismus, s. Burstow 2006).

Obwohl diese Maßnahmen einer gewöhnlichen Person entsetzlich erscheinen mögen, hatte Cameron keinerlei Schwierigkeit eine

Finanzierung für sie zu finden. Die CIA finanzierte sie im Geheimen (Code Name „MKULTA") als ein wegbereitendes Experiment für Gehirnwäsche. Zuschuss über Zuschuss wurde Cameron zusätzlich durch den Hauptgeldgeber Health and Welfare Canada gewährt.

Das Experiment wurde abgebrochen, als Cameron das Allan Krankenhaus verließ. Seine ehemaligen „Patient:innen" führten ihre Leben wie so viele andere Überlebende vor ihnen als von „bahnbrechenden" psychiatrischen Verfahren schwer und dauerhaft geschädigte Menschen fort. Linda Macdonald z.B. war nie wieder im Stande auch nur *einen einzigen* der Menschen, die vorher ihr Leben ausmachten, ihre Freund:innen, ihren Ehemann, ihre Kinder wiederzuerkennen, nachdem sie regressive Elektroschocks erhalten hatte. Auch Huard konnte sich nie wieder konzentrieren oder etwas erlernen. Sie spricht in gewisser Weise für alle, wenn sie sagt: „Ich würde sagen, es hat mich mein Leben gekostet" (s. Macdonald, 1988, S. 206-210; Burstow und Weitz, 1988, S. 201-205).

Erst Jahrzehnte später kamen in Folge der Enthüllungen eines ehemaligen CIA Agentens und weil inzwischen neun der Überlebenden eine Sammelklage eingereicht hatten, Einzelheiten der Operation ans Licht. Psychiatrische Kollegen Camerons, die detaillierte Kenntnis über dessen Operationen hatten, äußerten sich zu diesem Zeitpunkt kritisch über ihn. Die gleiche Kritik hatte zuvor jedoch gefehlt. Diese Unterlassung geschah nicht aus mangelndem Bewusstsein. Abgesehen von den geheimen Anteilen der Finanzierung, wusste die gesamte psychiatrische Welt, genauso wie Health and Welfare Canada bis ins kleinste Detail darüber Bescheid, was Cameron und seine Kollegen taten. Health and Welfare Canada erhielt detaillierte Beschreibungen in den Finanzierungsanträgen und der überaus produktive Dr. Cameron publizierte zahlreiche, sehr explizite Artikel über seine Methoden (s. z.B. Cameron, 1956).

Als die Gräueltaten aus dem Allan Krankenhaus in die Schlagzeilen kamen, war die Erzählung, die sich herauskristallisierte, eine, die von etwas völlig Außergewöhnlichem und Geheimnisvollen berichtete, etwas, das nichts mit der alltäglichen psychiatrischen Praxis gemein hätte. Autoren wie Marks (1979) und Collins (1988) verstanden nicht, dass das was sie sahen, tatsächlich nur die Spitze des Eisbergs war. Sie fokussierten fast ausschließlich auf zwei Akteure, die CIA und Cameron selbst und schufen somit die Erzählung von einem „schlechten Unternehmen" bzw. einem „faulen Apfel". Die Psychiatrie als solche wurde nicht hinterfragt, nicht einmal die biologische Psychiatrie. Dieser Diskurs verschleiert, dass das Allan Memorial Experiment, abgesehen von der Beteiligung der CIA, kein geheimer Plot und auch keine verdeckte Operation war. Sowohl die psychiatrische Welt als auch der Staat akzeptierten und finanzierten das Experiment. Es beruhte auf anerkannten psychiatrischen Prinzipien, Überlegungen und Prozessen. Wie dieses Buch verdeutlicht, kann sogar zwischen anderen aggressiven biologischen Therapien (den Schlaf- und Komatherapien, Lobotomie und Elektroschocks) und den Allan Memorial „Therapien" eine Verbindungslinie gezogen werden. Mit anderen Worten: so sehr wir uns auch wünschen, es wäre anders: das, was im Allan Memorial Krankenhaus passierte, ist nur einen Steinwurf vom „Gewöhnlichen" entfernt. Es kann als alarmierende Warnung verstanden werden und erhält somit erst seine wirkliche Bedeutung.

Als Person, die im Namen dieser Überlebenden politische Organisierung vorantrieb, verfolgte mich jahrelang die Frage, die nur im Nachsatz zu dieser Geschichte gestellt werden kann: wenn es nicht die CIA gewesen wäre, die einen Teil zur Finanzierung des Experiments beigetragen hatte; wenn die überwältigende Mehrheit der Betroffenen nicht *weiß* und aus der Mittelschicht stammend gewesen wäre, ja eine Person sogar die Ehefrau eines Parlamentsmitglieds war, hätte die Welt es dann überhaupt zur Kenntnis genommen?[27]

Auftritt: die Medikamente (ab 1952)

Während EKT einen Aufstieg beschrieb, glitten die Opfer des Allan Memorial Krankenhauses bald wieder in die „Schlafsäle" hinab, doch der eigentliche Kampf tobte zwischen biologischer Psychiatrie und Gesprächstherapie. Die biologische Psychiatrie der Zukunft, sprich die Psychiatrie als solche, war am Zug. Wie eingangs bemerkt stand nicht weniger als die Vorherrschaft auf dem Spiel, die sich die Psychiatrie über Jahrhunderte hinweg errichtet hatte. Trügen Gesprächstherapien weiter zur Entmedikalisierung des Feldes bei, so würde letztlich der Nutzen von Psychiatern insgesamt infrage gestellt. Für die Psychiatrie war das Problem bereits in den 1950er Jahren ernst; als die Gesprächstherapien sich in den 1960er und 1970er Jahren weiter etablierten, wurde es noch bedrohlicher.

Wie groß ihr Eigeninteresse diesbezüglich selbstredend gewesen sein mag: die Somatiker hatten Recht damit, dass die Gesprächstherapie in der Art ihrer Durchführung starre Grenzen aufwies. Abgesehen von einigen Ausnahmen dienten Gesprächstherapien vornehmlich dem Teil der Bevölkerung, der sie am wenigsten benötigte (s. Shorter, 1997 zu dieser Kritik).

Für die biologische Psychiatrie wiederum lautete das Problem: selbst wenn Gesprächstherapien ihre Grenzen aufwiesen, so waren sie doch in der Mehrzahl der Fälle freiwillig, wurden als hilfreich angesehen

27 Velma Orlikow, Partnerin von David Orlikow ist die hier erwähnte Ehefrau.

und waren ein vergleichsweise mildes Mittel. Die biologische Psychiatrie basierte im Vergleich dazu auf einem kaum vertretbaren medizinischen Modell, das mit Zerstörung und Zwang in Verbindung gebracht wurde und als solches auch nicht mehr als Zerstörung und Zwang hervorbrachte. Je offensichtlicher der angerichtete Schaden wurde, desto mehr blätterte ihr medizinischer Anstrich ab.

Wollte sie also überleben, so musste die Psychiatrie nun ein überzeugenderes Bild von sich zeichnen, auf dass der Staat und die Öffentlichkeit dem medizinischen Modell ganz anheim fallen würden. Wenigstens musste die Zerstörung subtiler ausfallen. Könnte außerdem ein Weg eingeschlagen werden, mit dem die Befreiung aus den Krankenhäusern gelänge, entstünde gleichzeitig ein Kostenargument.

Die Möglichkeit eines solchen Wandels schien in den 1950er, 1960er und den frühen 1970er noch ungewiss. Bis 1987 jedoch hatte die biologische Psychiatrie nicht nur ihre Dominanz wieder erlangt, sondern auch ihr Terrain maßgeblich erweitert. Ein entscheidender Schritt hierbei war paradoxerweise die Allianz mit einer Interessengruppe, die einst zu den gefürchtetsten Rivalen der medizinischen Profession gehörte: den Anhängern Paracelsus'.

Ein wenig „frühe Geschichte": anders als Hippocrates, der Krankheit mit einem Ungleichgewicht der Körpersäfte (Humorallehre) in Verbindung brachte, schrieb Paracelsus ihr einen Zusammenhang mit einem *chemischen* Ungleichgewicht zu. Er stellte dementsprechend „korrektive" anorganische Substanzen her und verteilte diese. Im England des späten 16. und frühen 17. Jahrhunderts rivalisierten „Reguläre" (an Universitäten ausgebildete Ärzte) und Apotheker (Anhänger Paracelsus') miteinander um den lukrativen Londoner Markt.[28] Ihre Beziehung würde im Verlauf der Jahrhunderte einen drastischen Wandel erfahren. Während Ärzte eine unhinterfragbare Vorherrschaft in ihrer Rolle als „Heilende" gewannen, bestanden ihre Behandlungsmethoden zunehmend aus der Anwendung eben jener Substanzen, die von den Apothekern hergestellt wurden. Bis zum 20. Jahrhundert fand eine so starke Identifikation von Ärzten mit dergleichen Substanzen (heute „Medikamente" genannt) statt, dass ihre Verschreibung zu einem Kennzeichen der medizinischen Praxis wurde. Verschreibt man Medikamente, wirkt man wie ein:e Ärzt:in und in Folge erscheint jede derartige Handlung medizinisch zu sein. Nur ein Mensch mit einem Abschluss in Medizin darf dementsprechend diese Verschreibungen ausstellen. Die inhärente Gewalt ist hier nicht

28 Diese und weitere Ausführungen zu Paracelsus finden sich bei MacDonald (1981, S. 188 ff.).

direkt offensichtlich. Es könnte sogar so argumentiert werden, dass für einen Menschen mit emotionalen Problemen „zugedröhnt sein" einen Vorteil darstelle. Medikamentös eingestellte „Patient:innen", die fügsamer sind, könnten auch schneller aus dem Krankenhaus entlassen werden. Das Argument gewinnt so an Attraktivität.

Im gleichen Maße wie diese Allianz der Psychiatrie von Nutzen war, war sie es für die aufkommende Pharmaindustrie. Wenn „psychiatrische Probleme" besten Gewissens als Krankheiten, hervorgerufen durch chemisches Ungleichgewicht, verstanden würden (und ich möchte die Leser:in an dieser Stelle daran erinnern, dass chemisches Ungleichgewicht *kein Kriterium für Krankheit ist und es auch nie war*), so wäre die Erschließung eines wachstumsträchtigen neuen Marktes und eine beachtliche Steigerung der Profite unabwendbar die Folge. Im Umkehrschluss würden diese Profite „Investitionen" in die Psychiatrie rechtfertigen, eine „Win-Win" Situation für beide Industrien.

Wegbereitend war die „Medizin" selbst. Die USA waren in dieser Hinsicht besonders einflussreich. Wie Whitaker (2002) beobachtet, wahrte die AMA (American Medical Association) bis in die 1950er Jahre ihre Distanz zur Pharmaindustrie. Sie übernahm außerdem eine Wächterinnenfunktion, indem sie Medikamente, die neu auf den Markt kommen sollten, glaubwürdig und unabhängig beforschte. Ein seismisches Beben sollte dieses Verhältnis jedoch ins Wanken bringen. Der prozentuale Anteil an Medikamenten, die einer Verschreibung bedürfen, stieg auf Verlangen der AMA hin drastisch an. Gleichzeitig knüpfte sie immer engere ökonomische Bande mit der Pharmaindustrie und gab somit ihre Wächterinnenfunktion auf. Doch der „Teufel" steckt wie man sagt „im Detail":

> *„Die AMA erhielt im Jahr 1950 von Pharmakonzernen nur 2,6 Million US-Dollar aus der Werbung. Ein Jahrzehnt später ist die Summe des Geldes, das von Pharmakonzernen stammt, auf 10 Millionen US-Dollar angewachsen, 8 Millionen US-Dollar aus Werbeanzeigen in Zeitungen und weitere 2 Millionen US-Dollar aus dem Verkauf von Postversandlisten. Als sich dieser Wandel vollzog, gab die AMA ihr Gütesiegel-Programm auf und setzte außerdem die Pflicht, dass pharmazeutische Unternehmen Beweise für in ihrer Werbung getroffene Aussagen erbringen müssen, aus. 1961 wandte sich die AMA sogar gegen den Vorschlag Senator Kefauvers, dass die Wirksamkeit neuer Medikamente zunächst vor der Food and Drug Administration (FDA) belegt werden müsse." (Whitaker, 2002, S. 149).*

Die beunruhigende Intimität dieser Beziehung wuchs über die Jahre weiter an. Die pharmazeutischen Unternehmen finanzierten zunehmend Aktivitäten der medizinischen Profession: ihre Konferenzen, ihre Fachzeitschriften, ihre Ausbildung. Werbeanzeigen, die die Wirksamkeit neuer Medikamente klar übertrieben, waren in medizinischen Fachzeitschriften zugelassen. Außerdem entwickelte die Industrie eine enge Beziehung zu den Zweigen der Regierung, die genau dafür geschaffen wurden, sie selbst zu überwachen (für nähere Erläuterungen, s. Whitaker, 2002).

Diese Entwicklung allein ist schon alarmierend. Noch besorgniserregender wäre es jedoch, wenn die Pharmazeut:innen die direkte Nähe zur Psychiatrie suchen würden. In der *richtigen Medizin* gibt es glaubwürdige Krankheiten, denen mit unterschiedlichem Erfolg mit diesen Substanzen begegnet werden kann. In der *Psychiatrie* gehen wir von der „Annahme" einer Krankheit aus, die bezeichnenderweise nie aufgeht. Würden Psychiatrie und Pharmaunternehmen eine Allianz eingehen, so würde sich diese nicht nur aus dem Verdrehen von Fakten und einer ungebührlichen Einflussnahme zusammensetzen, sondern kombiniert werden mit einer aggressiven Vermarktung von bewusstseinsverändernden Medikamenten für *Krankheiten, die als solche nicht existieren,* mit allen damit einhergehenden Risiken. Genau dies war am Ende jedoch geschehen.

In der Geschichte der Psychiatrie nimmt die Einführung psychiatrischer Medikamente traditionellerweise gleich neben Pinel einen Ehrenplatz als eines der größten Befreiungsmomente ein. Der wiederholt vorgebrachte Vergleich lautet stets: genau wie Pinel die Körper der Verrückten von ihren Ketten befreite, so befreiten die Medikamente den Geist von seinen Ketten (s. z.B. Shorter, 1997). Auch wenn dies nur ein kleiner Hinweis ist, der Name der ersten *großen* Gruppe von Psychopharmaka wies in eine andere Richtung. Sie wurden „Neuroleptika" genannt. Der griechische Ursprung des Worts bedeutet so viel wie „sich das Nervensystem zu eigen machend" (s. Whitaker, 2002, S. 144), wobei das „zu eigen machen" an dieser Stelle viel mehr für eine Einschränkung als für eine Befreiung steht.

Während Barbiturate bereits lange zur Behandlung in der Psychiatrie eingesetzt wurden, so markierte erst die Einführung von Chlorpromazin als erstem Neuroleptikum in den frühen 1950er Jahren traditionell den Anbeginn der „pharmakologischen Revolution".[29] Die Geschichte der Einführung des Medikaments ist beachtlich, denn Widersprüche werden in ihr groß geschrieben. Der Diskurs, der damals geschaffen wurde, diente zudem fortan als Vorlage für zukünftige Kampagnen. Chlorpromazin

29 Zwar markierten die 1950er Jahre den Anbeginn eines massenhaften Einsatzes von psychiatrischen Medikamenten, doch gab es bereits zuvor einige psychiatrische Medikamente wie Lithium oder Barbiturate, die weiterhin verwendet wurden. Für Einzelheiten s. Breggin (1991a und 1983), Whitaker (2002) und Szasz (2007/2010).

wurde in Frankreich von Henri Laboritt erfunden. Es gehört zur Gruppe der Phenothiazine.[30] Ursprünglich sollte es als Beruhigungsmittel vor Operationen zum Einsatz kommen. Nach der Gabe des Medikaments waren Patient:innen derartig beruhigt, dass eine weitere Anästhesie kaum notwendig erschien. Als Laboritts Kollegen Zeugen dieser Wirkung wurden, nannten sie das Medikament begeistert eine „wahrhaftige, chemische Lobotomie", woraufhin Laboritt über eine mögliche Verwendung zur Behandlung „Geisteskranker" spekulierte. Eine Hand voll Psychiater folgten dieser Einladung Laboritts. Zu ihnen gehörten Delay und Deniker, die das Medikament an psychiatrische „Patient:innen" in Paris vergaben. In Montréal tat Lehmann Gleiches. Wie Aufzeichnungen nahelegen, wurde von allen Medizinern der gleiche „Lobotomie"-Effekt beobachtet. So beschreiben Delay und Deniker beispielsweise, dass die behandelten Patient:innen indifferent würden, jegliches Interesse verlören und fortan ins Leere starrten, als ob es dort eine „unsichtbare Wand" gäbe. (zitiert nach Whitaker, 2002, S. 143). Klassisch Lobotomieartige Apathie und Indifferenz können aus dieser Beschreibung der:des Patient:in herausglesen werden: „Sitzend oder liegend ist der Patient bewegungslos in seinem Bett, zumeist blass, mit halbgeschlossenen Augen. Die meiste Zeit über bleibt er still. Wenn er angesprochen wird, so antwortet er mit einer monotonen und indifferenten Stimme" (zitiert nach Breggin, 1991a, S. 54) Lehmann (1954, S. 237) spekuliert wortwörtlich, „dass es einen pharmakologischen Ersatz für die Lobotomie darstellen könnte." Der springende Punkt ist: ob nun eine Art Lobotomie stattfand oder nicht, und der modus operandi des Medikaments war bis dato noch unentdeckt, so gibt es doch hinreichend Belege, dass die Erfinder es als eine neue Form der Lobotomie willkommen hießen oder es zumindest als etwas, das „Lobotomie-ähnliche" Effekte produzieren würde, begrüßten. Ferner wurde die Beeinträchtigung der motorischen Funktionen als Wirkung geschätzt (vielleicht insbesondere weil die:der „Patient:in" einfacher zu handhaben war), welche von Anfang an als eine Form neurologischer Einschränkung benannt wurde. So spekulierte Deniker, dass es sich um Encephalitis handle, ein Umstand, der als positiv gewertet wurde. Er äußerte in diesem Zusammenhang:

> *„Es wurde festgestellt, dass der Einsatz von Neuroleptika in experimenteller Weise alle Symptome einer lethargischen Encephalitis nachbilden könnte. Tatsächlich könnte eine wahre Encephalitis-Epidemie durch die neuen*

30 Phenotiazine wurden in den 1930er Jahren als Bestandteil von Insektiziden sowie Beruhigungsmitteln für Tiere verwedet, s. Breggin (1991a).

Medikamente ausgelöst werden. Die Symptome entwickeln sich von einer reversiblen Schläfrigkeit hin zu allen Formen der Dyskinesie und Hyperkinesie und schließlich zu Parkinsonismus." (zitiert nach Breggin, 1991a, S. 73).[31]

Nichts von alledem hatte etwas mit der Korrektur eines „chemischen Ungleichgewichts" zu tun, ein Diskurs welcher erst im Folgenden hervorgebracht werden sollte. Der Auftritt der pharmazeutischen Industrie sollte dieses Narrativ grundlegend ändern.

Der Löwenanteil der weit verbreiteten Akzeptanz von Chlorpromazin geht auf das Konto eines einzigen Pharmakonzerns: *Smith, Kline, and French*. Er war ein zunächst kleines Unternehmen, das die Rechte erhielt, dieses Produkt in Nord Amerika zu vermarkten. Wie Whitaker (2002) detailliert belegt, wurde lediglich das minimale Maß an für die FDA notwendigen Testungen für das Medikament durchgeführt. Eine gigantische, propagandistische Kampagne durchflutete daraufhin jedoch alle Schichten der US-amerikanischen Gesellschaft.

Den Weg des geringsten Widerstands wählend, präsentierte die Firma ihr Produkt vor der FDA zunächst als ein *Antiemetikum,* ein Mittel das Brechreiz und Übelkeit verhindern sollte. Wie Whitakers Recherchen zeigen (2002, S. 150), wurde das Medikament tatsächlich an weniger als 150 „psychiatrischen Patient:innen" getestet. Lediglich Tage nachdem das Medikament eine Zulassung erhalten hatte, wurden die Ziele seiner Wirkung ausschließlich in den psychiatrischen Bereich verlegt. Chlorpromazin wurde in nationalen Fernsehsendungen als das neue „Wundermittel" angepriesen, welches die schlimmsten Aspekte „psychischer Krankheit" abmildern sollte. Kernelemente dieser paradigmatischen Kampagne waren: die Etablierung einer 50-köpfigen Taskforce, deren Mitglieder einen jeweils anderen Gesetzesbereich dahingehend beeinflussen sollten die Finanzierung des Kaufs des Medikaments sicherzustellen; eine aktive Bewerbung in den Medien sowie die Schaffung einer Abteilung, in der Vertreter ausgebildet werden sollten. Der Zweck dieser Abteilung war es führende Psychiater und Krankenhausmanager darin zu unterrichten, wie mit Gesetzgebern zu sprechen oder wie mit der Presse umzugehen sei. Ihre Glaubwürdigkeit erhöhte sich durch ihr Auftreten als medizinische Experten und ihr entsprechendes Verhalten, obwohl sie alle als Vertreter eines Konzerns fungierten

31 Dyskinesien sind Störungen, die aus unwillkürlichen Bewegungen bestehen. Eine „Hyperkinesie" beschreibt eine Zunahme muskulärer Aktivität, die in „anormalen" Bewegungen resultiert. Beim "Parkinsonismus", einer Kategorie neurologischer Störungen, treten unwillkürliche Bewegungen sowie eine Langsamkeit der Bewegungen auf, s. Breggin (1991a).

(Vertiefung und Details finden sich bei Scull, 1977; Shorter, 1997 und Whitaker, 2002).

Wir bezeugen an dieser Stelle einen spürbaren Wandel in der Frage wer „das Sagen hat" und wie der Hype der Werbung im Dienste des Kapitalismus Fakten ersetzt. In jedem einzelnen Schritt dieses Vorgehens sehen wir außerdem das Verschwinden eines alten Diskurses und das willentliche Zusammenstückeln eines neuen Diskurses. Neuroleptika wurden nun nicht mehr mit Lobotomie oder Encephalitis verglichen, egal aus welcher Position heraus. Sie wurden als lebensrettende Maßnahmen mit wenigen oder gar keinen Nebenwirkungen präsentiert. Das Medikament wurde dementsprechend als eine diskrete Substanz präsentiert, die *insbesondere zur Behandlung von Schizophrenie* entwickelt wurde (s. Breggin, 1991a; Whitaker, 2002). Diese Besonderheit des Diskurses tritt hier zum ersten Mal in Erscheinung. Zusätzlich wurde Gesetzgebern und Verwaltungsangestellten vermittelt, dass es sich um eine kostensenkende Maßnahme handle, die die Anzahl der benötigten Krankenhausbetten potenziell reduzieren würde. Bald waren alle Interessengruppen vereint: Fachleute, die Gesetzgeber, die allgemeine Öffentlichkeit und die Presse. Tatsächlich war die Kampagne so wirkmächtig, dass zu Beginn der 1960er Jahre President Kennedy diesen neuen humanen Weg zu mentaler Gesundheit anpries. Wie unkritisch sich die Medien an dieser Stelle kaufen ließen, zeigen die Worte des Medizinredakteurs der *New York Times* Howard Rusk (1955, S. 49): „Es besteht kein Zweifel an der Effektivität dieser neuen Medikamente bei der Heilung oder Hinführung bisher unerreichbarer Patienten an Therapie."

Weitere Neuroleptika wurden begleitet vom hervorragenden Erfolg *Smith Kline and French's* in kurzer zeitlicher Abfolge auf den Markt gebracht. Jedes beanspruchte seinen Erfolg auf der gleichen Erzählung basierend. Nennenswerte Unterstützung dessen, was mittlerweile „die pharmazeutische Revolution" genannt wurde, erfolgte durch massenhaft, offenkundig unterdurchschnittliche Forschung (s. Breggin, 1991a, außerdem Kapitel 3 dieses Buches): fast keine Studie wurde Doubleblind durchgeführt oder beinhaltete den Einsatz eines Placebos. Die meisten Studien verkündeten beeindruckend positive Ergebnisse. In einer ausschließlich auf subjektiven Maßstäben basierenden Studie aus dem Jahr 1961 beispielsweise, schloss das National Institute of Mental Health, dass sich (a) 95% aller „Schizophrenen", die mit Phenothiazinen behandelt wurden, gebessert hätten, und b) Phenothiazine ein „Antischizophrenikum" darstellten. Kurioserweise schlossen die Forscher außerdem, dass einige der Neuroleptika „Apathie reduzierten" und zu einer „Verbesserung der motorischen Funktionen" beitrügen (s. National Institute of Mental Health Psychopharmacology Sevice Centre Collaborative Study Group, 1964). Der Diskurs über Schädigung und Beeinträchtigung war nun auf wundersame Weise verschwunden und durch den Diskurs verbesserter Funktionen ersetzt worden. In diesem Sinne verwandelte sich ein allgemeines Medikament mit Lobotomie ähnlichen, beruhigenden Wirkungen in ein Schizophrenie spezifisches Medikament.

Die Zirkularität der Psychiatrie wird anhand einer weiteren, wegbereitenden Entwicklung deutlich. Mit der Behauptung, nicht dem Beweis, dass Neuroleptika „Schizophrenie" linderten, kam in der institutionellen Psychiatrie die Frage auf: warum? Es folgten wenig rigorose Forschungsbestreben, die die Medikamente selbst untersuchen sollten. Man beabsichtigte herauszufinden, welche Mechanismen des Gehirns durch die Medikamente genau beeinflusst würden. Wie Breggin (1983 und 1991a) darstellt, lautete die Antwort ab dem Jahr 1963: die Medikamente verhindern die Übertragung eines Neurotransmitters, der „Dopamin" genannt wird, auf allen drei Dopamin Nervenbahnen des Gehirns.[32] Im Sinne dieser Entdeckung folgerte die Industrie in im Grunde genommen genau umgekehrter Reihenfolge: wenn Neuroleptika Schizophrenie lindern und im Gehirn die Dopamin Übertragung verhindern können, kann daraus gefolgert werden, dass Schizophrenie durch ein Übermaß an Dopamin entsteht. Zu verschiedenen Zeitpunkten schien es, als hätte ihre Hypothese tatsächlich Bestätigung erfahren, da die Forschung nachzuweisen schien, dass „Schizophrene" über eine überdurchschnittlich große Zahl an Dopamin-Rezeptoren verfügten. Wie sich jedoch bald herausstellen sollte, konnte vielmehr nachgewiesen werden, dass Menschen, die mit Neuroleptika behandelt wurden, zusätzliche Rezeptoren ausbildeten: es war der Versuch des Gehirns wieder ein Gleichgewicht herzustellen (für weiterführende Einzelheiten, s. Kapitel 3). Die Psychiatrie fand im Wesentlichen heraus, dass die „Dopamin Hypothese" unhaltbar war und dass das Gehirn anscheinend durch das Blockieren von Dopamin gezwungen wurde, sich „abnormal" zu entwickeln. Dies beendete jedoch weder den erwähnten Diskurs noch die damit verbundene Praxis, welche weiterhin florierten.

Die Theorie eines chemischen Ungleichgewichts wurde schnell zur großen Erzählung, mit der im Weiteren alle psychopharmakologischen Medikamente ihre Rechtfertigung erhielten.

Die daraus abzuleitende Formel, unabhängig davon, ob sie explizit ausgesprochen wurde oder anderweitig in Erscheinung trat, lautete:

32 Die drei am besten bekannten dopaminergen Wege sind der nigrostriatale Weg, der mesolimbische Weg und die mesokortikalen Systeme. Weitere Ausführungen dazu in Kapitel 3.

1) „bestimme" ein Medikament als ein für eine Krankheit spezifisches Medikament; 2) finde heraus, was das Medikament eigentlich genau bewirkt; 3) nimm an, dass die fragliche „Krankheit" durch das Gegenteil dieser Wirkungsweise hervorgerufen wird. Dies ist ein weiteres Beispiel dafür wie Psychiatrie nicht das für wahr anerkannte, was *tatsächlich herausgefunden wurde*, sondern das, was sie *herauszufinden hoffte*, völlig unabhängig davon, was die Forschung eigentlich nahelegte. Selbst wenn es diese offenkundig falsche Darstellung nicht gegeben hätte, und es gab sie jedoch eindeutig, ist hier in der psychiatrischen Logik etwas Schwerwiegendes verdreht: das „zu viel" oder „zu wenig" Vorhandensein eines bestimmten Neurotransmitters ist kein anerkanntes Anzeichen einer Krankheit. Dementsprechende „Korrelationen" bedeuten keine „Kausalität". Das Pferd wird in dieser Logik von hinten aufgezäumt. Sofern nicht *gezeigt werden kann*, dass ein bestimmter Zustand eine Krankheit nach sich zieht, ist die Frage nach der *Ursache* dieser Krankheit ein Gedankensprung. Es bedeutet, dass der Prozess einer Krankheit zum einen zirkulär, zum anderen simplistisch durch die Wirkungsmechanismen ihrer „Behandlung" beschrieben werden. Die große Erzählung der biologischen Psychiatrie basiert jedoch genau auf der Grundlage dieser unlogischen, wie auch falschen Darstellung.

Zur Neuroleptika Geschichte gibt es zwei wichtige Zusätze.

Ein Zusatz bezieht sich auf die frühen Pioniere, die spekulierten, dass die Neuroleptisierung eine „chemische Lobotomie" darstelle und diese genau zu ihrem Zweck erklärten. Die Entdeckungen über die Funktionsweise der Medikamente bestätigten ihre Spekulationen. Wird Dopamin im Gehirn blockiert, so wird die Verbindung zwischen dem Frontallappen und den primitiveren Regionen des Gehirns getrennt. Die Medikamente haben durch das Trennen der Verbindung von vergleichbaren und überlappenden Hirnregionen tatsächlich eine ähnliche Wirkung wie zuvor die Lobotomie (s. Breggin 1983, 1991a). Auf anatomischer Ebene können sie also als eine Art „chemische Lobotomie" bezeichnet werden, wie Breggin (1991b) nahelegt. In den meisten Fällen ist diese irreversibel. Diesem Umstand Rechnung tragend, können die Medikamente der pharmakologischen Revolution als hirnschädigend bezeichnet werden und ihre Einordnung als ein Produkt des eugenischen Zeitalters erscheint gerechtfertigt.

Den zweiten Zusatz stellt der sich materialisierende Beweis dar, den die APA schließlich selbst führte: Neuroleptika können sowohl die Ursache für allgemeinen Parkinsonismus, wie auch für „Spätdyskinesien" (eine andauernde neurologische Störung) sein. (s. American Psychiatric Association, 1980b) Wie Breggin (1991b) auf verschiedenen Wegen zeigen konnte, werden beide zunächst durch einen Mangel an

Dopamin hervorgerufen. Zusammenfassend lässt sich also feststellen, dass Psychiater:innen Patient:innen mit völlig normalen Dopamin-Leveln zu einem Zustand des chemischen Ungleichgewichts hinführten. Dieses größere Zugeständnis geschah indes ohne Willen zu Veränderung. Weder führte es zu einer Unterbrechung des Einsatzes dieser Substanzen, noch wurde die Dopamin-Hypothese selbst zurückgenommen. Mit anderen Worten: dieser Diskurs, durch den selbst Psychiater kolonialisiert wurden, blieb bis heute unangetastet.

Der Einführung von Neuroleptika folgte die Einführung vieler anderer Arten von Medikamenten, die alle mit großem Tamtam begrüßt wurden, alle angeblich sicher und effektiv waren, alle von sich behaupteten, gegen ein chemisches Ungleichgewicht vorzugehen, alle gegen einen jeweils spezifischen Zustand wirken sollten und in allen Fällen eine Schädigung sowie deren Leugnung hervorbrachten (s. Kapitel 7). Trizyklische Antidepressiva können hierfür als Beispiel herangezogen werden (für Einzelheiten, s. Breggin, 1979; Bassuk und Schoonover, 1977). Das medizinische Modell gewann in der Mitte der 1980er Jahre an Bedeutung. Heute berühmte Bücher wie Andreasen (1984), nannten eine „Psychische Krankheit" auf einmal in bester Absicht eine Erkrankung des Gehirns und folgerten, dass jede „Psychische Krankheit" bestimmbar und spezifisch sei. Neue Medikamente, wie „Selektive Serotonin-Wiederaufnahmehemmer", SSRI (Fluctin, US-Handelsname Prozac) wurden in den späten 1980er, beziehungsweise 1990er Jahren zusätzlich als Ergebnis dieser Analyse, wie auch auf Grund zunehmender Beschwerden über die alten Medikamente und der Möglichkeit der Profitmaximierung, eingeführt. Das neue Paradigma und die psychopharmakologische Revolution waren zu diesem Zeitpunkt kaum mehr aufzuhalten.

Es wäre eine Nachlässigkeit, würde ich am Ende dieses Abschnitts nicht eine oft hervorgebrachte Aussage kommentieren. Sie lautet: welche „Komplikationen" auch immer durch die Medikamente hervorgerufen werden, tragen sie doch dazu bei, dass die mit ihnen behandelten Personen schneller aus dem „Krankenhaus" entlassen werden können. Sie wurde in dieser Form zum ersten Mal im Zuge der Deinstitutionalisierung der 1940er bis 1970er Jahre hervorgebracht.

Den Medikamenten wurde zugeschrieben, frühe Entlassungen erst ermöglicht zu haben und zur Schließung ganzer Institutionen, welche tatsächlich stattfand, beigetragen zu haben. Dass sowohl frühere Entlassungen wie auch die Schließung von „Krankenhäusern" Politiken waren, die im Sinne einer Senkung der Kosten gänzlich unabhängig von den beschriebenen Entwicklungen stattfanden, ignoriert diese Analyse jedoch. Die weitreichendsten Schließungen der „Krankenhäuser" fanden bezeichnenderweise *vor* der Einführung von Neuroleptika statt, wie der

Soziologe Andrew Scull (1977) genau dokumentiert. Es ist diesbezüglich außerdem anzumerken: wären Medikamente tatsächlich der ursächliche Faktor, so würde dies bedeuten, dass „medikamentös eingestellte" Patient:innen schneller entlassen werden müssten, als ihre „nicht-eingestellten" Mitpatient:innen. Eine Studie von Epstein, Morgan und Reynolds (1962) legt jedoch das Gegenteil nahe.

Professionalisierung, Klassifikation, und das DSM

Die psychopharmakologische Revolution vollzog sich nicht in einem Vakuum. Die biologische Psychiatrie fügte die Komponenten, die schließlich zum Erfolg des Unterfangens beitragen sollten, Stück für Stück zusammen. Ein neues Klassifikationsschema war in dieser Hinsicht unerlässlich. Die biologische Psychiatrie brauchte ein überzeugenderes medizinisches Schema, inklusive medizinischer Fachbegriffe und diskreten Krankheitsbildern. Hypothetisch wäre dieses Schema für die neuen pharmakologischen Erzeugnisse anschmiegsam wie ein Handschuh. Es würde für jede Krankheit, zumindest hypothetisch, eine maßgeschneiderte Pille geben.

Das DSM-I (*Diagnostic and Statistical Manual of Mental Disorder*, erste Ausgabe) wurde 1952 als erstes US-amerikanisches Klassifikationssystem veröffentlicht und ihm folgte ungefähr ein halbes Jahrzehnt später das DSM-II. (s. hierzu jeweils American Psychiatric Association 1952 und 1968).[33] Da sie von Psychoanalytiker:innen, die damals noch erhebliche Macht inne hatten, entworfen wurden, enthielten die Leitlinien weder unterscheidbare Krankheiten noch verfolgten sie einen symptomorientierten Ansatz. In der Psychoanalyse sind „Symptome" eher nebensächlich, da der ganze Zweck der Therapie ist, über einzelne Symptome hinausgehend dasjenige zu enthüllen, was sich im Unbewussten verbirgt. Eine Sichtweise, die die biologische Psychiatrie schleunigst verändern musste, war jene, dass jede:r, vor allem in weit entwickelten Zivilisationen, allein dadurch, dass sie:er am Leben ist, von Neurosen besetzt sei, welche miteinander verschwimmen (für eine weiterführende Eröterung s. zB. Horwitz, 2002). Die Frage, die sich stellte, war also: wer würde die Parameter festlegen?

Der anfängliche „Erfolg" der Revolution der Medikamente brachte die biologische Psychiatrie in eine vorteilhafte Postion. Weitere begünstigende Faktoren waren: 1) die bis dato niedrige Interrater-Reliabilität

33 Die unterschiedlichen DSM-Ausgaben werden in diesem Buch wie gewöhnlich mit der Nummer ihrer Ausgabe zitiert. DSM-I, DSM-II, DSM-III, DSM-III-R, DSM-IV, DSM-IV-TR und DSM-5 beziehen sich also auf American Psychiatric Association (1952), (1968), (1980a), (1987), (1994), (2000), und (2013).

psychiatrischer Diagnostik (welche biologische Psychiater:innen der „unwissenschaftlichen" Natur der beiden ersten Manuale zuschrieben)[34] 2) die wachsende Bedeutung von Versicherungsgesellschaften, deren Finanzierung von distinkten Krankheitsbildern abhängig war. Diesbezüglich ging es bei der Professionalisierung der Psychiatrie, genau wie bei allen anderen Professionalisierungsprozessen letztendlich darum, was „unter dem Strich" herauskam. Die Arbeitsgruppe, die sich zur Erstellung der nächsten Ausgabe des Manuals zusammenfand, setzte sich überwiegend aus biologischen Psychiater:innen zusammen. Dies geschah ganz im Sinne des sich selbst erteilten Auftrags der APA, die Ertragskraft von Psychiater:innen zu erhöhen (so benennt der Vizepräsident der APA, Paul Fink klar: „Es ist die Aufgabe der APA die Ertragskraft ihrer Mitglieder zu bewahren") und stand im Zusammenhang damit, dass es die biologische Psychiatrie war, in der das große Geschäft zu liegen schien.[35] Allein dies kann schon als beträchtlicher Gewinn gewertet werden. Der prägendste Moment für die biologische Psychiatrie war jedoch die Veröffentlichung des DSM-III (s. American Psychiatric Association, 1980a): dem ersten, der wirklich schwerwiegenden Texte.[36]

Als geistiges Produkt des Psychiaters und Leiters der Arbeitsgruppe Robert Spitzer, tat das DSM das, was vor der Revolution der Medikamente noch undenkbar gewesen wäre: es medikalisierte den gesamten Bereich. Störungen wurden fortan mit peinlicher Genauigkeit voneinander unterschieden und wurden bis ins kleinste Detail über umfangreiche „Symptom"-Listen, die fortan als Kriterium dienten, definiert. Aus dem medizinischen Diskurs wurden weitere bedeutsame Elemente systematisch in Form von Konzepten und Ausdrücken wie „Prognose", „Verlauf", „Prävalenz", „familiäre Verhaltensmuster", „prädisponierende Faktoren" oder „Differentialdiagnose" in das Manual eingebaut. Zu alledem war das Manual dem Pfad, den Kraepelin bereits über ein halbes Jahrhundert früher geebnet hat, offiziell frei von der Lehre von Krankheitsursachen und wird heute als „Neo-Kraepelinisch" bezeichnet.

34 Interrater-Reliabilität beschreibt den Grad der Übereinstimmung zwischen den Diagnosen verschiedener Professioneller. Wenn z.B. mehre Psychiater:innen der gleichen Person die gleiche Diagnose stellen, bedeutet dies, dass eine hohe Interrater Reliabilität vorliegt. Das Argument lautet, dass die biologischen Psychiater:Innen fortschrittlicher seien, da die „schlecht formulierten Diagnosen" (also die psychoanalytisch ausformulierten Diagnosen) des DSM-I und DSM-II für die niedrige Interrater-Reliabilität verantwortlich gewesen seien.

35 Das Fink-Zitat findet sich bei Breggin (1991a, S. 360). Für weitere Ausführungen s. Whitaker (2010).

36 Weitere Berichte sowie eine hinreichende Anzahl an Belegen finden sich bei Kirk und Kutchins (1997) (1994) und Horwitz (2002).

Es ist ein entscheidender Vorteil eines *offiziell* Ätiologie-, also Krankheitsursachen-freien Schemas, dass es der biologischen Psychiatrie ermöglicht, die Tatsache zu umgehen, dass es keine physische Grundlage für die vermeintlichen Krankheiten gibt. Gleichzeitig wurde durch Sprache und Struktur dezent das medizinische Modell in das Manual eingeführt.

Das Ätiologie-freie Schema hatte auch einen gemeinschaftlichen Nutzen. Es ermöglichte so Bio-Psychiater:innen sich gegenüber ihren psychoanalytischen Kolleg:innen zu behaupten, obwohl sie sich ihnen gegenüber normalerweise untergeordnet fanden. Wäre die psychoanalytische Ätiologie lediglich durch eine neue Ätiologie ersetzt worden, wäre dies unmöglich gewesen.

Gekoppelt mit der Ätiologie-freien Methode, war die Entscheidung inkludierend zu sein. Spitzer und sein Team geben hierzu Aufschluss:

> *„Da das DSM der gesamten Profession dienen sollte... entschied sich die Task Force, eher inkludierend als exkludierend vorzugehen... Wenn unter Krankenhausärzt:innen ein gemeinsames Verständnis über ein bestimmtes Leiden vorlag, das sie für bedeutsam für die klinische Arbeit hielten und das bei einer signifikanten Anzahl an Patient:innen anzutreffen war, so wurde es in die Klassifikation mitaufgenommen." (Spitzer, Sheehy und Endicott, 1978).*

„Der inkludierende Ansatz", der hier beschrieben wird, hatte den Vorteil, dass er die Vereinigung einer ganzen Profession vorantrieb, indem er allen nützlich war und es so ermöglichte, einheitlich zu agieren. Weitaus bedeutsamer war wohl der Umstand, dass der Ansatz es der Profession ermöglichte, zu expandieren. Je größer die Anzahl der Störungen ist, desto größer ist auch die Wahrscheinlichkeit, dass eine beliebige Person mindestens eine davon haben wird; ergo vergrößert sich das psychiatrische Fachgebiet. Dieses „inkludierende" Prinzip führte auch die Industrie auf den Weg einer gewaltigen Expansion.

Die Unterteilung der bisher ungegliederten Beschreibungen verschiedener Leiden der Psychoanalyse in nun separate Störungen war, zu welchen Zweck auch immer sie geschaffen worden sein mag, besonders vorteilhaft.

Durch die Konkretisierung aller vagen Krankheitsbeschreibungen der Psychoanalyse, die es zuvor schon ermöglicht hatten, sogar das alltägliche Leben zu pathologisieren, konnte nun im Grunde genommen jede:r „legitim" als von einer „psychischen Krankheit" betroffen angesehen werden. Selbst kurzfristige Angst oder auch kleinere, kurzweilige Tics (s. hierzu „Vorübergehende Ticstörung") ermöglichten es potentiell, dass Menschen eine „vollwertige Störung" zugesprochen werden konnte. Lange

Rede, kurzer Sinn: die Verallgemeinerbarkeit der Psychoanalyse wurde garniert und umgearbeitet, um der biologischen Psychiatrie zu dienen, die fortan als Maßstab der gesamten Profession angesehen wurde. Der Wachstumsprozess war damit in vollem Gange. Unter Federführung der biologischen Psychiatrie wurden neben dem fortlaufenden DSM-Projekt und der Medikamentenrevolution noch weitere Anstrengungen unternommen, um eine Professionalisierung voranzutreiben. Eine dieser Anstrengungen war, wie es für die Industrie üblich ist, die systematische Marginalisierung hoch angesehener Mitglieder der Profession, welche mit ihren Praktiken das neue Modell ins Wanken brachten. Durch diese Strategie wurde auch Loren Mosher, Leiter des Centre for Schizophrenic Studies am National Institute of Mental Health (NIMH), erfasst.

Mosher hatte die ersten Soteria Häuser geschaffen. Soteria Häuser sind durch Laien geführte, medikamentenfreie, Einrichtungen für „Schizophrene". Moshers Forschung aus den ersten Jahren nach Eröffnung zeigt, dass sie signifikant bessere Ergebnisse erzielen als vergleichbare schulmedizinische Programme. Sie stellten somit eine Bedrohung für das medizinische Modell dar. Das Ausmaß dieser Bedrohung war groß angesichts der Tatsache, dass Mosher eine führende Position innehatte und außerdem mit der Behandlung ebenjener Krankheit Erfolg zu haben schien, die auf beinahe paradigmatische Weise als nur medikamentös behandelbar angesehen wurde. Die Antwort der NIMH war entschieden. Sie erklärten, ohne nachweisliche Evidenz, dass Moshers Forschung schlicht „fehlerhaft" sein müsse. Kurz darauf wurde das Projekt außerdem abgebrochen und Mosher verlor seine Position im NIMH (s. hierzu Whitaker, 2010).

Wie dienlich eine solche Selbstkontrolle auch war, der Kampf um die Vorherrschaft wurde überwältigend durch Veröffentlichungen und die massenhafte Vermarktung des medizinischen Modells gewonnen.

Bezeichnenderweise schuf die APA nicht lange nach der Veröffentlichung des DSM-III eine Abteilung für Veröffentlichungen und Marketing, die die Vertiefung der „medizinischen Etablierung von Psychiater:innen" zum Zwecke hatten (Sabshin, 1981). Auch entstand eine eigene Presse, die sich ausschließlich Büchern verschrieben hatte, die das medizinische Modell proklamierten. Die Firma *Smith, Kline and French* entwickelte dementsprechend ihre eigenen Fernsehprogramme, produzierte massenhaft „Ausbildungsmaterialien" (z.B. „Handreichungen" zum medizinischen Modell), bespielte die Medien und etablierte eine Reihe von „Expert:innen" des medizinischen Modells, die regelmäßig rezipiert wurden. Sie schuf auch eine Abteilung für Öffentlichkeitsarbeit und bot für ihre Mitarbeitenden Workshops zu Themen wie „wie Ich ein Interview mit den Medien überlebe" an (zitiert nach Whitaker, 2010, S. 273).

Kurz gesagt, die Psychiatrie (nun definiert durch die biologische Psychiatrie) war gleichzeitig zu einem Produkt wie auch einer eigenen Industrie geworden und führte nunmehr raffinierte Marketingoperationen durch.

Das Medizinische Modell und das Weiße Haus

Obgleich die Psychiatrie in der Pharmaindustrie ihren „Paladin" gefunden hatte, blieb sie immer ein Kind des Staates, der sie mehr als begeistert unterstützte.

Optimalerweise würde natürlich der Staat das medizinische Modell befürworten, als wäre es in Stein gemeißelt. Überall auf der Welt, ganz besonders jedoch in den USA, die ohne Zweifel das Zentrum der internationalen Psychiatrie waren, enttäuschte der Staat in dieser Hinsicht nicht. Von Kennedy an, unterstützte sowohl die US-amerikanische Regierung, sowie der Präsident selbst, öffentlich die biologische Psychiatrie. In den letzten zehn Jahren des zwanzigsten Jahrhunderts behandelte das Weiße Haus das medizinische Modell gar, als wäre es eine unhinterfragbare Tatsache. Es trug vielmehr zu seiner aggressiven Verbreitung bei.

Die nächste öffentliche Zurschaustellung der Unterstützung der biologischen Psychiatrie durch das Weiße Haus, nach Kennedys Rede zur Lage der Nation, fand in den 1990er Jahren statt, als Präsident George Bush einen Beschluss des Kongresses unterzeichnete, der das Jahrzehnt zur „Dekade des Gehirns" erklärte. Das medizinische Modell erhielt hiermit in jeder Hinsicht einen offiziellen Status. Die Folge war eine verstärkte Finanzierung von biologisch orientierter Forschung und die Weiterentwicklung von „Ausbildungs-" Materialien zu „psychischen Krankheiten". Dann entstanden die ersten Initiativen gegen Gewalt.

1992 wurde die „Bush Gewalt Initiative" (Bush Violence Initiative) ausgerufen. Die implizit rassistische Initiative, unter der Leitung des NIMH Direktors Frederick Goodwin, begründete sich auf der nicht bewiesenen Hypothese, dass gewalttätiges Verhalten aus einer genetischen Prädisposition heraus und durch Erkrankungen des Gehirns entstünde (s. Breggin und Breggin, 1998). Es wurde angenommen, dass gewaltbereite Menschen bestimmte physische Merkmale teilten. Gemeint waren ausschließlich Jugendliche aus den Innenstädten (also Schwarze Jugendliche), die als grundsätzlich gefährdend galten. Die Aufgabe der Initiative hätte darin bestanden, Kinder mit „kaputten Gehirnen" ausfindig zu machen und sie präventiv mit Medikamenten zu behandeln. Den Schulen wäre die Aufgabe zugekommen, besonders gefährdete Kinder zu benennen (s. Breggin und Breggin, 1998).

Wäre Goodwin mit mehr Diskretion vorgegangen, hätte dieser Angriff auf arme, von Rassismus betroffene Jugendliche wohl Erfolg gehabt. Eine Finanzierung und die notwendigen Befugnisse gab es bereits. Es ist bereits erschreckend, dass die Initiative überhaupt in dieser Form erdacht werden konnte. Schließlich war es eine einzelne Bemerkung Goodwins, die das Projekt zu Fall brachte und ihrerseits so enthüllend war, wie das Projekt selbst. Goodwin bediente sich des Jargons Maudsleys und Seinesgleichen, eine furchterregende Erinnerung an die Ursprünge der biologischen Psychiatrie. Er verglich Jugendliche aus den Innenstädten mit „Affen" im Dschungel, die es zum einzigen Ziel hätten, sich fortzupflanzen und gegenseitig abzuschlachten. Er folgerte, dass diese Jugendlichen „in der Evolution" rückwärts gingen. (s. hierzu Breggin und Breggin, 2000b; Breggin und Breggin, 1998) Ein weiteres Mal zeigte der Diskurs der Degeneration sein Antlitz.

Die zweite Initiative gegen Gewalt entstand als Antwort auf Columbine. Angesichts des Ausmaßes des Tragödie war natürlich jede:r bestürzt. Trauriger, jedoch vorhersehbarerweise war der resultierende Diskurs allerdings einer von „gefährlichen Jugendlichen", „psychischer Krankheit", „Genetik" und „Kontrolle".

Eine Konferenz des Weißen Hauses über „Psychische Krankheit" war ein Bestandteil der Reaktion des Präsidenten auf die Ereignisse. Frau Gore hatte in der Folge bereits erklärt, dass eine:r von fünf Amerikaner:innen an einer „psychischen Krankheit" leide und dass es solche „physische Krankheiten" seien, die durch Medikamente behandelt werden könnten (s. hierzu Breggin, 2000b).

Der Kinderpsychiater Dr. Stephen Koplewicz war Star der Konferenz und erklärte gegenüber Kolleg:innen, Regierungsvertreter:innen und der allgemeinen Öffentlichkeit, dass nicht einmal allgemein anerkannte Traumata, wie sexueller Missbrauch in der Kindheit, selbst die Ursache für schwerwiegende emotionale Probleme darstellen könnten. Solche Probleme hätten ausnahmslos eine biochemische Komponente, die chemischer Korrektur bedürfe. Die First Lady Hillary Clinton kommentierte, dass es das Ziel sei, Kinder ausfindig zu machen, die Hilfe benötigen und sie diesen dann zukommen zu lassen, *unabhängig davon, ob sie sie wollen oder bereit sind, sie anzunehmen* (zitiert nach Breggin, 2000b, S. 25, Kursiv von Bonnie Burstow). Betont sei an dieser Stelle die Gewalt, die diesem Ziel innewohnt. Zum Ende der Konferenz stellte Präsident Clinton eine behördenübergreifende Initiative vor, die es zum Ziel hatte, Schulen und *Communities* die notwendige Ausbildung zukommen zu lassen. Wir beobachten hier eine dramatische Expansion und Erweiterung der Institution selbst.

Ich möchte im Zusammenhang mit dieser Geschichte einige Beobachtungen schildern: zum Einen hätte diese Anti-Gewalt-Initiative, die auf einer unbewiesenen Hypothese basierte, natürlich einen massiven Eingriff in die Leben der Kinder bedeutet. Zum Anderen gründete sie jedoch auch, wie letztlich die institutionelle Psychiatrie selbst, auf der Annahme, dass die Psychiatrie eine zukünftige, potentielle Gefährlichkeit bei Menschen hervorsagen könne. Indes waren sich alle beteiligten Parteien gewahr, dass die APA bereits wusste, dass die Psychiatrie nicht im Stande ist, solche Vorhersagen zu treffen. Der Sachverständige der APA äußerte sich vor dem Obersten Gerichtshof, dem Supreme Court in dieser Sache wie folgt: „Es ist mittlerweile bekannt, dass psychiatrische Vorhersagen über eine zukünftige Gefährlichkeit unzuverlässig sind [...] Ein Großteil der Forschung in diesem Feld legt nahe, dass psychiatrische Vorhersagen über Gefährlichkeit in einer Langzeitperspektive, selbst unter den besten Voraussetzungen, in mindestens zwei von drei Fällen falsch sind." (zitiert nach Savage und McKague 1987, S. 84). Diese Statistik ist nicht unbedingt vielversprechend und kann wohl kaum als Rechtfertigung einer solchen Kampagne herhalten. Sie ist außerdem ein weiteres Beispiel für die grundlegenden Widersprüche, die der Institution innewohnen.

Abschließend ist anzumerken, dass einer der Columbine Attentätereine therapeutische Dosis *Fluoxetin*, eines Prozac-ähnlichen SSRI, einnahm. Gewalttätigkeit ist nachweislich eine „Wirkung" dieser Anti-Depressiva. Wie Breggin (2000b) nahelegt, hätten also die gleichen Wirkstoffe, die das Weiße Haus als Lösung in Betracht gezogen hatte, als Ursache für das Problem fungieren können. Ein mindestens ernüchternder Gedanke.

Parens Patriae und der Staat: von den späten 1960er Jahren bis Heute

Überall auf der Welt wuchs seit den späten 1960er Jahren die Sorge um die Rechte unterdrückter Gruppen. Im psychiatrischen Bereich bedeutete dies eine stärkere Betonung des *parens patriae* Mandats, das nun auch den Schutz *vor Ausübenden* psychiatrischer Berufe selbst beinhaltete. In der Folge bildeten sich unter anderem Netzwerke anwaltschaftlicher Interessenvertretung (*advocacy*). In der Gesetzgebung eines Landes, nämlich Schottlands, wurde diese Art der Interessenvertretung sogar als Recht im *Mental Health* Gesetz festgeschrieben. (s. CAPS, 2010) „Psychiatrie-Betroffenen-Gruppen und Psychiatrie-Erfahrenen-Gruppen" konnten nun eine Finanzierung erhalten. Einigen dieser Gruppen wurde gar ein gewisses politisches Mitspracherecht eingeräumt. Angesichts der vereinnahmenden Natur solcher Angebote, ist dies allerdings ein zweifelhafter Segen. Von größerer Bedeutung ist jedoch die Tatsache, dass nun Staaten auf der ganzen Welt zusätzliche

Rechte für Betroffene festschrieben. Die meisten Gesetzgeber:innen gewähren nun in unterschiedlichem Ausmaß: das Recht auf Widerspruch gegen eine unfreiwillige Unterbringung; das Recht, Behandlung abzulehnen, sofern sie „im Stande dazu" sind; das Recht, eine:n gesetzliche:n Vertreter:in zu bestimmen (in Ontario zusätzlich das Recht darauf, bei der eigenen Wiederbegutachtung (review hearing) anwesend sein zu dürfen (s. Savage und Mckague ,1987 und Fabris, 2011)).

Viele dieser Entwicklungen sind positiv. In ihrem Kern bleibt die Gesetzgebung zu psychischen Krankheiten jedoch unangetastet, und egal, wie geglättet sie auch sein mag, sie bleibt intrinsisch brutal. Menschen, die keinerlei Verbrechen begangen haben, können weiterhin aus ihren Leben gerissen und eingesperrt werden. Auch können Menschen immer noch, unter Zwang, für sie schädliche Substanzen zugeführt werden. Darüber hinaus können derart offenkundige Übergriffe auf Grundlage einer angenommenen „Gefährlichkeit" durchgeführt werden, wenngleich die Profession, wie schon bemerkt, nicht im Stande ist eine solche Gefährlichkeit vorauszusagen.

Konzepte wie „(Psychiatrie)Patient:innen-Rechte", die zu dieser Zeit modern wurden, können jedoch, obwohl sie ohne Frage nützlich sind, auf einer ganz anderen Ebene bemerkenswert trügerisch sein. Es entsteht der Eindruck, „psychiatrischen Patient:innen" würden Rechte nun im Überfluss zugestanden. Verschleiert wird hierbei, dass in einem Kontext, in dem *grundlegende Rechte* verwehrt wurden, punktuell *minimale Rechte* gewährt werden. Die Geschichte wird außerdem dadurch verkompliziert, dass „Rechte" zumeist in Wellen zuerkannt werden. Wann immer eine – vergleichsweise positive – Rechtsprechung für „Verrückte" in der Entstehung zu sein schien und neue „Rechte" gewährt wurden, flammte der Mythos der „gefährlichen Psychiatrie-Patient:innen" erneut auf und die Folge war eine rückschrittliche Gesetzgebung. In den USA wurde dieser Wandel durch ein Attentat von Menschen, die angeblich „psychisch krank" gewesen sein *könnten,* ausgelöst. In Ontario, in Kanada wiederum wurde ein Reporter namens „Brian" von einem als „psychisch krank" bezeichneten Menschen getötet. Der Vorfall erhielt große mediale Aufmerksamkeit und führte zum Erlass eines Gesetzes, das „*Brian's Law*" (Brians Gesetz) genannt wurde und Zwangsbehandlung im nahen Wohnumfeld ermöglicht (s. Fabris, 2011). Das zugrundeliegende Muster ist folgendes: Es gibt eine Periode der „Großzügigkeit", in der „psychisch Kranke" mit Mitgefühl betrachtet werden und „Rechte" gestärkt werden. Dann geschieht eine Gewalttat, oder vielmehr: Gewalttaten werden neu bewertet. Eine Handvoll schuldiger Personen wird daraufhin entweder als „psychisch krank" bezeichnet, oder es wird vermutet, sie wären an einer „unbehandelten psychischen Krankheit" erkrankt, welche für die Tat ursächlich gewesen sei. Ein *Backlash* ist die Folge. Anhand alter Stereotype, die als Rechtfertigung herangezogen werden, werden dann substantielle Rechte wieder beschnitten (und an dieser Stelle liegt auch der Fehler der rein reformistischen Ansätze).

Das Ende des zwanzigsten und der Beginn des einundzwanzigsten Jahrhunderts waren in jeder Hinsicht ein Zeitalter des *Backlashs*. Der Anbruch des einundzwanzigsten Jahrhunderts wurde von *„assertive action teams"* (verstärkenden Aktionseinheiten), mobilen Einheiten „geistiger Gesundheit" begleitet, die ungefragt in Wohnstätten und am Arbeitsplatz erscheinen, um sicherzustellen, dass Patient:innen in ihren *Communities* ihre Behandlungspläne einhalten. Derartige Praktiken werden von einer Gesetzgebung getragen, die es ermöglicht, aus dem Krankenhaus „entlassene Patient:innen", im Falle einer Nichtbefolgung, ohne einen erneuten Wiederaufnahmeprozess direkt ins Krankenhaus zurückzubringen. Diese Maßnahmen erhöhen maßgeblich die Reichweite der Psychiatrie hinein ins persönliche Umfeld der Betroffenen. Sie lassen Freiheit, so wie wir sie kennen, in ihrem Prozess zerbröckeln, denn die Patient:innen stehen, egal ob „in Verwahrung" oder in ihrem häuslichen Umfeld, unter direkter Autorität der Psychiatrie. Ein Fall aus Ontario, den Fabirs (2006) dokumentierte, gewährt uns einen Einblick darin, wie heimtückisch diese Erweiterung des psychiatrischen Zugriffs sein kann.

Ein Mann namens Amir (Pseudonym), der sich in einem Asylverfahren befand, wurde kurz nach der Einführung der Brian's Law zwangseingewiesen. Aus welchen Gründen auch immer er ursprünglich aus seinem Land geflohen sein mag, die Erfahrungen in Ontarios psychiatrischem System führten dazu, dass er sich nach seiner Entlassung dazu entschied, dorthin zurückzukehren. Diese Entscheidung sollte allein ihm obliegen, aber Amir wurde gezwungen, in Ontario zu bleiben und sich einer medikamentösen Behandlung zu unterziehen, welche er entsetzlich fand. Er wurde auf Grundlage des CTO (*community treatment order*, das die zwangsweise Behandlung im nächsten Umfeld der betroffenen Person regelt) entlassen, so dass sowohl sein Aufenthalt als auch die erzwungene Befolgung seines Behandlungsplans festgeschrieben waren.

Wir alle kennen solche Strategien der Ausweitung des Netzes aus dem Strafrechtssystem. Menschen, die eine Bewährungsstrafe erhalten haben, unterliegen zeitlich wesentlich länger staatlicher Kontrolle, als hätten sie eine Haftstrafe erhalten. Im Zusammenhang mit psychiatrischen Maßnahmen geschieht dies mit jener zusätzlichen Ungewissheit, die ein auf unbestimmte Dauer verhängtes Urteil mit sich bringt.

Reflexion: Rückblick und Zusammenfassung

Von der Humorallehre zu den Armengesetzen des Zeitalters Königin Elizabeths, zur Unterdrückung weiblicher Heilerinnen, zum Zeitalter der Eugenik bis hin zur Medikamentenrevolution haben wir einen weiten Bogen geschlagen. Unsere Reise begann mit dem Zweifel an der psychiatrischen Darstellung ihrer eigenen Geschichte als die einer Befreiung. Trotz einiger Ausnahmen, wie Conolly (und ich würde an dieser Stelle auch R.D. Laing hinzufügen), bestätigte das, was wir näherer Betrachtung unterzogen, unseren Zweifel. Anstelle von Befreiung sahen wir Gefangennahme, anstelle von Hilfe sahen wir Kontrolle. Anstelle von selbstlosen, in diesem Beruf arbeitenden Menschen, wobei ich nicht leugnen möchte, dass es einige gibt, die sich engagiert einsetzen, sahen wir den skrupellosen Wettbewerb einer Profession, die darauf abzielt, ihre Kontrahent:innen auszugrenzen und das Terrain zu erweitern. Am überraschendsten war vermutlich, dass wir anstelle von Medizin und Wissenschaft eine, fast einer Täuschung gleichende, Fassade vorfanden. Psychiatrie wird heute als eine Aneinanderreihung von Jahren des Fortschritts porträtiert. Dass wir als Gesellschaft sie so sehen, ist verständlich, denn genau dies wurde uns stets eingetrichtert. Fortschritt ist zudem eine der großen Erzählungen westlicher Gesellschaften.

Obwohl Diskurse üblicherweise aufkommen und wieder verschwinden, und sich die Entstehung und Verbreitung von Desinformation in einem bisher ungekannten Ausmaß vollzieht (ein Kennzeichen der Moderne), möchte ich dennoch dazu einladen, Folgendes zu bedenken: ist die nicht belegte Theorie des chemischen Ungleichgewichts besser als die nicht belegte Humorallehre? Ist eine Hirnschädigung durch viele Volt Strom, die durch den Schädel gejagt werden, denn der Fesselung in einer Zwangsjacke, während Wasser über den Kopf geschüttet wird, vorzuziehen? Während uns diese Überlegungen verständlicherweise taktlos erscheinen, stellt sich die Frage, inwiefern es weniger verwerflich ist, eine chemische Lobotomie durchzuführen, als unter Peitschenhieben der Stadt verwiesen zu werden (und das galt seinerzeit als „hilfreich"), oder dem CTO (*community treatment order*) zu unterliegen?

Mag meine eingangs ausgesprochene Warnung vor dem Fortschritt auch übertrieben gewirkt haben, so scheinen die letzten zwei Kapitel doch zu zeigen, dass sie eher noch einer Untertreibung nahekam. Trotz einiger Verbesserungen scheint die gegenwärtige Situation noch problematischer zu sein. Täglich wird in das Leben einer stetig ansteigenden Anzahl von Menschen eingegriffen. Die Überwachung eines jeden Menschen, der irgendwie in Schwierigkeiten stecken könnte, wie unserer Kinder oder unsere Senior:innen, ist heute Routine. Vorbei ist die Zeit, in der nur diejenigen fürchten mussten in die Fänge des „Systems" zu geraten, die „abweichlerisch" waren oder „außergewöhnliches Verhalten" zeigten. Eine gewöhnliche Kindheit kann heute schon als Krankheit gelten. Auch dringen die Ketten, die die Institution uns auferlegt, mittlerweile viel tiefer in uns ein, denn im Gegensatz zu früheren Zeiten, reichen sie bis in das Gehirn selbst hinein. Es ist, als hätte die Psychiatrie die Fesseln von den Körpern der „irren" Subjekte nur gelöst, um sie dauerhaft im Geist zu verankern. Auf dem Höhepunkt dieser Entwicklung ist der psychiatrisch-pharmazeutisch-akademische Komplex zu einer enormen, bürokratisierten Industrie geworden, die ihre Profite sichert und einen globalen Süden kolonisiert (eine Erörterung über die Rolle, die die Weltbank und die Weltgesundheitsorganisation bei dieser Kolonialisierung spielen, findet sich bei Mills, 2013 und Oaks, 2006). Auf einer tiefgreifenderen Ebene wird im Sinne des Schutzes der Gemeinschaft ein wertvoller Teil ihrer selbst geopfert. Das weitreichende Verständnis von „Verrückten" während der Zeit der Renaissance, als integraler Bestandteil der Gesellschaft, als Quelle von Weisheit, als eine Reflexion über das menschliche Sein, ist zu unser aller Nachteil verschwunden.

Das vorderste Ziel der letzten beiden Kapitel war es, ein besseres Verständnis der Psychiatrie als Herrschaftsregime zu entwickeln. Die Institution wird indes anhand dessen, was ihr voran ging, beurteilt. Verschiedene Faktoren werden somit unterschiedlich ins Gewicht fallen. Gleich wie wohlgesonnen und aufrichtig einige Praktiker:innen sein mögen, so entdeckten wir doch etwas im Kern Unehrliches, Eigennütziges, Reduktionistisches, Imperialistisches und Zirkuläres, außerdem etwas intrinsisch Gewaltvolles. Anzumerken sei an dieser Stelle, dass eine der ersten Maßnahmen der Irrenärzte die Wiedereinführung der Folterinstrumente war, die zur „Hexenverfolgung" genutzt wurden. Mit der Einführung des medizinischen Modells begann etwas, das dem Anschein nach eher klinisch war und die Gewalt nicht so offensichtlich in Erscheinung trat. Alle neuen Therapien haben jedoch gemeinsam, dass in jedem Fall eine Schädigung des Gehirns einen beachtlichen Teil des Modus Operandi ausmacht.

Geschichte von Institutionen ist oftmals um einen einzigen, abgrenzbaren Moment herum organisiert. Solche Narrative strafen die Komplexität von Diskursen und der Institutionen, die sie hervorbringen, Lügen. Nichtsdestoweniger gab es in dieser Geschichte Momente, die einen Wendepunkt markierten oder an denen Entscheidungen getroffen wurden, die über lange Zeit weitreichende Konsequenzen haben würde. Einige von ihnen seien an dieser Stelle benannt: die Gefangennahme von „Verrückten", die Entscheidung, die moralische Behandlung aufzugeben, Kraepelins Modell der Parese für die biologische Psychiatrie, die Lokalisierung des „Ursprungs psychischer Krankheit" im Gehirn durch Maudsley, die Einführung der „hirnschädigenden Therapieverfahren", die begeisterte Einführung der Medikamente. Die Entscheidung vorzugehen, als könnten Probleme der Lebensführung nach bestem Verständnis als Krankheiten beschrieben werden, also spezifisch, beschreib- und behandelbar sein, kann dieser Aufzählung noch hinzugefügt werden. Dabei sollten Krankheiten gleichzeitig frei von jeder Ätiologie sein, ein Schritt, den ursprünglich Kraepelin unternahm, welcher jedoch durch den Entwurf des DSM institutionelle Würdigung erhielt.

Wenn wir all diese Einzelheiten zusammenfügen, entsteht ein beunruhigendes Bild davon, wo wir stehen und wie wir dorthin kamen. Die Zeit des deutschen Nationalsozialismus bildetet einen Bildausschnitt dessen ab, was hier im Argen liegt. Da im Extremen die Fehler des Allgemeinen vergrößert erscheinen, möchte ich zu diesem Punkt zurückkehren:

Anhand des Nationalsozialismus sehen wir, was möglich wird, wenn die medizinische Profession zur Funktionärin des Staates wird, eine Warnung, der wir Beachtung schenken sollten. Auch wird deutlich, was passieren kann, wenn vorgebliche Medizin wirkliche Medizin ersetzt. Wenn das Töten des Körpers als eine praktikable Lösung für die Sorgen der Gesellschaft erscheint, wenn es als „Behandlung" anerkannt wird, wie viel leichter lässt sich dann das Töten des Geistes medikalisieren! Ein weiterer, offenkundiger Widerspruch durchzieht diese Geschichte in unterschiedlichem Ausmaß von Anfang bis Ende: es scheint Verwirrung und viel Geschwafel darüber geäußert zu werden, wer den:die eigentliche Patient:in ausmacht. Mit Ausnahme der Epidemiologie ist in fast allen Zweigen der Medizin leicht zu erkennen, wer Patient:in ist, es handelt sich um das *Individuum, das behandelt wird.* In der Psychiatrie, wie in der Medizin der Nazis, ist es in erster Linie die Gemeinschaft, das Volk (dt. im Original, An.d.Ü.), das behandelt wird. Zwei Mächten des Staates ist dieser Widerspruch inhärent. Es sind *parens patriae* und die Gewalt der Polizei, die von der klassischen Antike an Verrücktheit verwalteten. Diese zwei werden behandelt, als wären sie automatisch miteinander verflochten. Kann es nicht jedoch auch sein, dass die Absichten dieser zwei sehr verschieden Kräfte miteinander in Konflikt stehen? Was passiert, wenn wir schlicht vorgeben, dass sie miteinander einhergehen? Wenn Maßnahmen, die zum Schutz der Gemeinschaft dienen sollen, fälschlicher, oder auf andere Weise dargestellt werden, als wären sie im besten Interesse der „Patient:in"? Wenn Ärzt:innen zu Gefängniswärter:innen werden oder umgekehrt. Ist Ärzt:in zu sein, so wie es im gewöhnlichen Sinne verstanden wird, nicht unvereinbar damit,

Wärter:in zu sein? Handelt es sich hierbei nicht um eine offensichtliche Verletzung des hippokratischen Eids?

Die Nationalsozialismus hilft uns außerdem ein weiteres Problem zu verstehen und mit dieser Beobachtung möchte ich auch schließen: Nazi-Deutschland war gemäß seines eigenen Postulats eine Biokratie (s. Lifton, 1986). Die Psychiatrie ist ihren eigenen Gesetzen nach eine Biokratie, vervollständigt durch die Fähigkeit, Menschen gefangen zu nehmen und sie zu überwachen. In beiden Fällen wird die Herrschaftsausübung anhand biologischer Unterschiede begründet, seien sie imaginär oder wirklich. Im Grunde schreibt die Psychiatrie, insbesondere im Fall von „psychotischen Störungen", einem Teil der Bevölkerung einen physikalischen Unterschied zu, der im Allgemeinen als Minderwertigkeit verstanden wird und somit einer Korrektur bedarf. Ein solches Konstrukt steht in naher Verwandtschaft zum Rassismus und allen Unterdrückungsformen, die eine Minderwertigkeit im Körper „der Anderen" verorten, würde ich meinen. Unter dem Blick der Psychiater:innen konstituiert sich das verkörperte psychiatrisierte Subjekt als etwas, das „weniger als" ist. In anderen Worten: die gleiche Art der Wahrnehmung, die dem virulenten Rassismus und Sexismus zugrunde liegt, prägt den psychiatrischen Gedanken schon bevor wir eine systemische Unterdrückung erkennen können. Sie ist als solche in sich problematisch.

(Übersetzung von Iva Ona)

Auf zum „Pharmageddon“: Psycho-Pharmazie demaskiert

Dieses Kapitel fokussiert auf die Hauptakteure im psychiatrischen Geschäft: die Psychopharmaka. Zu einem gewissen Grad geht es in diesem Buch die ganze Zeit über um Psychopharmaka. Dabei zeichnet sich immer deutlicher ab, dass Psychopharmaka den Kern psychiatrischer „Behandlung“ darstellen, dass sie gesundheitsschädlich sind und ihre Rolle heuchlerisch ist. Zu Beginn des englischen Buches erforschten wir die Situation eines jungen Mannes namens Kevin, der sich wegen der Misere, in die ihn Psychopharmaka gebracht hatten, getötet hatte. Kevins Geschichte funktionierte nicht nur anekdotisch sondern als Bruch, den wir entsprechend der Methodik der institutionellen Ethnographie (IE) als Eintrittspunkt in das (psychiatrische) System wählten. Im zweiten Kapitel sahen wir, wie Psychopharmaka als eine Bestätigung des medizinischen Modells auftauchten und genutzt wurden, was dann dazu beitrug, die medizinische Dominanz zu garantieren. Darin untersuchten wir die Umrisse des Durchbruchs psychiatrischer Medikamente; die von der pharmazeutischen Industrie verursachten Interessenkonflikte; die Art der zugrunde liegenden Forschung, auf welche die pharmazeutische Dominanz aufbaut; den Platz, den die pharmazeutische Industrie im „System der psychischen Gesundheit“ einnimmt. Dieses Kapitel stützt sich auf bereits Etabliertes. Zur Wiederholung einige wichtige Aspekte des bisher Festgestellen:

- Psychopharmaka sind neurotoxisch.
- Psychiatrische Behandlung und psychiatrische Vergiftung sind quasi Äquivalente.
- Mit der Konstruktion von immer mehr psychiatrischen Störungen; mit dem Einsatz von Epidemiologiestudien, die auf Größe ausgelegt sind und mit pharmazeutischen Geldern, die „die Räder schmieren“, hat die Verbreitung dieser Substanzen das Ausmaß einer Epidemie erreicht.
- Die Pharmafirmen bestimmen im „System der psychischen Gesundheit“ mit überwältigender Mehrheit „wo es lang geht“.

- Interessenkonflikte sind gewollt, systembedingt und werden sorgfältig gepflegt.
- Die Rechtfertigung für Psychopharmaka besteht darin, dass diese ein chemisches Ungleichgewicht korrigieren (würden). Obwohl über ein halbes Jahrhundert lang versucht wurde, dies zu beweisen, wurde

ein solches Ungleichgewicht noch nie nachgewiesen. Es hat sich vielmehr gezeigt, dass sie ein chemisches Ungleichgewicht *verursachen.*

- Behörden „segnen" mehr ab, als dass sie regulieren.
- Die Arzneimittelforschung wird mit großer Mehrheit von der Industrie kontrolliert und manipuliert.
- Psychopharmaka gehören zum Repertoire der hirnschädigenden Behandlungen in der Psychiatrie.
- Psychopharmaka sind zentral und versinnbildlichen die psychiatrische Vereinnahmung und Kontrolle.

Dieses Kapitel könnte jeden dieser Bereiche gewinnbringend vertiefen. Die Interessenkonflikte sind besonders wichtig, da sie ein erkennbarer Motor sind und eine hohe Zahl von Akteur:innen implizieren, so dass sie sich nicht nur auf wichtige psychiatrische Organisationen wie die APA (American Psychiatric Association) auswirken, sondern auch auf akademische Forscher:innen, psychiatrische Zeitschriften, Elterngruppen, sich sogar in das DSM (Diagnostic and Statistical Manual of Mental Disorders) einschreiben. Wir könnten uns ebenfalls nutzbringend auf die Rahmung der Pharmazeutika konzentrieren, denn sie entspricht dem medizinischen Narrativ. Angesichts dessen, was bereits in den vorangegangenen Kapiteln zur Sprache gebracht wurde und der anspruchsvollen Arbeit anderer Forscher:innen zu diesen Fragen, möchte ich die Leser:innen für zusätzliche Details an Whitaker (2010 und 2002) verweisen. Interessenkonflikte und Werbung sind zwar Fäden, die sich unausweichlich durch dieses Kapitel ziehen, es konzentriert sich im weiteren Verlauf aber auf zwei sehr spezifische Bereiche. Bereiche, die nicht so deutlich im Alltagswissen präsent sind, die aber entscheidend sind, wenn wir das Maß dessen, womit wir es zu tun haben, verstehen wollen. Diese sind: (1) der Prozess von der Forschung bis zur Zulassung und wohin dieser führt; und (2) die genaue Wirkung der Medikamente. Das Kapitel beginnt mit dem Prozess von der Forschung bis zur Zulassung. Es geht weiter mit einer Untersuchung der wichtigsten Klassen von psychiatrischen Medikamenten. Abschließend wird die Situation von Kevin erneut beleuchtet.

Dieses ist ein weitreichendes Kapitel, es problematisiert gleichzeitig die Behauptungen über die Medikamente, den Zulassungsprozess und den zugrunde liegenden Diskurs. Dabei stützt es sich auf die Arbeit vieler Forscher:innen, wobei besonders diejenigen hervorgehoben werden, deren Rolle als Sachverständige:r in Haftungsklagen ihnen einen besonderen Zugang ermöglicht (z.B. Peter Breggin und David Healy). Zwingende Fragen, die angesprochen werden, sind: ist die Hervorhebung der pharmazeutischen Industrie von randomisierten

Doppelblindstudien und statistischer Signifikanz das Kennzeichen guter Wissenschaft? Wie sollen wir den Diskurs der evidenzbasierten Medizin verstehen? Wie sieht der Prozess von der Forschung bis zur Zulassung aus? Was verzerren die fraglichen Prozesse? Was lassen sie verschwinden? Wie wird in wissenschaftlichen Zeitschriftenartikeln darüber berichtet? Wie „funktionieren" die Neuroleptika? Wie „wirken" die Antidepressiva? Die Stimulanzien? Was ist mit „Kompensationsmechanismen" gemeint? Was sind die kurz- und langfristigen Folgen der Einnahme dieser Medikamente? Und wenn diese Medikamente, wie Kritiker:innen behaupten, größtenteils schädlich sind, warum fühlen sich dann einige Leute mit ihnen besser?

Das Kapitel ist im tiefen Bewusstsein für die unzähligen Menschen geschrieben, deren Leben chemisch verkürzt wurde, auch der Vielzahl von „Patient:innen" wie Kevin, deren Tod ein Ergebnis dieser Medikamente war. Es ist ebenfalls in dem Bewusstsein geschrieben, dass es Menschen gibt (sowohl „Patient:innen" als auch Nahestehende), deren Lebenserfahrungen darauf hinzudeuten scheinen, dass diese Medikamente lebensrettend sind, wenn schon nicht für andere, so doch zumindest für sie. In dieser letzten Hinsicht dürfte dieses Kapitel für einige befremdlich, ja sogar verärgernd sein. Meine Hoffnung ist jedoch, dass es in unterschiedlichem Maße allen etwas zu sagen hat, vielleicht eine einzige nützliche Information liefert, ein halb vergessenes Rätsel erhellt. Meine Einladung? Die verschiedenen Enthüllungen zu erwägen, wie sie sich darstellen, und zu sehen, wohin der Weg führt.

Von Anfang an: das Zulassungsverfahren, der Diskurs

Der Prozess von der Forschung bis zur Zulassung markiert den Beginn der Vermarktung eines Medikaments für eine spezifische Krankheit, ebenso wie das Framing des Medikaments. Gleichzeitig versieht er das Leiden faktisch mit einem offiziellen, behördlichen Stempel. Wenn ein Medikament zur Behandlung einer Krankheiten zugelassen wird, existiert diese *ganz offiziell*, das ist von nicht zu unterschätzender Bedeutung in einem Bereich, in dem Erkrankungen nur *angenommen* werden. So wird die Voraussetzung dafür geschaffen, dass die „Natur" der mutmaßlichen Erkrankung mit der Wirkung des Medikaments selbst verschmolzen wird (siehe dazu die vorigen Kapitel).

Die Zulassung eines neuen Medikaments oder einer neuen Anwendung eines bereits „eingeführten" Medikaments[37] ist ein

37 Pharmazeutische Substanzen können von Ärzt:innen zu anderen Zwecken und bei anderen Gruppen eingesetzt werden als die, für die sie genehmigt wurden, das ist gang und gäbe. Ohne eine solche Genehmigung ist es dem

komplexer Prozess, an dem gleichzeitig die Arzneimittelfirma, die Aufsichtsbehörde (Instrument des Staates) und eine Forschungsfirma („unabhängige" Dritte) beteiligt sind. Letztere wird als Garant für Objektivität angesehen. Davon abgesehen fällt beim ersten Blick auf den Zulassungsprozess auf, wie viel davon in den Händen der Pharmazeuten selbst liegt. Siehe hierzu Abbildung 3.1.

Sofern es sich bei dem betreffenden Arzneimittel um ein neues Produkt handelt, das das Pharmaunternehmen auf den Markt bringen will, beginnt der gesamte Prozess üblicherweise mit Tierversuchen (siehe Abbildung 3.1. oben). Die anschließenden Humanstudien stellen den Beginn des Zulassungsprozesses dar. Es handelt sich um randomisierte Studien (die Proband:innen werden zufällig entweder der Behandlungsgruppe oder der Kontrollgruppe zugeordnet); sie sind doppelblind (weder die Proband:innen noch die Forscher:innen wissen, wer welcher Gruppe zugeordnet wurde); und sie beinhalten den Gebrauch von Placebo (meistens Zuckerpillen) und häufig auch den Einsatz von Kontrollpräparaten (Medikamente, die für diese „Krankheit" bereits auf dem Markt sind).[38] Das Ziel ist, nachzuweisen, dass das getestete Produkt wirksamer ist als das Placebo und Produkte, die bereits auf dem Markt sind. Um dies zu zeigen wird auf der Ebene der statistischen Signifikanz operiert, dem anerkannten Goldstandard in der wissenschaftlichen Forschung. Auch geht es darum, die Aufsichtsbehörden davon zu überzeugen, dass es keine signifikanten negativen Auswirkungen gibt (üblicherweise als „Nebenwirkungen" bekannt).

Ein verkürzter Gang durch den Prozess: wenn Du einen Blick auf den Anfang des Diagramms wirfst, sieht Du, dass die eigentlichen Studien von Dritten durchgeführt. Zunächst werden viele solcher Studien durchgeführt, diese dauern in der Regel vier bis sechs Wochen. Die dadurch generierten Daten werden dem Arzneimittelhersteller vorgelegt. Dieser fährt fort sie zu analysieren. Der Arzneimittelhersteller wählt in der Regel zwei oder drei Studien aus, die der Regulierungsbehörde vorlegt werden (unterer Teil des Diagramms). „Der Aufsichtsbehörde vorlegen" bedeutet: einen zusammenfassenden Bericht zu erstellen und einzureichen (unten auf dem Diagramm); erforderliche andere Daten freizugeben; und die Bereitstellung eines vorläufigen Entwurfs des Etiketts

pharmazeutischen Unternehmen jedoch untersagt, das Medikament zu diesem anderen Zweck zu vermarkten.

38 Kontrollpräparate beeinflussen die Gestaltung, da das Unternehmen zu zeigen versucht, dass das betreffende Medikament wirksamer ist oder weniger unerwünschte Wirkungen hat als vergleichbare Medikamente auf dem Markt. Bei Studien mit atypischen Neuroleptika wird zum Beispiel häufig Haloperidol (typisches Neuroleptikum) als Vergleichsmedikament eingesetzt.

(die beigefügten Informationen schließen etwa Nebenwirkungen und Warnhinweise ein).

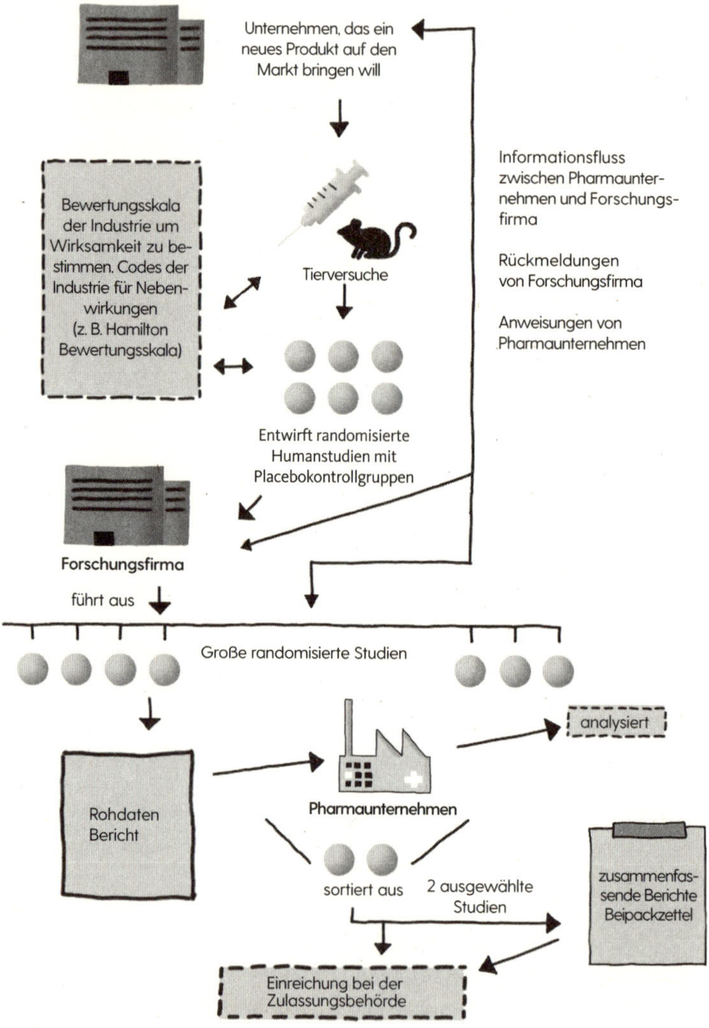

Abb. 3.1. Der Zulassungsprozess

Auf den ersten Blick mag dies wie ein zuverlässiger Prozess erscheinen. Schließlich führen Dritte, nicht die pharmazeutischen Unternehmen, die Studien durch. Und eine staatliche Einrichtung ist befugt anzunehmen oder abzulehnen. Aber noch bevor wir weiter ins Detail gehen, sind besorgniserregende Faktoren offensichtlich. In diesem Zusammenhang ist zu beachten, dass der Arzneimittelhersteller die Wahl hat, welche Studien präsentiert werden, sozusagen eine Möglichkeit zur „Rosinenpickerei". So sind die Studien von den Pharmaunternehmen selbst entworfen. Außerdem erfolgt die Auswertung in den Büros der pharmazeutischen Unternehmen. Was den Prozess weiter verdirbt, ist, dass die vermeintlichen Dritten von den Arzneimittelfirmen angestellt sind und wahrscheinlich den Anweisungen selbiger Folge leisten, wenn sie weiterhin lukrative Verträge erhalten wollen (für Einzelheiten zu dieser Dynamik, siehe Healy, 2012; Moncrieff, 2009 und Breggin 2008a und 2000b). Wie aus dem Diagramm ersichtlich wird, halten die Pharmakonzerne, was die Studien an sich betrifft, kaum eine Armlänge Abstand. Informationen werden ständig hin und her ausgetauscht, das bedeutet, dass jederzeit neue strategische Anweisungen erteilt werden können. Zusätzlich können Erkenntnisse, die sich für die Arzneimittelfirma als problematisch erweisen, jederzeit nachbearbeitet werden, was routinemäßig geschieht. *Lillys* Anweisungen an Forscher:innen, wie mit nachteiligen Nebenwirkungen umzugehen ist, dient als Indikator dafür, wie weitreichend diese Kontrolle geht und wie Ergebnisse gedreht werden können. In einer *Prozac*-Studie wies *Eli Lilly* Forscher:innen an, alle Hinweise auf unerwünschte Arzneimittelwirkung als Symptome der ursprünglichen Depression zu verschlüsseln (Für Nachweis und Einzelheiten siehe Breggin, 2008b, S. 389 ff.). Nach und nach wird deutlich werden, dass es sich hier eigentlich um das Standardverfahren handelt, dass die Grenze des vertretbaren überschreitet und das in diesem offenkundigen Fall nur eine Stufe weiter ausgereizt wurde. Wir werden in Kürze auf die Frage des Prozesses zurückkommen, hypothetisch kann ein fehlerhaftes Verfahren „bereinigt" werden. Was nicht bereinigt werden kann, sind fehlerhafte Grundlagen. Und ipso facto führen fehlerhafte Grundlagen unzuverlässige Ergebnisse herbei. Darüber hinaus werden sie wahrscheinlich auf vielfältige Weise auch mit allen möglichen Interessenkonflikten interagieren. Damit sind wir bei der methodischen *Grundlage* der Forschung angelangt.

Evidenzbasierte Forschung

Diese Studien erheben Anspruch auf Glaubwürdigkeit, weil sie als „evidenzbasierte Forschung" gelten. Evidenzbasierte Forschung ist ebendiese empirische Forschung, mit Einsatz randomisierten Doppelblindstudien und Kontrollgruppen (es gibt allgemein zwei Arten von Kontrollgruppen, entweder wird ein Placebo verabreicht oder ein Kontrollpräparat, eine andere psychopharmakologische Substanz). Dementsprechend werden Ergebnisse auf der Ebene der statistischen Signifikanz ermittelt. Es wird versucht zu zeigen, dass die getestete Substanz wirksam ist, wirksamer als andere Substanzen auf dem Markt, und um Placeboeffekte auszuschließen (Übersetzung: gutartige Wirkungen, die unabhängig von der Chemie auftreten).

Auf den ersten Blick scheint das Protokoll der „evidenzbasierten Forschung" nennenswerten Schutz gegen Manipulation und Fehler zu bieten. Die Randomisierung der Proband:innen ist ein bewährter Schutz vor verzerrten Ergebnissen. Der Inbegriff dessen, was als wissenschaftlich fundiert angesehen wird, die Verwendung von Placebos, gibt Grund zur Annahme, dass es tatsächlich das untersuchte Produkt oder Verfahren ist, das die fraglichen Wirkungen erzeugt. Entsprechend scheint die Anwendung von statistischer Signifikanz als Maßstab zu garantieren, dass die Ergebnisse „felsenfest" sind, über Zufälle hinaus gehen und verallgemeinerbar sind. Dass die Forschung „doppelblind" ist, soll sie scheinbar nicht nur gegen vorsätzliche Manipulation, sondern auch gegen unbeabsichtigte Verzerrungen durch den Placeboeffekt absichern. Von daher erscheinen die Grundlagen solide zu sein.

Ein erster Vorbehalt: wie Healy (2012) belegt, gehören die Arzneimittelhersteller selbst zu den Hauptbefürwortern der „evidenzbasierten Forschung". Dies allein entwertet die Verwendung solcher Konzepte und Standards natürlich nicht. Angesichts dessen, was wir bereits über die pharmazeutische Industrie wissen, sollte uns die Entwicklung, dass „evidenzbasierten Forschung" in der Industrie durchweg akzeptiert ist und angepriesen wird, jedoch zu denken geben. Ich möchte das Thema nicht überbewerten, aber den Leser:innen nicht verheimlichen, dass die in einem anderen Kapitel des englischen Originals befragten Betroffenen darauf anspielten, dass die evidenzbasierte Forschung als Mittel dient, die tatsächliche Auswertung komplett zu umgehen. Mit diesem Hinweis stellt sich die Frage: was halten wir von dem Diskurs? Von den Maßnahmen? Der Verwendung?

Um mit dem anzufangen, was unangreifbar erscheint: der Einsatz von Placebogruppen und von Doppelblindstudien sei völlig unproblematisch, das heißt, wenn die Situation *wirklich* doppelblind wäre. Hier liegt unsere erster Bruch. In der Realität verhält es sich anders, wenn man bedenkt, dass die Medikamente erkennbare Wirkungen (z.B. ausgeprägte Sedierung) haben und angesichts der Tatsache, dass ein Placebo verwendet wurde, das keine hat, wird sowohl die Probandin, als auch die Forscherin innerhalb weniger Stunden wissen, welcher Gruppe sie zu gewiesen wurde. So hat man es nur scheinbar mit sorgfältig aufgebauter Forschung zu tun, wie sie normalerweise verstanden wird. Andere Elemente des Standardverfahrens werfen ebenfalls zumindest Fragen auf: was wird durch große randomisierte Studien erreicht, die nur vier bis sechs Wochen dauern? Was genau zeigt das Erreichen der statistischen Signifikanz? Und warum sind die Arzneimittelwirkungen auf zwei Kategorien aufgeteilt, die Wirkung, die gemessen wird (inhärent im Konzept von „Wirksamkeit") und „Nebenwirkungen"? Diesen Fragen nachgehend, beginnt sich die Glaubwürdigkeit des Prozesses zu verflüchtigen, während gleichzeitig die institutionelle Herstellung von Erkenntnissen in den Blick gerät.

Bezeichnenderweise würden sich Wirkungen, die Zeit brauchen, um sich zu entwickeln, wie Spätdyskinesien, nie in in vier- bis sechswöchigen Studien zeigen (ausführlich zu „tardive Dyskinesie", siehe Breggin (2008b, S. 55-68)). Allerdings gilt das auch für die meisten anderen fatalen Auswirkungen. In dieser Hinsicht dienen kurze Studien der Verschleierung unpassender Fakten. Randomisierte Kurzstudien und deren gleichzeitige Aufwertung als „Goldstandard", vermeiden missliche Entdeckungen, die sich durch die Nachverfolgung der Proband:innen über einen längeren Zeitraum hinweg zeigen könnten. In diesem Zusammenhang möchte ich einen Vergleich anführen, zwischen kurzen Studien auf Grundlage statistischer Signifikanz unter Einsatz von Placebo und der einst üblichen ärztlichen Praxis „Challenge, Dechallenge, Rechallenge". Letztere funktioniert wie folgt: eine Ärztin, die herausfinden will, wie ein Medikament bei einem:r Patienten:in wirkt, verabreicht dieses und beobachtet, was passiert (Exposition); lässt das Medikament absetzen und stellt fest, was jetzt passiert (Entzug); verabreicht die Substanz erneut, um zu sehen, ob die „Wirkungen" zurückkehren (Reexposition). Hier findet wirkliche Beobachtung, die echte Arbeit des „Herausfindens", statt. Welche Methode besser ist, hängt laut Healy (2012, S. 72) davon ab, wonach man sucht. Unabhängig davon lässt sich feststellen, dass die Herabsetzung dieses Verfahrens, als minderwertig gegenüber der „evidenzbasierte Forschung" zur Umgehung von direkter Beobachtung und Wiederholungsprüfungen führt. So wird Raum geschaffen für willkürliche, mechanisch erzeugte und manipulierte Zahlen, die Beweise ersetzen, die unter Gebrauch der Sinne, des gesunden Menschenverstands und der echten Analyse entstehen würden.

Ein ebenso schwerwiegendes Problem entsteht bei der Aufteilung der Effekte in „Wirkung" (was sich nur auf die gesuchte Wirkung bezieht) und „unerwünschte Reaktion" (im wesentlichen „Nebenwirkungen").

Auch wenn dies in der Medizin so sehr Standard ist, dass kaum mit der Wimper gezuckt wird, wirft es *die* Frage auf. Denn genauer betrachtet, sind „Nebenwirkungen" keine Eigenschaften, die in der Natur der Sache liegen, sondern ein soziales Konstrukt. Durch diese künstliche Einteilung werden einige Wirkungen als von Natur aus primär, andere als von Natur aus sekundär bestimmt, wobei dann eine der beiden Seiten bevorzugt wird, nicht zufällig die Seite, die in erhöhten Pharma-Gewinnen gipfelt. Nun mag es in der eigentlichen Medizin legitime Gründe geben, eine solche Konzeption anzuwenden, wenn beispielsweise der angestrebte „Effekt" nachweislich ein zugrunde liegendes Ungleichgewicht angeht. Im Gegensatz dazu ist die Verwendung solcher Unterscheidungen bei psychoaktiven Substanzen irreführend (und es sei angemerkt, dass es bei diesen keine nachgewiesene Krankheit, kein Ungleichgewicht gibt). Sie fungiert um den Anschein einer Krankheit zu schaffen und gleichzeitig unrechtmäßig die Realität und Bedeutung der „unerwünschten" Wirkungen herabzuspielen. Die Uneindeutigkeit des Konzepts der „Wirkung" ist selbst ein diskursives Produkt. Frage: was genau bedeutet „wirken"? Wenn ein Stoff *nur geringfügig* gutartige Wirkungen hat, gleichzeitig aber beklagenswerte Auswirkungen in Hülle und Fülle hervorruft und die geringen gutartigen Wirkungen nichts mit der mutmaßlichen therapeutischen Wirkung zu tun haben, nach welchen Maßstäben kann man dann behaupten, dass das Arzneimittel „wirkt"? Fügt man dieser Mischung die Fetischisierung von statistischer Signifikanz hinzu, dann ist das die Bühne auf der bestimmte Wirkungen erscheinen und andere verschwinden. Wir sehen hier die Schwierigkeit der statistischen Signifikanz.

Das Problem ist: wenn man genügend Personen in eine Studie miteinbezieht und vorteilhafte Messkriterien anwendet, dann ist es meist nicht schwer, einen gewissen Grad an „Wirksamkeit" zu konstruieren. Hat man Hunderte oder Tausende Proband:innen, Moncrieff (2009) erinnert uns daran, dass riesige Versuche an verschiedenen Standorten jetzt die Norm sind, reicht ein trivialer Grad der Wirksamkeit gegenüber dem Placebo aus, um das Niveau der „statistischen Signifikanz" zu erreichen. Es spielt keine Rolle, ob in der Gesamtheit der Studien das Placebo das Medikament übertrifft, da der Aufsichtsbehörde nur zwei Versuche vorzulegen sind und natürlich werden die vorgelegt, in denen „statistische Signifikanz ermittelt" wird. Das Medikament wird dadurch offiziell wirksam und zulässig. Dies gilt *selbst dann, wenn alle der folgenden Punkte zutreffen*: der Unterschied in der Wirksamkeit ist so gering, dass er unbedeutend ist; das Placebo führt im Grunde genommen zu wesentlich weniger „Nebenwirkungen"; und was als wirksam gilt, hat nichts mit der vermeintlichen „therapeutischen

Wirkung" des Medikament zu tun. Umgekehrt kann man durch die Macht der Zahlen höchst besorgniserregende „Nebenwirkungen" verschwinden lassen.

Wie läuft das eigentlich ab?

Den Prozess überdenken

Ich bitte die Lesenden erneut auf Abbildung 3.1. zu blicken. Beachte die große Anzahl der durchgeführten Studien (die kleinen Kreise zur Mitte hin). Dagegen steht die geringe Anzahl der Studien (zwei oder drei), die der Zulassungsbehörde vorgelegt wurden. Was ist der Grund für diese augenscheinlichen Diskrepanz? Die nicht vorgelegten Studien haben Ergebnisse, die dem Pharmaunternehmen nicht nützen, also werden sie aus der Gleichung entfernt. Schaue nun etwas höher, wie Studien im Allgemeinen durchgeführt werden. In Forschungsinstituten werden üblicherweise Fragebögen mit vollständigen Bewertungsskalen, bestehend aus vorher festgelegten Kategorien, genutzt, und deren Ergebnisse zusammengetragen, um so Wirksamkeit zu produzieren. Dies sind in der Regel die gleichen Skalen, mit „der Krankheit" im klinischen Kontext gemessen wird. Sie funktionieren weitgehend wie die Fragebögen zum Ankreuzen, die im Rahmen der Diagnostik zum Einsatz kommen.

Das Beispiel im Diagramm ist die Hamilton-Ratingskala (siehe Hamilton (1960)). Zum besseren Verständnis, dies ist die standard Bewertungsskala für „Depressionen", und sie wird ziemlich routinemäßig in Studien zu Antidepressiva eingesetzt. Damit soll nicht nur gezeigt werden, dass die Antidepressiva Depressionen mehr senken als das Placebo, sondern auch, dass dies auf dem Niveau von statistischer Signifikanz geschieht. In der Tat zeigen und festigen „offizielle" Antidepressiva-Studien (die den Aufsichtsbehörden vorgelegten) dies. Wir sehen hier wieder, dass die Bewertung von jemand anders als der Person selbst durchgeführt wird, dass außerdem wieder Nuancen, Besonderheit und Bedeutung völlig verschwinden, dass die Messung selbst nach völlig konventionellen Maßstäben nicht hält. Wieder einmal steckt der Teufel im Detail. Healys (2009) Analyse von Studien zu Antidepressiva ist diesbezüglich aufschlussreich. In den Studien ging es in der Tat 50 Prozent derer besser, die der Antidepressivum-Gruppe zugeordnet wurden (Übersetzung: hatten eine niedrigere Bewertung von Depression auf der Skala). Dementsprechend schnitten sie auf einem statistisch signifikanten Niveau besser ab als die Placebo-Gruppe (40 Prozent Verbesserung). Der Haken daran?

1. Selbst wenn wir das Konzept der (Ver-)Besserung unkritisch

akzeptieren würden, könnten wir nicht wissen, bis zu welchem Grad die Verbesserung (möglicherweise vollständig) auf den „zusätzlichen" Placeboeffekt zurückzuführen ist (der Effekt, der sich aus der Erkenntnis ergibt, dass man in der Medikamentengruppe ist). Da es sich in den Studien um ein „inaktives" Placebo handelt (eines ohne aktive Eigenschaften) und so auch die Forscher:innen sagen können, wer in welche Gruppe ist in, wissen wir auch nicht, was auf das Forscher:innen-Bias zurückzuführen ist.

2. Neben Punkt eins ist der Unterschied kaum wesentlich. Da große Gruppen untersucht wurden, war die statistische Signifikanz leicht zu erreichen.

3. Die sedierende Wirkung der Antidepressiva, welche in der Bewertungsskala und dementsprechend der Berechnung eine wichtige Rolle spielen, reichen aus, um den kleinen Unterschied zwischen den beiden Gruppen zu erklären (für Diagramme und weitere Informationen, siehe Healy 2009, S. 55 ff.; Moncrieff 2009, S. 139 ff.).

Nach diesen Maßstäben könnten wir genau so nachweisen, dass Nikotin und die meisten Antihistaminika (bezeichnenderweise alle mit sedierender Wirkung) „wirksame Antidepressiva" sind.

Die Studien zu Antidepressiva sind kaum einzigartig. In die gleiche Richtung weist Moncrieff (2009, S. 95 ff.) in Bezug auf mehrere Neuroleptika, dass die Größe der Studien und der Einbezug der sedierende Wirkung in die Bewertungsskala für das Erreichen der statistischen Signifikanz verantwortlich sind.

Genauso wie statistische Signifikanz opportunistisch verwendet wird, um Wirksamkeit zu belegen, wird sie verwendet, um „unerwünschte Wirkungen" zu minimieren oder zu verbergen. Ein typisches Beispiel sind die verschiedenen SSRI-Studien (Selektiver Serotonin-Wiederaufnahmehemmer, engl. Selective serotonin reuptake inhibitor). Es kam zwar in der Medikamentengruppe zu besorgniserregenden suizidalen Gedanken und Handlungen, doch weil diese nicht statistisch signifikant nachweisbar waren, war zunächst keine Warnung auf dem Etikett erforderlich. Entsprechend verwandelt sich in den Händen des Pharmaunternehmens mangelnde „statistische Signifikanz" (eine künstliche mathematische Berechnung) in eine konkrete „Erkenntnis", und zwar, dass es „keine Anzeichen von Selbstmord" gibt.

Wie man sehen kann, werden solche „Erkenntnisse" konstruiert, sie werden nicht entdeckt. Der gesamte Prozess der Herstellung einer solchen Erkenntnis kann wie in Abbildung 3.2. dargestellt werden.

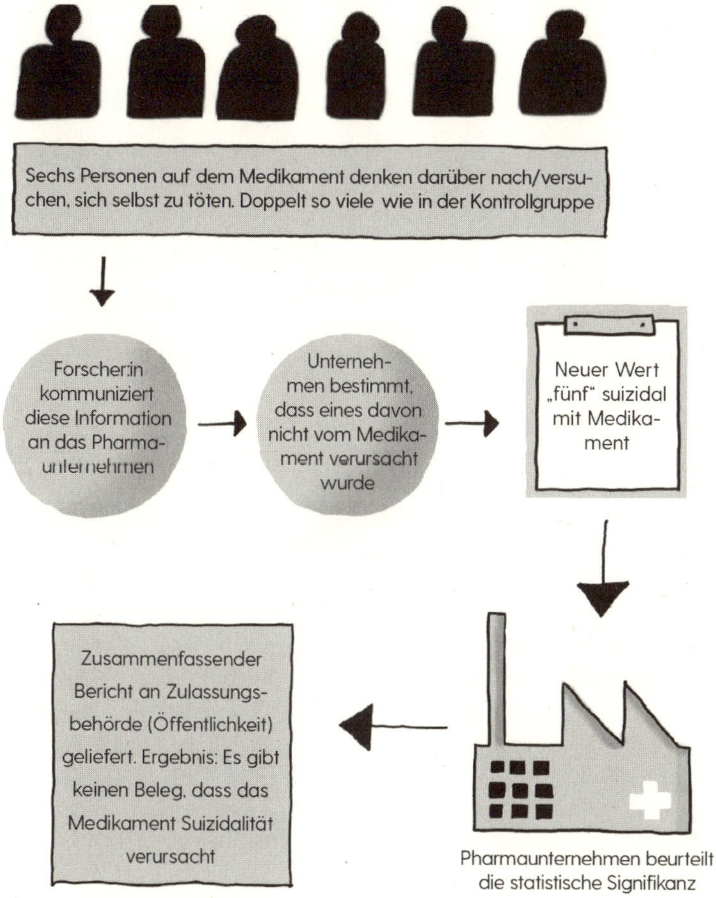

3.2. Sicherheit herstellen

Das Fazit der SSRI-Geschichte? Angesichts der massiven Werbung und des „Hypes" um die SSRI wurden diese neuen „Blockbuster"-Medikamente großzügig ausgegeben. Wir spulen vor: innerhalb weniger Jahre häufen sich Suizide, die den staatlichen Aufsichtsbehörden (z.B. in den USA der Food and Drug Administration (FDA), in Deutschland dem Bundesinstitut für Arzneimittel und Medizinprodukte (BfArM), in der EU der Europäische Arzneimittel-Agentur (EMA)) gemeldet wurden, die dann begannen dem Sachverhalt Beachtung zu schenken. In den frühen 1990er Jahren begannen Berichte über Suizide unter der Einnahme von SSRI in den Nachrichten zu erscheinen. Zu diesem Zeitpunkt verteidigte

Lilly sein führendes SSRI-Medikament *Prozac* in einem Artikel, der die ursprüngliche Schlussfolgerung wiederholte, dass *Prozac* kein höheres Selbstmordrisiko berge als das Placebo. Dazu lieferte *Lilly* harte Zahlen zur Untermauerung seiner Berechnung. Hier sehen wir die Macht der statistischen Signifikanzberechnungen aus nächster Nähe. Healy (2012, S. 212) schreibt pointiert: „Der Knackpunkt sind die Zahlen in der Mitte des Artikels: sechs Suizidversuche bei 1765 *Prozac*-Patient:innen gegenüber einem bei 569 Placebo-Patient:innen." Dies stellt eine Verdoppelung des Risikos dar. Was geschah mit der Berechnung von 1987, die in der Folgezeit wiederholt werden sollte? Durch die Magie der statistischen Signifikanz verschwanden sechs Suizidversuche und die Verdoppelung des Risikos. So wird „kein Risiko" zur offiziellen Erzählung. Also erschien auf dem veröffentlichten Etikett keine Suizidwarnung (siehe unten auf den Abbildungen 3.1. und 3.2.).[39]

Es gibt einen aufschlussreichen Zusatz zu dieser Geschichte. Wie Healy (2012) und Breggin (2008a) belegen, kam schließlich ans Tageslicht, dass ein Betrug stattgefunden hatte, der einzige Selbstmord in der Placebogruppe war vor Beginn der Studie geschehen. Diesen der Placebogruppe zuzuschreiben, war ein klarer Verstoß gegen die Regeln, ein strategischer Weg, um sicherzustellen, dass die Berechnungen unter der statistischen Signifikanz blieben. Eine Beobachtung: es ist verlockend, diesen Taschenspielertrick als die „wahre Geschichte" sehen. Es gibt hier jedoch zwei kritische Geschichten. Die eine ist, dass die Pharmakonzerne die Regeln brechen, wenn es vorteilhaft ist. Die andere wird deutlich, wenn man fragt: was wäre, wenn es in der Placebogruppe wirklich einen echten Suizid gegeben hat? Hätte das den „Befund" akzeptabel gemacht? Mit dieser Frage wird der Prozess als Ganzes diskreditiert.

Pharma Tricks

Wie die Lesenden sehen können, ist der Forschungsprozess, so wie er gestaltet wurde, selbst ein strategisches Manöver, das hervorbringt, was es zu finden behauptet. Darüber hinaus wird je nach Bedarf Betrügerei mit dem offiziellen Prozess verbunden und zusammen wirkt beides darauf hin, die Produkte als „wirksam" und „sicher" zu konstruieren. Wie weitreichend und schwerwiegend solche Tricks sein können, machen Dokumente deutlich, die im Rahmen des Gesetzes zu „Freedom of Information" (etwa: Informationsfreiheit, Recht auf Auskunft) entdeckt

39 Da die Berichte über Selbstmorde in die Höhe schnellten, verlangte die FDA schließlich eine Warnung bezüglich Suizidalität auf allen Antidepressiva-Etiketten. Zu Einzelheiten siehe Breggin (2008a).

wurden. Etwa die Firmennotizen von *Eli Lilly*-Mitarbeiter Claude Bauchy, die darauf hindeuten, dass er zu seinem Leidwesen nicht weniger tun musste als die Suizidalität, die in der Medikamentengruppe auftrat, falsch einzuordnen. Der verzweifelte Angestellte schreibt (vergeblich): „Ich glaube nicht, dass ich dem Bundesgesundheitsamt, einem Richter, einem Reporter oder sogar meiner eigenen Familie erklären könnte, warum wir dies tun sollten insbesondere bei sensiblen Themen wie Selbstmord und Selbstmordgedanken." (Auszug aus dem Memo vom 14. November 1990, von *Eli Lilly*-Mitarbeiter Claude Bauchy an sechs *Lilly*-Verwaltungsleiter:innen).[40]

Beispiele für typische Tricks und Ausweichmanöver, die von Sachverständigen wie Breggin (2001a und 2008b) und Healy (2012 und 2009) belegt wurden:

- das Verbergen von Störungen, die durch das getestete Medikament entstanden sind, durch aufsplitten der Symptome;
- das Verbergen von Selbstmord unter irreführenden Kategorien (z.B., siehe Breggin, 2008b, S. 394), in einer Paxil-Studie wurde die Suizidalität unter Einfluss des Medikaments unter der Kategorie „emotionale Labilität" versteckt);
- Unsichtbarmachen schlechter „Nebenwirkungen" (z.B. Angstzustände) in der Behandlungsgruppe durch Verabreichung von Beruhigungsmitteln (neben der Verschleierung der schädlichen Wirkungen ist zu beachten, dass diese Handlung auch alle Zahlen zur Wirksamkeit verhöhnt, denn man kann nicht wissen, welches Medikament für die „Wirksamkeit" verantwortlich ist);
- die systematische Eliminierung derjenigen Proband:innen aus der Placebogruppe, denen es gut geht;
- deutlich unterschiedliche Mengen des Medikaments in der Medikamentengruppe und der Kontrollgruppe;
- Menschen *abrupt* andere Medikamente absetzten zu lassen, wenn sie in der Kontrollgruppe sind, wodurch Entzugserscheinungen erzeugt werden, die anschließend als „Nebenwirkungen" bezeichnet werden;
- Nur die „guten Teile" einer Studie zu veröffentlichen;
- die Rohdaten unter Verschluss zu halten, so dass sie nicht hervorgeholt werden können.

40 Dies ist eine aus einer Reihe von internen Notizen, die entdeckt wurde, die auf Manipulation durch die Firmen hindeuten und selbst Protest aus den eigenen Reihen missachten. Dieses Zitat und eine ausführliche Erörterung der Begleitumstände finden sich bei Breggin (2008b, S. 388 ff.). Zu entdeckten, besorgniserregenden Notizen im allgemeinen siehe: Psychiatric Drug Facts (http://www.breggin.com).

Der zusammenfassende Bericht und das Etikett

Die Forschung gipfelt in der Erstellung von zwei Primärdokumenten: a) des „zusammenfassende Berichts" des Pharmaunternehmens und b) des „Etiketts" oder der Gebrauchsinformation für die Patient:innen, der Packungsbeilage. Der ganze Prozess läuft auf diese Dokumente zu, ja dreht sich sogar um sie, wie in Abbildung 3.3. dargestellt.

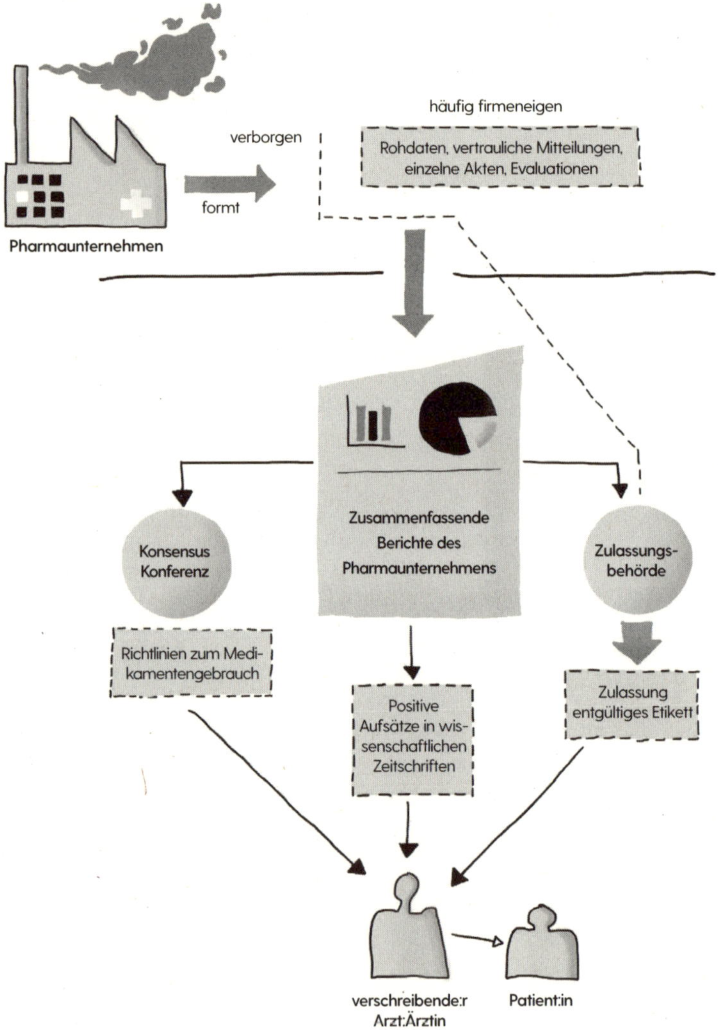

3.3. Verschreibungen

Der hier dargestellte Verlauf beginnt mit den Studien, durchläuft die „wissenschaftliche" Literatur, Konsensus Konferenzen, die Zulassung, er gipfelt darin, dass ein:e Arzt:Ärztin das Medikament verschreibt. Externe Akteur:innen, einschließlich Psychiater:innen und Wissenschaftler:innen, werden gewissenhaft von den Ausgangsdaten ferngehalten. Die Zahlen und Fakten werden ersetzt, denn im Mittelpunkt stehen das Etikett und der zusammenfassende Bericht, der Dreh, den die Pharmaunternehmen den Studien geben. Im weiteren Verlauf fungieren diese Dokumente zunehmend wie Herrschaftstexte (*boss texts).*

Der zusammenfassende Bericht ist das grundlegendste, unmittelbar einflussreichste Dokument. Die Zulassungsbehörden erhalten zwar andere Daten, aber konzentrieren sich auf ihn, nutzen ihn nicht nur zu Beurteilung der Studie, sondern auch für den ersten Entwurf des Etikett. Meistens fabriziert die Arzneimittelfirma nicht nur die Daten, sondern auch die Vorlage, nach der diese ausgewertet werden.

Der zusammenfassende Bericht übernimmt den Platz der Daten. Auf Grundlage dieser Zusammenfassung (in der die ungünstigen Studien nicht erwähnt werden) und ohne Zugang zu Rohdaten (die ordnungsgemäß verborgen sind) werden wissenschaftliche Artikel, die als endgültig angesehen werden, verfasst und veröffentlicht. Meistens werden diese führenden Wissenschaftler:innen zuschrieben, um den Einfluss zu sichern. Allerdings zeigen Studien, dass über die Hälfte der fraglichen Artikel, einschließlich derer in den renommiertesten Zeitschriften, de facto von Ghostwritern geschrieben werden, die für die Pharmakonzerne tätig sind (siehe Blumsohn (2006) und Healy und Cattell, 2003). Medizinische Fachzeitschriften, die die wichtigsten Herausgeber wissenschaftlicher Artikel über Psychopharmaka sind, werden ebenfalls von den Pharmaunternehmen finanziert, mit dem Ergebnis, dass Artikel, die die Studien kritisieren, wenig Chancen haben veröffentlicht zu werden (siehe Healy und Cattell, 2003, S. 22 ff. und Healy, 2012, S. 119 ff.). Dass die wissenschaftliche Artikel die Studien fast einheitlich positiv darstellen, ist unter diesen Umständen kaum überraschend. Ungeachtet der Interessenkonflikte, lässt das unsichtbar machen der Rohdaten alle Wissenschaftler:innen (sowohl die bezahlten, als auch die unabhängigen) nur mit einem Standpunkt zurück, nämlich dem, der im zusammenfassenden Bericht enthalten ist. Ebenso ist der zusammenfassende Bericht das zentrale Dokument in „Konsensus-Konferenzen" (Konferenzen, an denen alle wichtigen Akteur:innen teilnehmen: Psychiater:innen jeglicher Couleur; Wissenschaftler:innen und Regierungsvertreter:innen, deren Rolle darin besteht, praxisorientierte Schlussfolgerungen zu erarbeiten und Richtlinien festzulegen). Es werden stets auch Kritiker:innen zu solchen Konferenzen eingeladen. Da aber nur der zusammenfassende Bericht als Datengrundlage zugänglich ist, kommen sie jedoch üblicher- und vorhersehbarerweise zu den gleichen Schlussfolgerungen wie alle anderen, Schlussfolgerungen, die wohl oder übel der Firma, die Unterstützung für ihr neues Medikament sucht, zugute kommen (Zu Einzelheiten über die Rolle des zusammenfassenden Berichts bei solchen Konferenzen siehe Healy (2012, S. 136 ff.)).

Der zweite Herrschaftstext, das Etikett, wirkt direkter und tiefgreifender auf die Öffentlichkeit und die verschreibenden Ärzt:innen. Zunächst ist es ein Produkt des Arzneimittelherstellers und trägt dessen Markierung. Es wird zunächst in den Büros des Pharmaunternehmens verfasst und zwar genau nach den problematischen Prinzipien, die wir bis hier hin bewiesen haben. Warnhinweise erscheinen in der Regel nicht auf dem Etikett, es sei denn, die statistische Signifikanz ist entscheidend überschritten. Der so aufgearbeitete Entwurf wird an die Regulierungsbehörde gesandt (z.B. Health Canada, FDA, BfArM, EMA). Dies bedeutet eine Beurteilung durch ein Gremium, das nicht im Dienst des Herstellers steht. Dessen ungeachtet wird es weitgehend durch die Brille des zusammenfassenden Berichts beurteilt, und hier sehen wir, wie die pharmazeutischen *boss texts* sich gegenseitig verstärken. Sobald das Etikett erfolgreich zwischen dem Arzneimittelhersteller und der Behörde „verhandelt" wurde, wird die Substanz zusammen mit dem Etikett freigegeben. Breggin (2008a) veranschaulicht, dass es sich eher um eine Verhandlung als um eine unabhängige Entscheidung handelt. Das Etikett, die Artikel und übereinstimmende Richtlinien stehen so den Ärzt:innen zur Information zur Verfügung. Auf dieser Informationsgrundlage verschreiben die Ärzt:innen das Medikament (siehe Abbildung 3.3 unten).

Frage: warum warnten Ärzt:innen in den späten 1980er und frühen 1990er Jahren ihre „Patient:innen" nicht vor dem Selbstmordrisiko, das von Antidepressiva ausgeht? Nicht nur wegen Interessenkonflikten unterschiedlichen Ausmaßes, die eine Rolle spielen, vor allem aber weil auf dem Etikett keine Warnung vor diesem Problem stand. Mit anderen Worten: die Berufung auf Wissenschaftlichkeit ist so stark, dass selbst wenn die evidenzbasierte Forschung dem widerspricht, was man vor Augen hat, man seinen eigenen Augen nicht mehr traut.

Dass dies geschehen ist und weiterhin geschieht, ist selbst ein Indikator für die Macht dieser Industrie. Darüber hinaus ist es ein Gradmesser dafür, wie weit die Liebesaffäre der Psychiatrie mit den Arzneimitteln und den Fängen der Wissenschaft reicht, und zu welchem Preis.

Die Zulassungsbehörde und ihre Rolle

Vielleicht fragst Du dich, wie wir die oberflächliche Rolle der Zulassungsbehörde in alle dem vollständig erfassen sollen? Es handelt sich schließlich um Organisationen, von denen wir annehmen, dass sie gegründet wurden, um sich um unsere Sicherheit zu kümmern; und es ist *unsere Regierung*. Eine Antwort stellt die IE, die Amtsträger:innen kreuzen gewissermaßen die Kästchen in den vor ihnen liegenden Formularen an, das ist grundsätzlich der Fall. Eine weitere Antwort ist, dass sie komplizierte Teile von Systemen sind, in denen sie Partner haben, Partner, deren Agenden sie im Wesentlichen teilen, deren Interessen sie schützen.

Wesentliche Prinzipien der Organisationsentwicklung (OE) treffen hier zu. Sofern wir Konzepte wie das von Argyris und Schön (1974 und 1978) anwenden, ist der wahre Auftrag der Zulassungsbehörden das, was sie *tatsächlich tun*, und nicht das, wofür sie *eintreten* (was sie zweifellos auf irgendeiner Ebene glauben). Hier verschwindet die Verwirrung, aber nicht der Widerspruch. Der Auftrag ist zweifach:

1. Die gemeinsame Erstellung mit der Industrie von technisch gesehen „sicheren und wirksamen Produkten", gleichzeitig die Industrie zu schützen und ihre Gewinne zu maximieren.
2. Die Öffentlichkeit zu schützen, in dem die Industrie nötigenfalls in ihre Schranken gewiesen wird.

Auftrag eins stellt das normale Vorgehen dar, Mandat zwei das, was im Notfall getan wird und was gleichzeitig als offizielle Konzeptualisierung dient.

Ich will damit nicht sagen, dass die Öffentlichkeit keinen Schutz genießt. Insofern die Regulierungsbehörden eine Krise erkennen, zügeln sie in der Tat die Industrie. Die FDA verlangte zum Beispiel nach hunderten von Berichten über SSRI-bezogene Suizidversuche und erschütternden Zeug:innenaussagen bei Anhörungen, dass den Beipackzetteln der Antidepressiva ein schwarzer Kasten beigefügt würde, der vor Suizidalität bei Kindern und jungen Erwachsenen warnt (zu Einzelheiten siehe Breggin, 2001a und 2008b; und Breggin und Cohen, 2007). Abgesehen von solchen Extremsituationen werden wie gehabt, insbesondere in Nordamerika, gemeinsam Produkte als sicher und wirksam in Übereinstimmung mit den aufgezeigten Prozess erstellt.[41] Dazu passt, dass, um der Industrie keine unzumutbar harten

41 Es sei angemerkt, dass alle Zulassungsbehörden von Natur aus problematisch

Umstände zu zufügen, die Zulassungsbehörden regelmäßig wissentlich Studien annehmen, in denen die Unternehmen gegen die Regeln verstoßen haben und dabei offensichtlich die Forschung kompromittieren (zahlreiche Beispiele siehe Breggin (2001a; 2008a; 2008b)). Auch dort, wo sie sich gezwungen sehen, die Industrie zu zügeln, finden sie Wege, sie zu schützen.

Der kontinuierliche Schutz, der den SSRI gewährt wird, ist in dieser Hinsicht aufschlussreich. Als die FDA begann, Warnungen vor Suizidalität auf den Etiketten vorzuschreiben, verlangte sie dies für alle Etiketten von Antidepressiva obwohl es keine Anzeichen dafür gab, dass Nicht-SSRI-Antidepressiva ein solches Problem bergen. So stellte man sicher, dass die Branchenführer, die SSRI-Hersteller, keine Wettbewerbsnachteile haben und zudem weiterhin den Gewinn maximieren würden (denn, als die neueren Medikamente erzielten die SSRI weit höhere Gewinne).[42]

Manchmal übertreffen Behörden wie die FDA sogar die Industrie beim Schutz der Industrie. Ein typisches Beispiel ist *Prozac*. *Lillys* Medikamentstudien zeigten, dass Depressionen eine „häufige" Nebenwirkung sind, der vorgelegte Etikettentwurf spiegelte dies wider. Dokumente, die unter „Freedom of Information" veröffentlicht wurden, brachten Klärung in das Rätsel, dass sich stellte: die FDA strich *von sich aus* „Depression" vom Etikett (zu Einzelheiten siehe Breggin (2001a und 2008b)).Damit half die FDA gleichsam unnötigerweise *Eli Lilly* und schützte die Industrie vor einer Unregelmäßigkeit in einer Arzneimittelkategorie, die „häufig" den Zustand verursacht, den sie angeblich angeht.

Fazit: Die Regulierungsagentur ist der Legitimität verleihende Teil eines Systems, dass sich selbst verstärkt und schützt.

Zusammenfassung

Bei unserer Untersuchung des Zulassungsmechanismus tauchten Konzepte und Prozesse auf, die eine übergeordnete Funktion haben, die psychoaktiven Substanzen als „sicher und wirksam" zu konstruieren, kurz gesagt, es ist ein Legitimationsprozess. Was wir gesehen haben sind Verfahren und Maßnahmen, die dem gesunden Menschenverstand zuwiderlaufen: die Unsichtbarmachung von Daten;

---

sind, aber nicht alle gleichermaßen. Die gegensätzlichen Reaktionen auf den SSRI-Skandal veranschaulichen dies: während die Vereinigten Staaten und Kanada weiterhin die Verwendung von SSRI bei Kindern, mit einer Ausnahme, erlaubten, verbot Großbritannien dies völlig. Eine interessante Darstellung dieser sehr unterschiedlichen Beschlüsse findet sich bei Breggin (2001a und 2008b).

42 Konkret und in Einzelheiten: Healy (2012) und Breggin (2001a, 2008a und 2008b).

Aufsichtsgremien, die wenig Aufsicht führen; Manöver; Tricks. Dazu kommt: die aggressive Werbung; die ausgemachte Zustimmung dem System als Ganzen gegenüber; Schicht um Schicht an Eigeninteressen; die Tatsache, dass nie ein chemisches Ungleichgewicht für eine dieser mutmaßlichen Störungen belegt wurde, das sind die Umstände, unter denen die Psychopharmaka in die Gesellschaft gelangen.

Die Psychopharmaka

Was bewirken diese Arzneimittel also wirklich? Bevor wir weitergehen, möchte ich zwei Überlegungen einbringen und die Leser:innen bitten, sie im Kopf zu behalten. Die erste ist, wie komplex und zusammenhängend das Gehirn und seine Teile sind. Eine eigene Galaxie, die, um Whitaker (2002, S. 70) zu zitieren, „100 Milliarden Nervenzellen", „150 Billionen Synapsen", hunderte Neurotransmitter und eine Vielzahl von interagierenden Systemen enthält. Von daher sind alle Ideen, die damit verbunden sind, dass ein Medikament eine einfache Wirkung hat oder nur ein einzelnes System betrifft, eine grobe Vereinfachung. Die zweite Überlegung ist, dass diese Substanzen die Gehirnchemie verändern und dass die Personen, die wegen „psychischen Erkrankungen" behandelt werden, eigentlich eine *„normale" Gehirnchemie* haben, es besteht also Grund zur Annahme, dass diese Substanzen selbst Ungleichgewichte schaffen. Das ist unser Ansatzpunkt. Das Geheimnis, die Wirkung der Substanzen zu verstehen, besteht darin, die entstandenen Ungleichgewichte und die Reaktion des Gehirns auszuloten.

Da die Neuroleptika angeblich Schizophreniespezifisch sind, und da Schizophrenie der Öffentlichkeit als einzige „echte Krankheit" gilt, bieten sich Neuroleptika als Ausgangspunkt an.

Die Neuroleptika

Die Neuroleptika (auch Antipsychotika) werden in zwei Gruppen eingeteilt, die älteren oder typischen Neuroleptika und die „atypischen". Beispiele für die ersten sind: *Haldol*, *Mellaril*, *Megaphen*. Beispiele der Atypischen sind *Abilify* (Aripiprazol), *Risperdal* und *Zyprexa*. Die atypischen kennzeichnet am meisten, dass sie auf mehr als einen Neurotransmitter wirken. Sie sollen zudem weniger „extrapyramidale" Wirkungen haben (das extrapyramidale System ist der Teil des Gehirns, der mit körperlicher Bewegung verbunden ist). Breggin (2008b) belegt jedoch, dass sie atypischen ebenfalls auf das Dopaminsystem zielen und wo vergleichbare Dosen der atypischen verabreicht werden, sind die extrapyramidalen Effekte in etwa gleichwertig.

„Schizophrenie" ist der Aufhänger für Neuroleptika. Der Einsatz von Neuroleptika bei „Schizophrenie" hängt dementsprechend von der Dopamin-Theorie ab, dass Schizophrenie durch überschüssiges Dopamin verursacht wird, eine Erklärung, die ihrerseits aus der Wirkung dieser Medikamente resultiert. Die erste Hypothese zu diesem Effekt war, dass im „schizophrenen Gehirn" zu viel Dopamin (insbesondere D2) in den synaptischen Spalt ausgeschüttet wird (der Raum zwischen zwei Neuronen, durch den ein Nervenimpuls übertragen wird). Nun kann man den Dopamingehalt im synaptischen Spalt nicht direkt messen; aber wäre diese Hypothese wahr, wäre die HVA (Homovanillinsäure, das Abbauprodukt, in das Dopamin zerfällt) bei „Schizophrenen" vergleichsweise höher als in der Allgemeinbevölkerung. Studien belegen, dass die Mengen gleich hoch sind (siehe Knable, Kleinman und Weinberger, 1998, S. 592). Da diese Hypothese als ungültig belegt wurde, trat eine zweite Hypothese hervor: „Schizophrene" hätten zusätzliche Dopaminrezeptoren. Diese zweite ist ebenfalls widerlegt worden. Es ist klar zu stellen, dass tatsächlich einige zusätzliche Dopaminrezeptoren haben. Es wurde aber gezeigt, dass das Medikament den Unterschied ausmacht und nicht die vermeintliche Erkrankung. Nagetiere, denen Neuroleptika verabreicht wurden, haben 30 Prozent mehr Dopaminrezeptoren als ihre Artgenossen (Zu den Studien siehe Davis, Ko und Davidson, 1991). Das zeigt, dass die Neuroleptika dramatische Auswirkungen auf das Dopaminsystem haben? Was genau? Und wie?

Abbildung 3.4. ist ein Vorher-Nachher-Bild. Es ist identisch mit dem, welches die Befürworter:innen des Medikaments erstellen könnten. Wie festgestellt wurde, sind Neuroleptika anerkannte Dopamin-Blocker, das ist ihre angebliche therapeutische Eigenschaft.

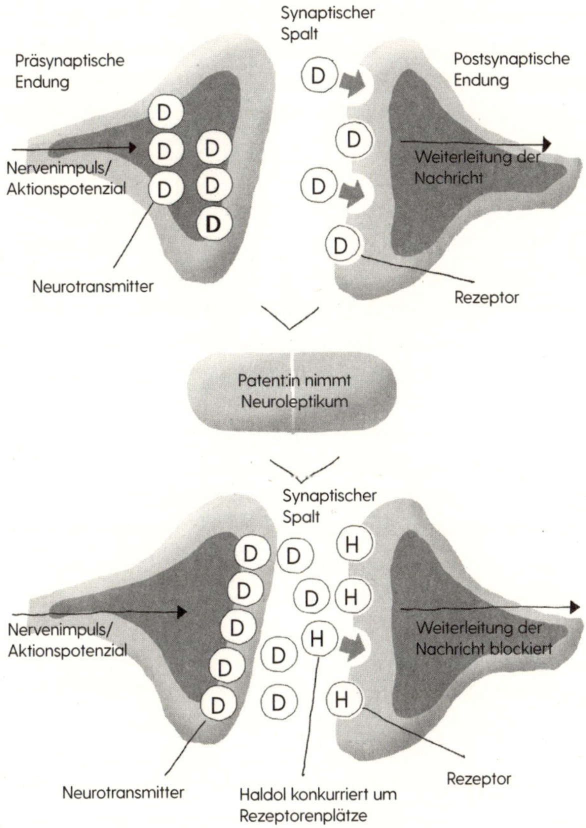

3.4. Das Dopaminsystem und Neuroleptika

Oben im Bild ist die übliche Dopamin-Übertragung dargestellt. Dopamin wird in den synaptischen Spalt freigesetzt, wo es an die Dopaminrezeptoren bindet. Im unteren Teil wird das dargestellt, was bei Einnahme des Neuroleptikums auftritt. Nach Einnahme des Neuroleptikums wird das in den synaptischen Spalt freigesetzte Dopamin gehindert, sich an die Rezeptoren zu heften, weil das Neuroleptikum (bezeichnet mit „H" für *Haldol*) um den Platz konkurriert. Hätte eine Person tatsächlich einen Dopamin-Überschuss (lies: „zu viel übermittelt oder zu viele Rezeptoren"), könnte eine solche Blockade eine Korrekturmaßnahme darstellen. Da sie jedoch ein „normales" Dopamin-Niveau hat, wird dadurch ein Dopamindefizit erzeugt.[43] Folgt man den „dopaminergen Bahnen", kann man die Folgen nachvollziehen.

43 Ich verwende Worte wie „normal" und „Defizit" ausdrücklich nur im funktionalen Sinn; ich unterstelle in keiner Weise Überlegenheit oder Unterlegenheit.

Es gibt drei primäre dopaminerge Bahnen. Den nigostriatalen Weg, der seinen Ursprung in den Basalganglien hat und die motorischen Funktionen steuert. Der zweite ist das mesolimbische System; es reicht vom Mittelhirn bis in den limbischen Bereich und kontrolliert Gefühle. Das dritte ist das meskortikale System, das von der 'Area tegmentalis ventralis' zu den Frontallappen verläuft, die mit Denken und Wollen zusammenhängen.[44] Bei der Blockierung des Dopamins auf allen drei Leitbahnen kommt es in all diesen Bereichen zu einer Deaktivierung.

Die Blockade der nigostriatalen Leitungsbahn äußert sich in verschiedenen Bewegungsproblemen wie Schlurfen, Zittern und Zuckungen, die vorhersehbar und häufig Menschen auf Neuroleptika plagen (die extrapyramidalen Effekte). Sie werden „Nebenwirkungen" genannt, und hier fällt der Gebrauch der Sprache auf, bezeichnenderweise machen viele von ihnen das aus, was als „Parkinson-Reaktionen" bezeichnet wird. Und was verursacht die Parkinson-Krankheit? Dopaminmangel (für weitere Einzelheiten siehe Whitaker, 2002, S. 162 ff.). Im Grunde wird so künstlich Parkinson geschaffen.

Irits Worte über *Haldol* machen die Konsequenz dieser besonderen Deaktivierungen deutlich:

> *„Die Auswirkungen ... waren ... entsetzlich. Mein Körper zuckte ständig ... Ein Teil von mir zuckte immer, meine Füße oder meine Händen. Ich entwickelte eine Art zu gehen, mit den Armen in der Luft vor mir ... Ich erinnere mich, dass Besucher:innen kamen und zu mir sagten, warum gehst Du nicht normal? ... Und ich war sehr, sehr frustriert und verärgert, weil ich nichts an der Art, wie ich lief, ändern konnte." (Irit, aus Burstow, 1994).*

Mit der Deaktivierung des mesolimbischen und mesokortikalen Systems gehen Niedergeschlagenheit, Apathie, Abstumpfung von Emotionen, kognitive Beeinträchtigung und das klassische Zombie-Gefühl einher. In Rückgriff auf Kapitel zwei sind es diese Effekte, die als „chemische Lobotomie" bezeichnet wurden und die den ursprünglichen Gebrauch der Substanz bei „Schizophrenen" veranlassten. Auch diese Wirkungen sind dramatisch und erkennbar. „Wenn ich aufwache, habe ich keine Lust, etwas zu tun," erklärt Boissoneault. „Alles, was ich will, ist schlafen." (zitiert aus Boissoneault, 1988, S. 226). Um die Wirkung der Blockaden in allen dopaminergen Bahnen zu beschreiben, prägte Breggin (2008b, S. 34) den treffenden Begriff „Deaktivierungssyndrom" und definiert

44 Nähere Informationen zu diesen Pfaden finden sich bei Whitaker (2002, S. 162 ff.) und Colbert (2001, S. 53 ff.).

ihn wie folgt: „ein Spektrum von Phänomenen, die unterschiedlich beschrieben werden als Desinteresse, Gleichgültigkeit, vermindertes Interesse, Abstumpfung, Mangel an Spontaneität, verminderte emotionale Reaktionsfähigkeit, verminderte Motivation oder verminderter Wille, Apathie und im Extremfall starke Benommenheit".

Das Bild verkompliziert sich hier und wird noch düsterer. Als lebender Organismus versucht das Gehirn, wie Neurowissenschaftler wie Hyman (1996) sorgfältig nachgewiesen haben, ein Gleich herzustellen. Da es nun an Dopaminmangel leidet, bemüht es sich dementsprechend die Wirkung des Medikaments auszugleichen. Zu den Kompensationsmaßnahmen gehören:

- die präsynaptischen Neuronen setzen mehr Dopamin in den synaptischen Spalt frei
- die Dichte der Dopaminrezeptoren wird erhöht
- in einem Prozess, der „up-regulation", also „Hochregulierung" genannt wird, werden zusätzliche Rezeptoren geschaffen (Wir erinnern uns: ein Phänomen, das fälschlicherweise der vermeintliche „Störung" zugeschrieben wird).

Aus diesem Tauziehen ergeben sich weitere Probleme. Die zusätzlichen Rezeptoren werden vielleicht nie verschwinden. Außerdem brechen viele der Kompensationsmechanismen nach kurzer Zeit zusammen. Das präsynaptische Neuron zum Beispiel ist immer weniger in der Lage, zusätzliches Dopamin freizusetzen. Nichtsdestotrotz kann die Person wegen der Kompensationsmechanismen so mit Dopamin überschwemmt sein, dass sie paradoxerweise, nie die Substanz absetzen kann, die den Kompensationsprozess erst auslöst (zu diesen und anderen untermauernden Details siehe Hyman (1996); Whitaker (2002 und 2010); und Breggin (2008b)).

Im Grunde wurde ein „normales" Gehirn in ein *„anormale" Struktur* verwandelt, deren Chemie *dauerhaft aus dem Gleichgewicht* geraten ist. Mehr als alles andere ist dieses permanente Ungleichgewicht für das sogenannte „Drehtür Syndrom" verantwortlich, das andauernde Tüfteln am Medikamentenspiegel, die vermeintlichen „Rückfälle". Eine weitere unvermeidliche Folge ist, dass das Gehirn schrumpft. Zu weiteren verbreiteten, wenn auch nicht einheitlichen Komplikationen gehören: Akathisie (eine quälende Unruhe; die Unfähigkeit, in der eigenen Haut zu stecken); tardive Psychosen (von der 30 Prozent der Patienten:innen betroffen sind, die über einen längeren Zeitraum Neuroleptika erhalten); malignes Neuroleptika-Syndrom (das tödliche sein kann) und Spätdyskinesie (Tardive Dyskinesie, TD). Letztere ist eine schwere und entstellende neurologische Erkrankung, die meist irreversibel ist. Diese betrifft laut APA-Zahlen (1992) 15 Prozent der Patient:innen in den ersten drei Jahren der Gabe eines Neuroleptikum, wobei das Risiko mit jedem weiteren Jahr der Exposition steigt und schnell ein Niveau von 40-50 Prozent erreicht. Ironischerweise wird zur Behandlung von Tardiver Dyskinesie das gleiche Mittel verwendet, der ursächliche Auslöser, das Neuroleptikum selbst, was dazu dient, das Problem zu verbergen. Auf diese Weise werden die Anwender:innen in eine potenziell endlose Abwärtsspirale getrieben (zu Einzelheiten siehe Breggin (2008b, S. 56 ff.)).

Die Entwöhnung von Neuroleptika ist schwierig, weil die Medikamente ihren Schaden verdecken. Ein weiterer drängender Faktor ist das Fortbestehen der Ausgleichsmaßnahmen, denn diese hören nicht sofort nach Absetzen des Medikaments auf. Um Whitakers (2002 und 2010) Metapher eines Autos zu verwenden: es ist so, als ob das Gaspedal zum Boden durchgedrückt wurde und sich dort verklemmt hätte, da das Gehirn weiterhin die hypothetische Reduktion des Dopamins „kompensiert", obwohl diese eingestellt wurde. Das Ergebnis? Vor allem dann, wenn das Medikament abrupt abgesetzt wird, wird die Person praktisch mit Dopamin überflutet, ein Rezept für Psychosen. Entsprechend vorhersehbar ist, dass alle (Ärzt:innen, Angehörige, oft auch die Patient:innen) dies als die Wiederkehr der „Krankheit" interpretieren und als Beweis für diese gesehen, für die das Medikament meist lebenslänglich benötigt wird.

In einigen Fällen wird die maskierende Wirkung der Medikamente zunehmend benötigt. In solchen Fälle kann sich die Person in der Tat nicht von dem Medikament befreien, weil dieses selbst ein Absetzen verunmöglicht (Einzelheiten siehe Whitaker (2002, S. 106 ff.)). Eine iatrogene (durch ärztliche Maßnahmen verursachte) Tragödie und ein klassisches Beispiel für das „Gefangensein".

Das bringt uns zur „Eine-Millionen-Euro-Frage": offensichtlich sind es nicht Tardive Dyskinesien und nicht die Kompensationsmaßnahmen, die als therapeutisch gelten. Was ist es dann? Was genau macht die angestrebte Wirkung aus? Die Antwort auf diese Frage sprang uns von Anfang an an: die ursprüngliche Behinderung der normalen Gehirnfunktion, die Deaktivierung selbst.

Um dies aufzulösen: die Deaktivierung aller drei Dopaminwege unterwirft die Person praktisch, macht sie also handhabbarer und das wird als wünschenswerte Wirkung erachtet. Es ist jedoch insbesondere die Deaktivierung des mesolimbischen und mesokorticalen Systems, die als „therapeutisch" verstanden wird. Eine Person, die nicht in der

Lage ist, vollständig zu denken oder zu fühlen, deren Gehirnteile sich nicht verknüpfen können, wird eben dadurch unfähig sein, Stimmen zu hören, komplexe Wahnvorstellungen zu haben oder sich und andere erheblich aufzubringen. Die *Gehirnschädigung* per se, besonders aber Schäden in den Bereichen, die mit einer höheren Hirnfunktionen verbunden sind, *ist* die therapeutische Wirkung. Um es krass auszudrücken: die Menschen werden von ihrem Leiden befreit, indem sie von ihrer Gehirnfunktion befreit werden. Obendrein kann der Schaden so beschaffen sein, dass die Person sich des Schadens nicht bewusst wird, sozusagen vergisst, dass die Medikamente nicht gut funktionieren. Eine beängstigende Entwicklung, die im nächsten Abschnitt eingehender untersucht wird und der Breggin (2008a und 2008b) den Namen „Intoxikationsanosognosie" gibt.

Längsschnittstudien zur Wirksamkeit geben uns Aufschluss darüber, wie nachteilig sich dieses Tauziehen des Gehirns auf lange Sicht auswirkt und damit die These des chemischen Ungleichgewichts weiter aufrecht erhält. Harrows (2007) Langzeitstudie mit „Schizophrenie"-Patient:innen zum Langzeit Gebrauch von Antipsychotika ergab, dass nach zwei Jahren Patient:innen, die Medikamente nicht einnahmen, geringfügig bessere allgemeine Funktionen hatten als die Medikament-Gruppe. Nach fünf Jahren waren 39 Prozent der Ohne-Medikament-Gruppe „auf dem Weg der Besserung" und mehr als 60 Prozent arbeiteten. Im Gegensatz dazu befanden sich 6 Prozent aus der Medikament-Gruppe auf dem Weg der Genesung und fast Niemand arbeitete. Bei einer zehnjährigen Nachbeobachtung war die Diskrepanz zwischen den beiden Gruppen noch größer. Ebenso in Rappaports (1978) Studie über „Schizophrene", die auf Antipsychotika aus dem Krankenhaus entlassen wurden: nach drei Jahren ging es denen, die das Medikament eigenmächtig nach der Entlassung abgesetzt hatten deutlich besser, als denen, die es weiter genommen hatten. Der Gruppe, der es entsprechend am schlechtesten ging, waren diejenigen, die die ganze Zeit über das Medikament nahmen. Mit den mindestens ebenso aussagekräftigen Ergebnissen der Studien der Weltgesundheitsorganisation (siehe Hopper (2000)), ist es klar, dass diese Medikamente grundsätzlich schädlich sind; das beste Ergebnis erhält man, wenn man sich von ihnen fernhält.

Marcias Geschichte

Marcias Geschichte illustriert einige der in diesem Kapitel dargelegten Eigenschaften der Neuroleptika. Sie ist eine intelligente 31-jährige Frau, die Musik liebt, die von unwillkürlichen Bewegungen der Zunge und des Mundes (TD) betroffen ist. Mit 19 wurde sie eines Abends während eines Spaziergangs angegriffen. Von dem was passiert war, was sie so traumatisiert, dass sie jedes Mal, wenn sie ihr Haus verließ, dachte, sie würde den Angreifer sehen. Nach ein paar Monaten brach sie ihr Studium ab. Nachdem sie einen Psychiater konsultiert hatte, wurde ihr das Neuroleptikum *Zyprexa* verabreicht. „Nur eine kurze Weile damit; und kein Scherz: ich dachte, mein Schädel würde explodieren", erklärte sie (eine bekannte „Nebenwirkung" von *Zyprexa*). *Zyprexa* wurde abgesetzt und *Risperdal* (Neuroleptikum) verabreicht. „Bis auf das seltsamen Zucken schien alles in Ordnung zu sein", erklärte Marcia. „Als ob es wirklich meine Angst reduzierte (Abstumpfung der Emotionen). Es ist nur so, dass ich, naja, nicht so klar denken konnte" (leichte kognitive Beeinträchtigung). Drei Jahre vergingen und vordergründig ging es Marcia gut. Sie fand einen Teilzeitjob im Einzelhandel. Sie kehrte an die Universität zurück und schloss alles bis auf ihr letztes Jahr ab. Dann setzte ein Umschwung ein. Sie hatte immer mehr Schwierigkeiten sich zu konzentrieren (ausgeprägtere kognitive Beeinträchtigung) und sie wurde zunehmend aufgebrachter (ungeklärtes Trauma). Auf Drängen ihrer Eltern erklärte sie sich bereit, eine Woche ins Krankenhaus zu gehen, dort wurde ihre Dosis erhöht.

Das Zittern wurde nun schlimmer (extrapyramidale Reaktionen). Marcia gibt zusätzlich an: „Ich konnte nicht sitzen, nicht stehen, konnte nicht still halten. Den ganzen Tag lang stand ich auf, setzte mich hin, ging hin- und her. Wie die schiere physische Qualen, die an meinen Sehnen nagte [klassische Akathisie]. Und Junge! Wollte ich dieses Medikament absetzen!" Marcia zog sich erneut von der Universität zurück. Ein paar Monate später begann sie wieder zu imaginieren, dass sie den Angreifer sehen würde (ungeklärtes Trauma) und noch einmal wurde ihre Dosis erhöht. Zwei Jahre später wurde TD bei ihr diagnostiziert. An diesem Punkt versuchte sie, das Medikament abzusetzen, nur um festzustellen, dass sich ihre Symptome verschlimmerten (Notwendigkeit der „kaschierenden" Wirkung des Medikaments; Ausgleichkomplikationen). Der Rest von Marcias Lebensgeschichte muss noch geschrieben werden. Diese intelligente Frau hofft immer noch auf eine Rückkehr an die Universität und darauf, vom Neuroleptikum loszukommen. Dazu sagt Marcia:

> *„Komisch - nicht ha-ha komisch. Man fängt an und denkt, man kann immer aufhören. Und das Medikament, scheint den Schmerz zu lindern, mich abzulenken, was auch immer. Wenn Du vor sechs Jahren mit mir gesprochen hättest, hätte ich Dir wirklich gesagt, dass es hilft. Jetzt sehe ich die Dinge ganz anders. Die Sache ist die: du bist so grün hinter den Ohren. Du hast keine Ahnung, was es mit Dir machen wird, was es mit Dir macht. Vielleicht komme ich eines Tages davon los. Davon träume*

ich, aber ich denke irgendwie, dass ich es nicht kann. Weißt Du, ich habe es einmal versucht. Aber um Himmelswillen, es abzusetzen ist nicht so einfach [Ausgleichsmaßnahmen]. Und Bonnie, ich meine, schaue mich an. Sieh nur, was es mit mir gemacht hat!"

Antidepressiva: die SSRI

Die SSRI (selektive Serotonin-Wiederaufnahmehemmer von engl. Selective Serotonin Reuptake Inhibitor)[45] sind die bekanntesten Antidepressiva. Die bekanntesten englischen Handelsnamen sind: *Prozac, Paxil, Zoloft, Celexa, Lexapro* und *Luvox*, deren Wirkstoffe sind: Fluoxetin, Paroxetin, Sertralin, Citalopram, Escitalopram und Fluvoxamin und unter anderen Namen auch in Deutschland erhältlich. Wie bei den Neuroleptika werden diese Medikamente gegen eine vermutete biologische Störung verschrieben, deren Existenz nie bewiesen wurde. Ich leugne ganz eindeutig nicht, dass Menschen depressiv werden, manche sogar schwer. Depressionen sind eine Tatsache des Lebens. Wie aber bereits festgestellt wurde, ist bei weitem *nicht bewiesen*, dass es sich um eine Krankheit handelt oder eine Krankheit *ausmacht* (Einzelheiten zu den verschiedenen erfolglosen Beweisversuchen, siehe Breggin (2001a und 2008b)).

Es wurde eine physische Ursache für die mutmaßliche Erkrankung angenommen. Die Annahme ist, dass Menschen depressiv sind, weil sie zu wenig Serotonin haben, darum werden die SSRI verabreicht.

Serotonin ist ein Neurotransmitter, dessen Hauptwirkungen Aktivierung oder Stimulation sind. Serotoninnervenkörper befinden sich im unteren Teil des Gehirns. Sie stimulieren Neuronen in *jedem Lappen des Gehirns* (siehe Breggin, 2001a). Darum wirken sie, medizinischer Darstellung zum Trotz, nicht „selektiv", sondern global. Die Wiederaufnahme ist der Mechanismus des Gehirns, um sich vor übermäßiger Stimulation zu schützen. Die Serotonin-Wiederaufnahme ist ein Transportsystem, das überschüssiges Serotonin aus der Synapse zurück in das präsynaptische Neuron bringt. Hier kommen die SSRI ins Spiel. Was diese Medikamente bewirken, ähnelt dem, was wir bei den Neuroleptika gesehen haben. Sie blockieren den normalen Gang der Neurotransmitter, in dem sie die für diese bestimmten Plätze blockieren. Der Unterschied ist, dass anstatt die Rezeptoren zu blockieren, und hier geht es in die entgegengesetzte Richtung, weil ein Mangel im Gegensatz zum Überschuss des Transmitters vermutet wird, sie das

45 Das Wort „selektiv" in „Selektive Serotonin-Wiederaufnahmehemmer" ist irreführend, denn sie betreffen mehr als ein Gebiet und es ist unvermeidlich, dass sie andere Neurotransmitter befallen. Zu Einzelheiten, siehe Whitaker (2010).

Wiederaufnahmesystem bevölkern, es sozusagen verstopfen und dadurch die Wiederaufnahme hemmen. Die Folge ist, dass Serotonin, das sonst zurück in die präsynaptische Nervenzelle genommen würde, im synaptischen Spalt verbleibt und dann zu den Rezeptoren weiter wandert. Die Unterbrechung des Wiederaufnahmemechanismus führt zu zusätzlichem Serotonin. Dieser Prozess ist in Abbildung 3.5. dargestellt.

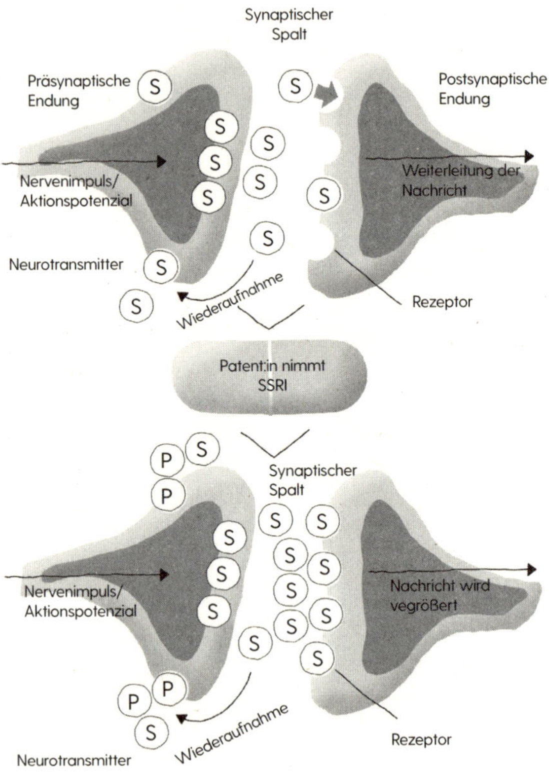

3.5. Das Serotoninaufnahmesystem und die SSRI

Betrachte die Wiederaufnahme des Serotonins (bezeichnet als S) oben; dann die Blockade der Serotoninwiederaufnahme durch *Prozac* (P). Und beachte die damit einhergehende Ansammlung von Serotonin im synaptischen Spalt.

Wenn die depressive Person tatsächlich an einer Krankheit leiden würde, die durch Serotoninmangel verursacht wird, wäre das, was hier geschieht, wirklich regulierend. Andererseits, gäbe es solch einen

Mangel nicht, wäre es vernünftig zu erwarten, dass die Synapse mit Serotonin überflutet und das Gehirn dadurch überstimuliert würde. Zusätzlich, und das ist verdächtig, spränge der Kompensationsmechanismus des Gehirns an. Und das ist der Fall, das zeigen die Studien auf die Healy (2012 und 2009) und Breggin (2001a, 2008a und 2008b) verweisen eindeutig, dass eine solche Überstimulation tatsächlich stattfindet. Ebenso zeigen Studien wie Wegerer et al. (1999; eine Tierstudie, in der jungen Ratten Serotonin verabreicht wurde), dass selbst bei niedriger Dosierung die Kompensationsmechanismen des Gehirns in Gang kommen. Das Gehirn wehrt sich sozusagen.

Kompensatorische Maßnahmen, die bei SSRIs auftreten, die alle gut belegt sind, schließen ein:

1. Die Autorezeptoren (Rezeptoren eines Neurons für die eignen Neurotransmitter) im Gehirn veranlassen die präsynaptische Nervenzelle zu geringerer Serotoninproduktion. Wie Breggin (2001a, S. 34) es ausdrückt, das Gehirn „schaltet" seine Serotoninproduktion ab.
2. Das Transportsystem bei der Wiederaufnahme verdichtet sich (Übersetzung: es gibt zusätzliche „chemische Vehikel").
3. Bei der so genannten „Down-Regulation", bzw. „Absterben", zerstört das Gehirn beim Versuch das Gleichgewicht wiederherzustellen die eigenen Serotonin-Rezeptoren, in manchen Arealen werden 40-60 Prozent von ihnen ausgelöscht (siehe Walmsley et al., 1987).

Weitere Probleme kommen zu diesem Tauziehen hinzu. Unabhängig davon, welche Maßnahmen später ergriffen werden, weiß niemand, ob die Serotoninrezeptoren nachwachsen.[46] Außerdem versagen die Kompensationsmechanismen schnell. Wie beispielsweise Whitaker (2010, S. 80 ff.) belegt, verringert sich die Anzahl der Autorezeptoren im präsynaptischen Neuron schnell, was zur Folge hat, dass die Rückkopplungsschleife teilweise behindert ist. Die Langzeitfolge ist ein geschädigtes Gehirn (neben Absterben setzt fehlerhaftes Wachstum ein), das nicht in der Lage ist, sich selbst zu kontrollieren, das permanent aus dem Gleichgewicht ist, darum die Rückfälle, das ständige Herumbasteln an der Dosierung. Hinzu

---

46 Für eine besonders aufschlussreiche Studie über die Kompensationen, die Schnelligkeit, mit der sie einsetzen, die daraus resultierenden Hirnanomalien und die damit einhergehenden Gefahren, siehe Wegerer et al. (1999); auch Breggin (2001a und 2008b).

kommt, dass die kompensatorischen Maßnahmen weitergehen, nochmals: Entwöhnung ist außerordentlich schwierig.

Überstimulation ist normal. Andere verwandte und sehr häufige Wirkungen sind Akathisie, Reizbarkeit, Paranoia, Wahnvorstellungen, Verwirrung und Impulsivität (siehe Whitaker, 2010 und Breggin 2001b; 2008a; und 2008b). Manien können ebenfalls einsetzen, eine direkte Folge der Überreizung. So gesehen können die SSRI Depressionen verschlimmern und zu Suizidalität führen, daher die obligatorische Warnung auf dem Etikett von Antidepressiva: „Patienten jeden Alters, die eine Antidepressivum-Therapie erhalten, sollten angemessen kontrolliert und auf eine klinische Verschlechterung, Suizidalität oder ungewöhnliche Veränderungen im Verhalten genau beobachtet werden." (PDR-Network, 2013, S. 1324). Andere damit verbundene Auswirkungen sind Hypomanie, Wut und Gewaltausbrüche.

In dieser letzten Hinsicht untersuchten Moore, Glenmullen und Furberg (2010) unerwünschte Zwischenfälle, die in den Jahren 2004-2009 bei der FDA eingereicht wurden, mit Schwerpunkt auf Gewalt gegen andere. Die Autor:innen schlussfolgerten eindringlich: „Antidepressiva zeigten durchweg erhöhte Risiken ... im Vergleich zu Antipsychotika und Stimmungsstabilisierern." Die Sache ist die: wird das Gehirn überstimuliert und die Person aufgeregt, wird eine Situation geschaffen, in der leicht Gewalt ausbrechen kann.

Ashley ist ein junger Mann mit Erfahrung mit Antidepressiva und seine Geschichte ist hier aufschlussreich. Er sagt bei einer öffentlichen Anhörung über Psychopharmaka aus:

> *„Ich wurde von einem wirklich schüchternen Menschen zu einer fast unausstehlichen Person ... Ich fing mit jedem, der mir über den Weg lief, Streit an ... Ich versuchte mindestens fünf Mal mich umzubringen, einmal mir die Pulsadern aufzuschneiden ... Ich riss ohne ersichtlichen Grund das ganze Haus auseinander. Eines Tages wachte ich auf, stand einfach auf, ging in mein Wohnzimmer und begann alle Bücher aus den Regalen zu werfen ... Ich hatte diesen Drang in mir, der nur sagte: 'zerfetz' das Wohnzimmer', und ich habe es getan. Und das trieb häufig mein Verhalten ... Ich schnauzte Leute ohne ersichtlichen Grund an und ich konnte nie erklären, warum ... bis ich irgendwie eins und eins zusammenzählte und verstand, dass es das Medikament war, dass mich ... gewalttätig ... machte. Als ich das Medikament absetzte, kehrte ich zu meinem normalen Selbst zurück, schüchtern, meistens zurückhaltend." (Inquiry into Psychiatry, 2005, Psychiatric Drugs, Tape 4B, S. 108).*

Was ich damit nicht sagen will, ist, dass alle oder auch nur die meisten Leute, die solche Substanzen nehmen gewalttätig werden, jedoch dass die SSRI ihrem Wesen nach überstimulieren und dies mit einem unverhältnismäßig hohen Gewaltniveau korreliert.[47] Damit übereinstimmend belegt Breggin (2001a, b, 2008b und 2000b), dass ein hoher Prozentsatz der US-Schulschütz:innen „therapeutische" Dosen SSRI nahm. Zur Zeit des Columbine-Massakers nahm Harris zum Beispiel eine therapeutische Dosis *Luvox*. Es ist mindestens besorgniserregend, dass es in den zwei Jahren vor Columbine eine Vielzahl an Berichten über Manien und Aggressionen im Zusammenhang mit *Luvox* gab (Einzelheiten siehe Breggin (2000b)). Mit anderen Worten, es gab Warnungen. Andere Schulschütz:innen auf SSRI: Toby Sincino, Schütze an der Blackville-Hilda High School nahm *Zoloft*; Luke Woodham, Schütze an der Pearl High School und Michael Carneal, Schütze an der Heath High School, nahmen beide *Prozac*; Elizabeth Bush, Schützin an der Bishop Neumann High School nahm *Paxil*; Jason Hoffman, Schütze an der Granite Hills High School nahm *Celexa*; Jesse Carrizales, Schütze in Fresno nahm *Lexapro*, und die Liste geht weiter.[48]

Ashleys abschließende Bemerkungen ermöglichen einen Blick auf das Phänomen. Zum Schluss seiner Zeugenaussage fügt er offen hinzu:

> *„Ich spreche das gerade jetzt an, wegen ... dem was wir in letzter Zeit in den Medien gehört haben, über Schießereien in Schulen und Morde an Eltern durch ihre Kinder ... Es stellt sich später heraus, dass sie die eine oder andere Art von Antidepressiva genommen haben. Ich kann ... einige dieser Verhaltensweisen sehr nachempfinden, denn ich kann Ihnen sagen, als ich das Medikament nahm ... wenn ich eine Waffe zur Verfügung gehabt hätte, hätte es ziemlich übel werden können." (Inquiry into Psychiatry, 2005, Psychiatric Drugs, Tape 4B, S. 108).*

Ein Denkanstoß.

Warum fühlen sich dann einige Leute mit diesen offensichtlich toxischen Substanzen besser? Wie kommt es, dass sie und andere denken, es ginge ihnen besser? Moncrieff (2009) zeigt, dass SSRI zum Teil antihistaminische und damit beruhigende Eigenschaften haben. Zusätzlich bezieht sich ein beträchtlicher Teil dessen, was als gutartig erlebt

---

47 Ich stütze mich ganz klar auf Ashleys Aussage, weil sie aufrüttelnd ist. Dennoch sollte anerkannt werden, dass Ashley zwar angibt, dass er ein Antidepressivum genommen hat, aber aus dem Transkript nicht klar ersichtlich ist, welchen Typs es war.

48 Die Beispiele stammen aus einer größeren von Wood zusammengestellten Liste (2013a und b).

wird, ausdrücklich auf die Aktivierung. Sie treibt Menschen an, bringt in Bewegung (ebenso wie die auf den Höhepunkt getriebene Störung: Akathisie). Auf den ersten Blick mag eine Person, die einen Antrieb hat und sich bewegt, so erscheinen, als ginge es ihr besser, als einer depressiven Person, die nicht aus dem Bett kommt. Darüber hinaus erzeugen die SSRI durch die Gesamtaktivierung des Gehirns Hochstimmung. Hochstimmung fühlt sich besser an als schwere Depression, obwohl sie eigentlich ein Ausdruck einer Hirnfunktionsstörung ist. Die tragische Unwissenheit über diese Fehlfunktion erklärt auch die Unkenntnis der durch SSRI ausgelösten Wahnvorstellungen.

Breggins (2008a und 2008b) Konzept der „Intoxikationsanosognosie" ist hier nützlich. Die SSRI machen, dass Menschen sich dieser Beeinträchtigung nicht bewusst werden. Insofern ihre Handlungen problematisch sind, werden sie sich dieser Tatsache nicht bewusst (das gilt nicht für alle, die diese Substanzen einnehmen). So gesehen ist ein mit Serotonin überflutetes Gehirn eher wie ein alkoholisiertes. Beides kann zu einem „guten Gefühl" führen. Beide können also zu beeinträchtigtem Urteilsvermögen, zu Aggression, zu Impulsivität, zu einem dürftigen Bewusstsein führen, dass die Person wenig Verständnis ihres eigenen Zustands oder zweifelhafter Handlungen hat. Daher treten Wutausbrüche bei „Patient:innen" auf SSRI häufig auf. In extremen Fällen sind es zügellose Gewaltausbrüche, die in Büchern wie *Medication Madness* (siehe Breggin, 2008a) belegt werden, alle von Menschen, die sich „getrieben" fühlen (deutlich stimulierende Wirkung), die sich selbst als „auf einer Mission" wahrnehmen.[49]

Die Stimulanzien

Stimulanzien werden so genannt, weil sie, wie die SSRI, eine anregend oder stimulierende Wirkung haben. Beispiele für Medikamente sind: *Adderall*, *Dexedrin*, *Desoxyn*, *Gradumet*, wobei es sich hier Amphetamine handelt. *Ritalin, Concerta* und *Metadate,* (Wirkstoff: Methylphenidat) sind amphetaminähnlich. Alle sind kokainähnliche Substanzen, darum werden sie in den USA durch die Drug Enforcement Administration (DEA) als „Schedule II" Betäubungsmittel klassifiziert. Sie werden in erster Linie Kindern verabreicht, und zwar als ein *spezifisches* Medikament gegen Aufmerksamkeitsdefizit-/Hyperaktivitätsstörung (ADHS). Bezeichnenderweise wurde eine solche Erkrankung noch nie nachgewiesen. So kam eine Konsensuskonferenz zu ADHS zu dem Schluss,

49 Wohl oder übel, und ich vermute, dass es beides ist, wurde diese Eigenschaft der Antidepressiva von Gerichten anerkannt, ebenso wie die Verteidigung „Intoxikationsanosognosie", s. Breggin (2008a und 2008b).

dass es trotz gegenteiliger Behauptungen, keine Daten gibt, die bei dieser Diagnose auf eine Hirnfunktionsstörungen deuten (siehe Colbert, 2001, S. 74). Es steht natürlich fest, dass es Kinder gibt, die unaufmerksam sind, die abgelenkt sind, manche sogar sehr. Abgelenkt zu sein und eine medizinische Störung zu haben, ist jedoch nicht gleichzusetzen.

Es gibt keine allgemein anerkannte Theorie darüber, was diese vermeintliche Störung „verursacht". Nichts, was der Dopamin-Theorie der Schizophrenie entspricht. Nichtsdestotrotz wird ADHS als eine Krankheit konstruiert, die durch abgeschwächte Neurotransmission verursacht wird, wobei als Grund am häufigsten ein *träges Dopamin*-System genannt wird, dies wiederum aufgrund der Wirkung des Medikaments.

Was bewirken die Medikamente wirklich? Sie erhöhen das Vorhandensein von Dopamin im synaptischen Spalt. Sie erhöhen auch das Vorhandensein von zwei weiteren Neurotransmittern: Noradrenalin und Serotonin. Diese zweifache Wirkung aktiviert einen Großteil des Gehirns:

1. die jeweiligen präsynaptischen Neuronen werden stimuliert, um mehr der betreffenden Neurotransmitter (Dopamin, Noradrenalin, Serotonin) freizusetzen; und
2. die Wiederaufnahme dieser Neurotransmitter wird blockiert. (siehe Breggin, 2001b, S. 63 ff. und Whitaker, 2010, S. 216 ff.).

In Abbildung 3.6. kann man nachverfolgen, was im Dopaminsystem geschieht, das kann man auf Noradrenalin und Serotonin übertragen. Nun noch einmal: die „korrigierende Maßnahme" wäre berichtigend, wenn es von vornherein ein Neurotransmitterungleichgewichte gäbe, dafür gibt es aber keine Beweise. Die Kompensationsmaßnahmen des Gehirns weisen auf etwas anderes hin. Mittlerweile dürfte es ein erkennbares Muster sein, das Gehirn versucht ein Gleichgewicht herzustellen, die Rezeptoren Dichte nimmt ab; es kommt zum Absterben; entsprechend schütten die jeweiligen präsynaptischen Neuronen weniger vom Neurotransmitter aus. All dies führt dazu, dass das Gehirn chemisch unausgeglichen und strukturell beeinträchtigt wird (siehe Whitaker, 2010, S. 222 ff.).

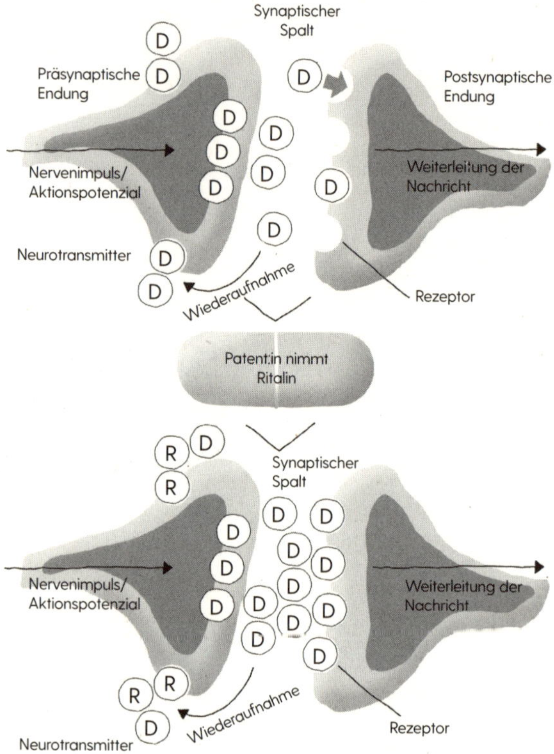

3.6. Das Dopaminsystem

Es ist vorherzusehen, dass es bald teilweise zu einem Zusammenbruch des Kompensationsmechanismus kommt, mit all den dazugehörigen Komplikationen. Der:die „Patient:in" erlebt den Zusammenbruch als negativ, was sich in zusätzlicher Erregung äußert. Gleichzeitig verursacht die fortgesetzte Kompensationstätigkeit Probleme. Zum einen entstehen dadurch Anomalien und Entwöhnungsprobleme. Zum anderen wird die volle Wucht der Ausgleichsmaßnahmen im Laufe des Tages gespürt, wenn die Wirkung nachlässt. Dies zeigt sich im Rebound (dem Absetzeffekt, einer intensiveren Version der ursprünglichen „Krankheit"). Dieses Phänomen wiederum wird als Anzeichen dafür gesehen, dass das Individuum (meistens ein Kind) das Medikament benötigt (siehe Breggin, 2001b). Angesichts der Reichweite der verschiedenen beteiligten Neurotransmitter sind die Wirkungen vielfältig und komplex. Im Rückgriff auf Breggins (2001b, S. 64) beeindruckende Liste, verursachen sie Fehlfunktionen in unterschiedlichem Ausmaß:

- in der Großhirnrinde (Beeinträchtigung höherer Hirnfunktionen)
- in den Frontallappen (Beeinträchtigung von Entschlusskraft, Autonomie, sozialem Bewusstsein, Einsicht und Urteilsvermögen; verursacht möglicherweise auch emotionale Abstumpfung)
- im limbischen System (hier führt die Beeinträchtigung zu Gleichgültigkeit und roboterhaftem Verhalten)
- in den Basalganglien (die zu roboterhaftem Verhalten führen, was zu motorischen Störungen führen kann)
- in den Temporallappen, auch: Schläfenlappen (Beeinträchtigung des Gedächtnisses)
- in den Parietallappen (beeinträchtigt die Integration sensorischer Informationen und das Ich-Erleben)
- im Kleinhirn (kann zu Inkoordination führen)
- im Hypothalamus (beeinflusst die Körpertemperatur, den Appetit, die Hormone)
- in der Hypophyse (daher die klassische Wachstumshemmung)[50] und im aufsteigenden retikulären Aktivierungssystem, kurz: ARAS (vermindertes Bewusstsein und Reaktionsfähigkeit bzw. Aufmerksamkeit).

Bei Kindern sind die auffälligsten Effekte bei niedriger Dosierung roboterhaftes Handeln, Überfokussierung, Sedierung, Verminderung der Spontaneität. Das ist die angepriesene therapeutische Wirkung, die als Verbesserung des Kindes gesehen wird, das Medikament „wirkt" sozusagen. Die Kinder sind in der Schule aufmerksamer, lassen sich nicht mehr ablenken, erledigen mechanisch die vor ihnen liegenden Aufgabe. Oberflächlich betrachtet erscheint dies den Erwachsenen in ihrem Umfeld als „Besserung", vor allem Lehrer:innen sehen jetzt Kinder, die sich hinsetzen und sich an die Arbeit machen, daher rührt die umfassende Verwicklung mit dem Bildungssystems bei ADHS.[51] Dabei

---

50 Die Wachstumshemmung ist dramatisch. Die Industrie versuchte dies abzuschwächen, indem sie es der „Störung" zuschrieb. Eine Studie von Swanson et al. (2007) vergleicht Kinder, die mit ADHS bezeichnet werden und Stimulanzien einnehmen, mit Kindern mit der gleichen Bezeichnung, die aber keine Stimulanzien einnehmen und stellt fest, dass das verhinderte Wachstum nur auf die Stimulanzien zurückzuführen ist.

51 Schulen sind zu einer Erweiterung des psychiatrischen Systems geworden, außerdem zu einem wichtigen Eintrittspunkt. In diesem Zusammenhang haben die Lehrer:innen Listen mit Symptomen (das heißt: Checklisten zum ankreuzen), mit denen sie „erkennen", welche Schüler:innen „ADHS haben könnten". Schulen setzen Eltern unter Druck, ihre Kinder auf ADHS „testen" zu lassen (weitere Formulare zum Ankreuzen). Wenn Eltern sich weigerten mitzumachen, wurden sie oft bei den Ämtern angezeigt, mit dem Ergebnis, dass die Kinder aus dem Haushalt geholt wurden (für eine detaillierte Darstellung dieser alarmierende Entwicklung, siehe Baughman und Hovey (2006)).

wird der Funke, die lebendige Intelligenz geopfert. Die Kinder betragen sich nicht deshalb so, weil ein Ungleichgewicht im Gehirn korrigiert wurde, sondern weil eine Fehlfunktion geschaffen wurde, so dass sie nicht in der Lage sind, anders zu handeln. „Ich weiß nicht, wie ich es erklären soll", sagt Kunlee im Gespräch. „Es war so als könnte ich nichts anderes tun als dieses Auswendiglernen, nicht wahr? Mir war nicht mal danach, mit meinen Freunden zu reden." Ebenso zeigen Tierversuche (z.B. Arakawa, 1994 und Mueller, 1993), dass Ratten, die auf solche Substanzen gesetzt wurden, übermäßig konzentriert, wenige, sich wiederholende Handlungen ausführen („Stereotypie" genannt).

Eine weitere häufige Folge des Konsums von Stimulanzien ist die Sucht, was durch die Listung als „Schedule II" Betäubungsmittel anerkannt ist. Daher die Warnung auf dem Amphetamin-Etikett (aus PDR Network, 2013. S. 2274):

> *„Warnung: Missbrauchspotential. Amphetamine haben ein hohes Missbrauchspotenzial. Die Verabreichung von Amphetaminen über längere Zeiträume kann zu Abhängigkeit führen. Seien Sie besonderes aufmerksam gegenüber der Möglichkeit, dass Personen diese nicht therapeutisch verwenden oder an andere abgegeben."*

Bemerkenswert ist, dass eine Person, die Stimulanzien eingenommen hat, eine dreimal so hohe Wahrscheinlichkeit hat, Kokain zu konsumieren (siehe Breggin, 2001b). Dazu stellt eine umfangreiche Studie von Lambert (1998) fest, dass der Konsum von Stimulanzien in der Kindheit mit Kokainabhängigkeit, Rauchen, lebenslangem Gebrauch von sowohl Kokain als auch Stimulanzien absolut korreliert.

Die offensichtlichen Effekte auf kurze Sicht sind dämpfende, auf mittlere und lange Sicht ist gerade die Überreizung am offensichtlichsten. Menschen auf diesen Substanzen können hochgradig erregt werden, sie schwanken häufig zwischen Überaktivierung und „Abstürzen". Ein typisches Ergebnis ist eine Doppeldiagnose (am häufigsten eine „bipolare" Bezeichnung) und die zusätzliche Gabe von Medikamenten wie „Stimmungsstabilisierern" (Details, siehe Whitaker, 2010; Baughman und Hovey, 2006; und Breggin, 2001b). Angesichts der Überstimulation tritt Reizbarkeit ebenfalls häufig auf. Im Extremfall können Stimulanzien wie SSRI zu Psychosen, Manien, Wut, Suizid und Gewalt führen. Zu diesem letzten Punkt sollte bemerkt werden, dass, wie bei den Antidepressiva, ein hoher Prozentsatz der Schütz:innen an US-amerikanischen High Schools Stimulanzien einnahm. Um nur einige zu nennen, T. J. Soolomon, der alleinige Schütze an der Heritage High School; Barry Loukatis, an Moses Lake Washington; jeder der Schütz:innen des Massakers an der

Westside Middle School in Arkansas. Einige dieser Jugendlichen hatten wenig oder keine Erinnerung an das Ereignis, sie wurden von Fachleuten praktisch als „ohne Geist"[52] beschrieben, was uns erneut zu Breggins Konzept der Intoxikationsanosognosien oder *Medication Madness* (etwa: Medikamentenwahnsinn) bringt.

Auch wenn sie nach den „Medikamenten" schmachten, belegt Colbert (2001), dass Kinder denen Stimulanzien verabreicht wurden, *diese nicht mögen*, außer wenn die Hochstimmung einsetzt, das erklärt sich von selbst. Im Gegensatz dazu mögen ihre Betreuer:innen sie in der Regel, weil sie die Stereotypie und die Überfokussierung als Besserung interpretieren. Die Erwachsenen können sich auch über die etwas besseren Noten freuen, die diese überfokussierten Kinder anfangs bekommen und bestimmte Erwachsene (die Pädagog:innen) schätzen die ruhigeren Klassenräume. Baughman und Covey (2006) belegen, dass das Ergebnis ist, dass Schulen sowohl zu einer Verbindungsstelle zu den Medikamenten, als auch zu einem Vollstrecker geworden sind. Die wissenschaftliche Literatur zeigt, dass Stimulanzien nicht zu langfristigen Verbesserung schulischer Leistungen führen (siehe zum Beispiel Barkley, 1974). Daher kann selbst das, was die Psychiatrie als „Wirksamkeit" versteht, nicht beansprucht werden.

Andere Klassen-Phasenprophylaktika und schwache Tranquilizer: kurze Kommentare

Die beiden anderen wichtigen Psychopharmaka-Klassen sind die Stimmungsstabilisierer und die leichten Beruhigungsmittel (auch „angstlösende Medikamente" genannt). Es gibt mehrere verschiedene Arten von leichten Beruhigungsmitteln, wobei Benzodiazepine am häufigsten verschrieben werden. Dazu gehören so bekannte Produkte wie *Ativan*, *Valium* und *Librium*. Deren Wirkstoffe Lorazepam, Diazepam und Chlordiazepoxid sind. Sie werden, größtenteils Frauen, bei mutmaßlichen „Angststörungen" verabreicht. Sie können als der aktuelle Ausdruck einer Tradition angesehen werden, die auf die Schlafkur und den damit verbundenen Sexismus zurück geht (vgl. das erste Kapitel). Sie wirken auf den Neurotransmitter GABA (Gamma-Aminobuttersäure), in dem sie an die GABA-Rezeptoren binden (die im gesamten Gehirn existieren). GABA *hemmt*, die Benzodiazepine verstärken die hemmende Wirkung. Sie erzeugen dadurch eine allgemeine ZNS-Depression (die

52 Zu den Einzelheiten der verschiedenen Schulmassaker, verweise ich auf die verschiedenen Wikipediaeinträge, die im Internet leicht zu finden sind. Zusätzlich bin ich Breggin (2000a, 2001b, 2008a) zum Dank verpflichtet und der Forschung Woods (2013a und 2013b).

therapeutische Wirkung), die im Extremfall ins Koma führt, daher ihre Verwendung als Schlafmittel oder „Hypnotika".

Warum mögen manche Menschen, die Benzodiazepine einnehmen, sie, und im Fall dieser speziellen Medikamente tun das viele. Wie Alkohol haben sie eine angenehm beruhigende Wirkung. Auch helfen sie Menschen zu schlafen, können vorübergehend Probleme entschärfen. Das sei anerkannt, wie Breggin (2008b) belegt, gibt es jedoch keinen Hinweis darauf, dass ängstliche Menschen, die nicht medikamentös behandelt werden, ein chemisches Ungleichgewicht haben. Hingegen gibt es Beweise dafür, dass diese Substanzen Hirnschäden verursachen. Häufige Wirkungen, die in Verbindung mit der hirnschädigenden Dimension dieser Medikamente stehen sind: Depression, Desorientierung, Hypersomnie, Paranoia und paradoxerweise auch Angstzustände. Von allen Psychopharmaka sind sie es, die am schnellsten abhängig machen.

Das größte langfristige Problem im Zusammenhang mit der Einnahme von Benzodiazepinen ist der Kompensationsmechanismus des Gehirn, der ein lebenslanges Problem werden kann. Das Gehirn reagiert auf die Beeinträchtigung seines Systems mit einer Verringerung der GABA-Ausschüttung, mit allen damit verbundenen strukturellen Anomalien. Da GABA die Aktivität der Neuronen nicht mehr bremst, beginnen die Neuronen „wild durcheinander zu feuern" (Whitaker, 2010, S. 136), oft in einem alarmierenden Tempo. Die Folgen können starke Angstzustände, Panik, Paranoia und Derealisierung sein. Vorhersehbarerweise sind solche Probleme beim Versuch des Entzugs am stärksten ausgeprägt.

Zu guter Letzt: die Stimmungsstabilisatoren werden bei vermeintlichen Störungen wie „Manien" verschrieben, wiederum auf der Grundlage eines nicht nachgewiesenen chemischen Ungleichgewichts. Der häufigste der Stoffe ist Lithium, ein „Antimanie"-Wirkstoff. Ähnlich wie die Stimulanzien, unterdrückt Lithium das Neugierverhalten. Es führt auch zu intellektuellen Defiziten und Gedächtnisproblemen. Es hat deutliche Ähnlichkeit mit den Neuroleptika (die manchmal auch als Stimmungsstabilisierer angesehen werden), denn es „funktioniert" durch starke Deaktivierung. Hochgradig neurotoxisch, zeigen Studien, dass Lithium „jede messbare zelluläre Aktivität in Bezug auf die Nervenübertragung" unterbricht, was zu einer „nicht-selektiven Abnahme der Neuronenaktivität" führt (Breggin, 2008b; siehe auch Wilson, Schild und Modell, 1975). Das Standardergebnis (der „therapeutische Effekt") ist die klassische Apathie der Neuroleptika, verminderte Reaktionsfähigkeit auf die Umwelt, eine Verkleinerung des Lebensradius. Andere bedeutende Effekte sind: die Vergrößerung des

Gehirns, die Vermehrung abnormaler Gehirnzellen, insbesondere im Hippocampus; extrapyramidale Störungen und angesichts der unvermeidlichen kompensatorischen Maßnahmen, akute Manie bei Entzug.[53]

Noahs Geschichte

Als Noah, ein ruhiger, schüchterner junger Mann aus dem Norden Ontarios, im Alter von 19 Jahren mit einem Anfall von Depression kämpfte, wurde er auf *Zoloft* (SSRI-Antidepressivum) gesetzt. In den ersten zehn Tage fühlte er sich unruhig (Aktivierung). Sein Arzt senkte die Dosis ordnungsgemäß. Noah begann, sich ruhig zu fühlen (Sedierungseffekt), fand, es ginge ihm gut, war zufrieden mit den Ergebnissen. Monate vergingen. Dann geschah etwas Unerwartetes. Aus Gründen, die er nicht verstehen konnte, fand er sich eines Tages extrem unruhig (Aktivierungssyndrom, SSRI-induzierte Manie). Er stand sofort auf, raste mehr oder weniger zum nächstgelegenen Laden, kaufte Streichhölzer und setzte dann die Scheune eines Nachbarn in Brand. „Ich hatte so etwas noch nie zuvor getan, ich meine, ich war ein ganz normaler Mensch, aber damals ergab es voll Sinn", erklärte Noah (Intoxikationsanosognosie). Am nächsten Tag wurde er festgenommen. Er saß mehr als ein Jahr im Gefängnis, während dieser Zeit wurde er als bipolar diagnostiziert und mit *Depakote* (Stimmungsstabilisierer) behandelt. „Es hat mich fertig gemacht", kommentierte Noah kopfschüttelnd. „Jetzt hatte ich keine Lust mehr irgendwas zu tun. Ich saß einfach nur da, irgendwie ausgeschaltet." (sedierende Wirkung; Deaktivierung; chemischer Lobotomie-Effekt). Zugleich setzte man ihn auf ein Antipsychotikum.

Noah ist seit einem Jahr aus dem Gefängnis entlassen und lebt bei seinen Eltern. In den ersten paar Monaten tat er wenig, außer herumzuliegen. Es sah so aus, als ob Fernsehen und Schlafen fortan sein Leben sein würden. Dann begann die Familie zu reden. Mit ihrer Hilfe begann Noah, sein Leben zu überdenken und langsam aber sicher hat er es geschafft, sich von allen Medikamenten zu entwöhnen. Seine Erfahrung kommentierend hat er dies zu sagen:

> *„Abgesehen von dieser behämmerten Tat, und ja, ich weiß, ich muss dafür Verantwortung übernehmen, sage ich Dir, wo ich mich geirrt habe. Ich hätte nie Medikamente nehmen dürfen. Ich hätte mir und meinen Leuten sagen sollen, dass ich es durchstehen würde. Weißt Du, als sie*

53 Für eine besonders überzeugende Darstellungen der Stimmungsstabilisatoren und der Anti-Angst-Präparate siehe Whitaker (2010) und Breggin (2008b).

mich ursprünglich auf das erste Medikament setzten, also, nachdem sie die Dosis korrigiert hatten, war ich erleichtert. Als ob jetzt etwas zwischen mir und meinen Gefühlen war, nicht wahr? Ich glaube aber nicht, dass man das tun kann. Im Leben, denke ich, man muss einfach die Höhen und Tiefen akzeptieren."

Zu einem „empirisch begründeten" Paradigma der Psychopharmaka[54]

Es gibt zwar deutliche Unterschiede zwischen den Psychopharmaka, aber in dieser Untersuchung zeigten sich große Ähnlichkeiten. Dies birgt die Möglichkeit von einem Psychopharmaka Paradigma zu sprechen, das als Leitfaden zum Verständnis selbiger verwendet werden könnte. Also: wie „wirken" diese Medikamente *als Ganzes betrachtet*? Anders gesagt, wie sähe ein „empirisch begründetes" Paradigma der Psychopharmaka aus?

Um die grundlegenden Aspekte, die hervortraten, auszubuchstabieren: alle Psychopharmaka „wirken", in dem sie die normale Gehirnfunktion behindern und Fehlfunktionen verursachen. Alle stören das normale Denken und Fühlen erheblich. Alle verändern die Gehirnchemie und -struktur, in unterschiedlichem Ausmaß, wodurch das Gehirn grundlegend geschädigt wird. Alle verändern die Größe des Gehirns, wodurch es (oder ein Teil davon) sich entweder vergrößert oder schrumpft. Alle sind abhängig machend. Alle funktionieren auf eine Art und Weise, die das Absetzen schwierig, in einigen Fällen wohl auch unmöglich macht. Alle verursachen Fehlfunktionen (und in einigen Fällen Störungen) in verschiedenen Teilen des Körpers. Alle wirken, indem sie bis zu einem gewissen Grad „deaktivieren", auch wenn einige hauptsächlich aktivieren. Was als Verbesserung erlebt wird, ist also eine oder mehrere der folgenden Wirkungen: Sedierung, Stimulation und Placeboeffekt. Den Medikamenten ist in unterschiedlichem Ausmaß inhärent, dass sie die Fehlfunktionen, die sie verursachen, kaschieren. Sie verzerren die Einschätzung der Menschen für ihren psychischen Zustand und damit auch die des Schadens. Die Beziehung zwischen der angeblichen „therapeutischen Wirkung" und der „toxischen Wirkung" ist gefährlich nah, manchmal sind beide identisch. Die toxische Wirkung kann sich in Manien und Psychosen manifestieren. Meistens ist die „therapeutische Wirkung" nicht mehr und nicht weniger, als die Fehlfunktion, die geschaffen wurde. Normalerweise markiert die Wirkung des Medikaments auf ein

54 Ich verwende den Begriff „empirisch begründet" ähnlich wie die ursprünglichen Verfasser der „Grounded Theory" (siehe Glaser und Strauss, 1998). Es wird darauf hingewiesen, dass das Paradigma, das folgt, „begründet", also verankert ist, in dem, was wir tatsächlich wissen.

oder mehrere Neurotransmittersysteme den Beginn der Schädigung, die auch als „therapeutische Wirkung" bezeichnet wird. Durch die Schaffung eines Ungleichgewichts innerhalb eines oder mehrerer solcher Systeme setzen die Substanzen einen Prozess in Gang, der unweigerlich, zu immer größeren Schäden führt, ob spürbar oder nicht, eine Abwärtsspirale. So kann die Wirkung der Psychopharmaka als sich ausbreitender Schaden bestimmt und der Prozess selbst konzeptionell abgebildet werden.

Die Schädigung selbst, so sahen wir es bei einem Medikament nach dem anderen, beginnt mit der Einnahme des Psychopharmakons. Das Medikament greift in die normale Hirnchemie durch Manipulation eines oder mehrerer Neurotransmittersysteme ein (Blockierung der Übertragung, Blockierung der Wiederaufnahme usw.). Dieser Eingriff verursacht ein Ungleichgewicht (zu viel oder zu wenig des Neurotransmitters wird von den Rezeptoren aufgenommen). Das Ungleichgewicht wiederum führt zu Fehlfunktionen, die in der Regel mehrere Teile des Gehirns betreffen. Infolgedessen können sich ausgewachsene Syndrome entwickeln, von denen einige tödlich sein können (z.B. malignes Neuroleptika-Syndrom).

Als selbstregulierendes Organ, das Gleichgewicht sucht, reagiert das Gehirn fast sofort, indem es eine Reihe von Kompensationsmaßnahmen einleitet (z.B. Verdickung oder Verengung eines Transportsystems, Hoch- und Runterregulierung). Die Ausgleichmaßnahmen führen zu strukturellen Hirnanomalien (z.B. verdickte Transportsysteme, zu wenige oder zu viele Rezeptoren). Ein teilweiser Zusammenbruch des Kompensationsmechanismus setzt bald ein, wodurch das anfängliche Ungleichgewicht fortgesetzt wird und dem Gehirn die nötigen Mittel entzogen werden, sich selbst zu regulieren.

Anhaltende Kompensationsmaßnahmen gipfeln weiterhin in „Anomalien". Sie kulminieren in Rebound- und Entzugsproblemen, die das Absetzen oft unmöglich machen. Allgemeiner gesagt, anhaltende Ungleichgewichte schaffen weitere Störungen. Wird das Medikament über einen längeren Zeitraum eingenommen, setzen zusätzlich irreversible neurologische Störungen ein (z.B. tardive Dyskinesie).

Ob sie als nützlich oder nachteilig erlebt werden, und beides ist möglich, liegt im Wesen dieser Medikamente. So sind ihre Wirkungen und Auswirkungen.

Die Kevin James Geschichte

Die Geschichte von Kevin James diente mir [d.i. Bonnie Burstow] als Einstiegspunkt in die Einleitung der englischen Originalausgabe ins psychiatrische System. Anhand seiner Geschichte wird das Schicksal des jungen Mannes nachvollzogen, der sich nach vielen Jahren auf

Psychopharmaka selbst getötet hatte, worauf hin seine Mutter, Julia James, eine Beschwerde beim *College of Physicians and Surgeons of Ontario* einreichte. Anhand der Dokumente und des folgenden Prozesses zeigten wir die Brüche in der Psychiatrie auf, auf die sich hier die Kritik bezieht. Es ist im Zusammenhang dieses Kapitels auch ohne die ausführliche Version zu kennen, möglich zu verstehen, worum es geht.

Kevin James wurde als junger Mann im Alter von 15 Jahren 1997 auf Psychopharmaka gesetzt. Er war ein intelligenter und kreativer Schüler, der laut seiner Mutter Julia, traurig war, weil Verwandte gestorben waren. Seine Lehrer:innen waren, der Meinung, dass es ihm besser gehen könnte. Zunächst erhielt er eine leichte Dosis eines Antidepressivums (*Effexor*), es folgte eine ADHS-Diagnose und Stimulanzien Gabe (*Dexedrin*), im Zuge eines kalten Entzugs und eines Suizidversuchs nach seinem Schulabschluss wird er gegen seinen Willen hospitalisiert und erhält wegen des „psychotischen Schubs" eine Schizophreniediagnose und Neuroleptika. Es folgen eine Reihe von Klinikaufenthalten, Medikamenten und Ärzt:innen, die sich teilweise widersprechen, teilweise gegenseitig decken und dabei auch die Eltern in Frage stellen. 2008 tötete Kevin sich selbst, wegen des schrecklichen Zustands auf den ihn verschiedenen psychopharmazeutischen Wirkstoffe reduziert hatten. Es waren hauptsächlich Stimulanzien (*Dexedrin* und *Aderall*), die, wie Forschung zeigte, eben jene Probleme hervor rufen, mit denen Kevin kämpfte: Depression, extreme Erregung, Sucht, Verwirrung, Paranoia, Manie, Psychose, Suizidalität. Die FDA warnt vor der langfristigen Anwendung von Stimulanzien. Wir schlussfolgerten im ersten Kapitel, dass es die Medikamente waren, die für Kevins Verfall und schließlich für seinen Suizid verantwortlich waren. Die Ergebnisse des vorliegenden Kapitels bestätigen diese Schlussfolgerung nachdrücklich. Angesichts unseres zusätzlichen Wissens über die Chemie, sind wir jetzt in der Lage, mit größerer chemischer Präzision zu verstehen, was passierte.

Wir wissen jetzt, dass die Medikamente ihre genaue Wirkungen verbergen, also sind Kevins scheinbar gute Jahre irreführend. Dass „es gut läuft" auf Stimulanzien, ist illusorisch. Wir wissen auch, dass der „Absturz", den Kevin erlebte, das Markenzeichen der Stimulanzien ist.

Die erste Untersuchung von Kevins Geschichte fokussierte auf die Stimulanzien. Das war deshalb angemessen, weil sie die primär verschriebenen Medikamente waren, die für Kevins Erfahrung verantwortlich waren. Nun können wir dem unser neues Wissen über die Reichweite dieser Medikamente hinzufügen. Es liegt auf der Hand, dass wir allein auf Grund der Anwendung von Stimulanzien Fehlfunktionen und Schädigungen in folgenden Bereichen von Kevins Gehirn vermuten können: in der Großhirnrinde, in den Frontallappen, im limbische System, in den

Basalganglien, in den Temporallappen (einschließlich Hippocampus), in den Parietallappen, im Kleinhirn, im Hypothalamus, in der Hypophyse, im aufsteigenden retikulären Aktivierungssystem. Mit diesem Wissen ist es an der Zeit, einige der Hilfsmedikamente unter die Lupe zu nehmen, auf die Kevin gesetzt wurde, beginnend mit den SSRI-Antidepressiva.

Angesichts dessen, was wir über Stimulanzien und SSRI wissen, ist es beunruhigend, ja sogar alarmierend, dass SSRI eingesetzt wurden. Auch SSRI sind Stimulanzien, in dem Sinne das ihre primäre Wirkung darin besteht, das *System zu überaktivieren*. Über beide Klassen ist bekannt, dass sie Manien, Suizidgedanken, Psychosen, Wahnvorstellungen, extreme Erregung und Sucht erzeugen. Also war Kevin eigentlich „einem Doppelhammer" ausgesetzt.

So üblich dies auch sein mag, ist es ebenfalls alarmierend, dass Kevin nicht nur einer oder zwei Klassen von Psychopharmaka ausgesetzt war, sondern allen wichtigen Klassen (Stimulanzien, Antidepressiva, Neuroleptika, leichte Beruhigungsmittel, Stimmungsstabilisatoren). Der Eingriff in sein Gehirn überstieg das Berechenbare. Mindestens zwei andere Bereiche müssen auch betroffen gewesen sein, die Area tegmentalis ventralis und der Hirnstamm. Und eine große Anzahl von Neurotransmittersystemen sind gestört worden, darunter Dopamin, Serotonin, GABA, Noradrenalin. Darüber hinaus muss sich Kevins Gehirn sich in einem ständigen Tauziehen befunden haben.

Bedenken wir in diesem Zusammenhang die einfache Tatsache, dass Neuroleptika und Stimulanzien gegenläufige Wirkungen haben, Aktivierung und Deaktivierung. Erforschen wir diesen Sachverhalt nur in Bezug auf einen der Neurotransmitter, Dopamin: die Primärmedikamente, auf die Kevin gesetzt wurde, die Stimulanzien, stimulieren das präsynaptische Neuron zur Freisetzung zusätzlichen Dopamins und blockieren außerdem dessen Wiederaufnahme. In einer solchen Situation kompensiert das Gehirn, ein Tauziehen. Das heißt, die präsynaptischen Neuronen beginnen, weniger Dopamin auszuschütten; die Rezeptordichten nimmt ab; und Neuronen sterben ab.

Neuroleptika hingegen funktionieren diametral entgegengesetzt. Sie *behindern* die Fortleitung von Dopamin. Das Gehirn wiederum antwortet mit der entgegengesetzten Kompensation (z.B. *mehr* Rezeptoren, wodurch sich die *Dichte* der Rezeptoren erhöht und *vermehrte* Dopamin in den synaptischen Spalt ausgeschüttet wird).

Einfach gesprochen haben wir hier ein Gehirn, in dem Dopamin gleichzeitig stimuliert und behindert wird. Ein Gehirn, das von Drogen angegriffen wird, die in entgegengesetzte Richtungen ziehen; ein Gehirn, dessen Kompensationsmechanismen ausgelöst werden, um jetzt eine Sache zu tun und gleichzeitig das Gegenteil, und das nur in Bezug auf ein Neurotransmittersystem. Neben Fehlfunktionen sind Anomalien und hoffnungslos zerbrochenen selbstregulierenden Systeme weitverbreitete Folgen, daher die Psychosen, die Desorientierung, die Paranoia, die Suizidgedanken.

Die Situation wird noch schlimmer, wenn man bedenkt, dass diese verschiedenen Teile und Systeme nicht für sich allein stehen. Sie beeinflussen sich gegenseitig, auch wenn wir an diesem Punkt nicht die vielfältigen Wege nachzeichnen können, auf denen sie dies tun. Du kannst aber vielleicht einen Sinn dafür entwickeln. Stell Dir einmal die 100 Milliarden Neuronen, die 150 Billionen Synapsen vor, die das menschliche Gehirn bilden. Stell Dir nun die Hunderten von Neurotransmitter-Systemen vor, alles chemische Nachrichtensysteme mit feuernden Neuronen. Stell Dir nun alle Teile des Gehirns, mit den Basalganglien beginnend, vor. Wenn Du nun bedenkst, was Du bereits über die Wirkung der verschiedenen Medikamente weißt und in diese Gleichung die folgende lange Liste von hirnschädigenden Medikamenten einfügst (Medikamente, die Kevin nahm) und dann frage dich, *was wird aus diesem Gehirn*: *Dexedrin* (Stimulans); *Adderall* (Stimulans); *Ritalin* (Stimulans); *Celexa* (SSRI-Antidepressivum); *Paxil* (SSRI-Antidepressivum); *Effexor* (Serotonin-Noradrenalin-Wiederaufnahmehemmer-Antidepressivum); *Wellbutrin* (Serotonin-Noradrenalin-Wiederaufnahmehemmer-Antidepressivum); *Remeron* (tetrazyklisches Antidepressivum); *Risperdal* (Neuroleptikum); *Topamax* (Stimmungsstabilisierer); *Ativan* (Benzodiazepin, leichtes Beruhigungsmittel); *Imovan* (Sedativum/Hypnotikum; mehr oder weniger dieselbe Klasse wie die leichten Beruhigungsmittel).[55]

Keine:r von uns kann von den Qualen wissen, die Kevin dazu veranlassten, sich zu töten. Es ist jedoch nicht nötig, wie im Prozess geschehen, eine Geschichte „psychischer Krankheiten" in der Familie zu erfinden, um zu erklären, was hier passiert ist. Wir sehen es in der vorangegangenen Liste der Medikamente. Wir sehen es in vielfältigen Teilen seines Gehirns, die betroffen gewesen sein müssen. Eine chemische Kolonisation. Wir sehen sie in den verschiedenen Kompensationsmechanismen, die zwangsläufig zum Tragen kam und ihn nur gefangen zurück gelassen haben konnten.

Kurz gesagt, so schrecklich es ist, dies zu erwägen: es ist tragisch, aber nicht überraschend, dass Kevin sich selbst tötete. Das ist das Vermächtnis der psychopharmakologischen Revolution.

55 Diese Liste wurde durch die Durchsicht der „Kevin James-Dokumente" zusammengestellt. Damit sind die Akten gemeint, die Bonnie Burstow vorlagen, die sie anonymisiert verwendete.

Abschließende Bemerkungen

Dieses Kapitel legt zusammen mit den anderen Kapiteln die Wirklichkeit der Psychopharmaka offen. Sein Zweck war ein Weckruf zu sein, damit wir als Gesellschaft vom Weg zum „Pharmageddon" abkommen können. Das zugespitztere wissenschaftliche Ziel war es, zwei Lücken in der bisherigen Darstellung zu füllen, um (1) herauszufinden, wie diese Medikamente zur Zulassung kommen; und (2) wie sie „wirken". Im Zuge dessen haben wir einige Schlüsselthemen aufgegriffen, darunter „Unterwerfung", „Täuschung", „Unbegründetheit", „Beschädigung", „Interessenkonflikt" und „institutionelles Produkt".

Was wir in der ersten Phase unserer Untersuchung entdeckt haben, ist, dass die Studien, die die Grundlage des Genehmigungsverfahrens bilden, auf grundlegend fehlerhaften Annahmen basierend und zwar in einer Weise, die der Branche nützlich ist. Insbesondere dienen der Diskurs und die institutionellen Abläufe gleichzeitig dazu negative Auswirkungen unsichtbar zu machen und/oder zu bagatellisieren und positive Ergebnisse zu erzielen, eine institutionelle Darstellung „nach Maß". Selbst wenn Betrug endemisch ist, ist das Verfahren so konzipiert, dass wenn es treu befolgt wird, das schafft, was es angeblich finden soll. Die ungeschminkte Wahrheit ist, dass es mehr als eine massive Werbung für die Industrie funktioniert, weniger als Kontrolle darüber.

Nachdem wir den Forschung-bis-Zulassungs-Prozess erfasst hatten, fuhren wir fort, die Hauptklassen der Psychopharmaka zu untersuchen: die Neuroleptika; die SSRI; die Stimulanzien; die Beruhigungsmittel; die Stimmungsstabilisierer. In jedem Fall haben wir gezeigt, dass es trotz weithin akzeptierter gegenteiliger Behauptungen keine körperliche Störung vor der Einnahme der Droge gibt, dass die Substanz an sich ein chemisches Ungleichgewicht erzeugt, was wiederum zu ständig zunehmenden Hirnschäden führt. Schritt für Schritt verfolgten wir, wie der Schaden sich entfaltet. Das Kapitel gipfelt in einem Psychopharmaka-Paradigma, basierend auf Fehlfunktionen des Gehirns und Hirnschäden. Zentral für die Befunde ist, dass psychiatrische Medikamente nicht einfach unbeabsichtigt das Gehirn schädigen, sozusagen als „Nebenwirkung", sondern dass im Grunde genommen die anfängliche Obstruktion und Schädigung die therapeutische Wirkung sind.

Im Verlauf der Untersuchung kamen wir wiederholt darauf zu sprechen, warum einige Menschen oder deren Angehörige, die diese Substanzen nehmen, sie schätzen. Es ist verständlich, dass die durchschnittliche Person, die einen gewissen Nutzen wahrnimmt, diesen bevorzugt, unabhängig von der fachlichen Begründung oder der Wahrheit dieser Begründung. Das Leben ist hart und Menschen tun, was sie können, um zurecht zu kommen. Darüber hinaus gibt es diejenigen, denen es mit den Substanzen minimal besser ergeht. Dessen ungeachtet ist es wichtig, dass die verschiedenen Antworten auf die Frage „Warum", uns wie ein Bumerang wieder dorthin bringt, wo wir angefangen haben, mit dem Schaden. Bemerkenswert ist, dass sie geschätzt werden, weil sie beruhigen und/oder dämpfen (und sie tun dies, indem sie Fehlfunktionen und nachhaltigen Schaden verursachen); und sie werden geschätzt, weil sie aktivieren (auch eine Form der Behinderung und Beschädigung). Unabhängig der Absicht entsteht Schaden als die notwendige Bedingung dieser Substanzen.

Entfernen wir die medizinische Fassade, haben wir es hier mit Substanzen gegen nicht existierende Störungen zu tun, die alle ihrem Wesen nach chemische Ungleichgewichte verursachen, die alle behindern, von denen einige mit Gewalt in Verbindung stehen, die alle das Gehirn tiefgreifend schädigen. Fügt man die falschen Behauptungen (die endemisch und strategisch sind), Interessenkonflikte, routinemäßige Manipulation, das zerstörte Leben und die Verschreibung durch Ärzt:innen (ganz zu schweigen von ihrer Durchsetzung) hinzu, unterschreitet die alles, was ethisch ist. Es würde auch nicht ausreichen, den Fachleuten eine Pflicht auf zu erlegen, die falschen Behauptungen an zu sprechen. Abgesehen davon, dass das gesamte System dagegen spricht, gibt es hier eine grundlegendere Implikation. Personen, die sich selbst Ärzt:innen nennen, sollten solche Substanzen nicht verschreiben. Ich bestreite ganz eindeutig nicht, dass es einen legitimen Platz für Drogen, die „die Schärfe nehmen" gibt, deshalb gebrauchen Menschen Substanzen wie Alkohol und Straßendrogen. Der Unterschied ist: niemand behauptet, dass sie ein chemisches Ungleichgewicht korrigieren; niemand nennt es medizinisch; kein:e Mediziner:in verschreibt sie; kein:e Beamter:Beamtin setzt sie durch oder fördert sie (eigentlich ganz im Gegenteil); und tägliche Dosen in vorher festgelegten Abständen entsprechen nicht der gesellschaftlichen Vorstellung.

Die Position, die ich hier vertrete, ergibt sich aus den Daten und aus dem, was „medizinisch" bedeutet. Sie ist nicht zu verwechseln mit der konventionelleren Position „Psychiater:innen geben zu viele Medikamente", das verfehlt den Punkt. „Übermedikation" bedeutet, dass eine Substanz „medizinisch" sein muss und ein körperliches Leiden anspricht. Dass es ein „zu viel" eines Medikaments gibt, entspringt der Logik, dass es eine „richtige Menge" gibt. Angesichts der Tatsache, dass diese Substanzen keinen physischen Zustand ansprechen und dass ihre Wirkweise Schaden bringt, legen diese Ergebnisse nahe, dass es *keine akzeptable medizinische Menge* gibt.[56]

56 Nochmal, ich beziehe mich nur auf die Verwendung für die „psychische Gesundheit". Wenn es eine legitime Verwendung in einem anderen Bereich gibt, ist das eine andere Frage. Außerdem empfehle ich keinen Falls, dass Menschen,

Insofern diese Analyse Gültigkeit hat, ist ein massives gesellschaftliches Umdenken und Umstrukturieren angebracht. Eine Diskussion darüber, wie dies aussehen könnte, ist dem letzten Kapitel vorbehalten. Um an dieser Stelle auf einige begrenztere Fragen einzugehen, die sich ebenfalls aus den Daten ergeben, möchte ich die Leser:innen einladen, über Folgendes nachzudenken: ist Schaden als Behandlung das Beste, was wir tun können? Ist eine Gesellschaft mit zügellosem iatrogenem (d.i. Durch ärztliche Behandlung verursacht) Schaden akzeptabel? Was für eine Gesellschaft wollen wir? Wie verteidigen wir uns gegen eine Industrie, die jede Kritik gegen sie zu ihrem eigenen Vorteil, in einen Werbe-Trick, wendet? Wessen Arzneimittelstudien werden anerkannt den „Goldstandard" (evidenzbasierte Forschung) zu erfüllen? Was ist Teil der Governance? Was geschieht in „Partnerschaft" mit der Regierung? Wie zügeln wir eine Industrie, wenn historisch gesehen alle Versuche sie zu regulieren sie weiter ermächtigten?

Deshalb möchte ich Dich einladen, Dir soweit zutreffend einige Fragen zu stellen:

• Ist der Einsatz dieser Medikamente bei Kindern mit meinem Verständnis von Kindheit vereinbar? Ist ihr Einsatz bei Senior:innen vereinbar mit dem, was wir den Älteren schulden?
• Abgesehen von den dazugehörigen Institutionen und Industrien, was unterscheidet meiner Meinung nach diese Drogen von anderen Drogen, die „die Schärfe nehmen"? Und wenn sie tatsächlich nicht anders sind, was halte ich davon, dass die Gesellschaft damit umgeht, als ob sie anders wären?
• Wie fühle ich mich angesichts der Tatsache, dass diese Substanzen überwiegend an Frauen verabreicht werden? An Arme? An Menschen of Colour? An Senior:innen? An die ganz jungen?
• Was halte ich davon, dass Schulen und Lehrer:innen als Einstiegspunkt in die Welt der Psychopharmaka fungieren? Eigentlich als deren Vollstrecker?
• Habe ich „die Katze im Sack" gekauft, als ich mir sagte, dass eine einziges Medikament nicht schadet? Dass eine kleine Dosis nicht weh tun kann? Dass die Einnahme auf Versuchsbasis nicht schadet?

---

die von diesen Substanzen abhängig gemacht wurden, der Zugang zu ihnen verweigert wird. Unterm Strich haben wir Personen in diese unmöglichen Positionen gebracht und können sie nicht einfach dort belassen. Ich schlage auch nicht vor, diese Produkte vom Markt zu nehmen – nur dass die Verschreibung durch Ärzt:innen und die medizinische Behauptung ein Ende findet.

- Was halte ich von Mulitmedikation?
- Hat meine „Psychose" eine Bedeutung? Was würde passieren, wenn ich sie nicht wegmedikamentieren würde?
- Hätte ich diese Fakten über die Medikamente gekannt, bevor ich oder meine Angehörigen bis über beide Ohren darin stecken würden, hätte ich Zeichen anders interpretiert?
- Was ist einen Kompromiss wert? Sind *diese* Kompromisse es wert?
- Wenn ich meine eigenen Kämpfe, die meiner Tochter, die meiner Mutter, angesichts dieser neuen Informationen überdenke, was denke ich jetzt?

Abschließend möchte ich die Aufmerksamkeit auf die Tatsache lenken, dass in diesem Kapitel etwas Bedeutsames erreicht wurde. Die Pharmazeutika sind der Dreh- und Angelpunkt, die Hauptstütze des Herrschaftssystems. Problematisiert man das erfolgreich, bricht das Gebäude zusammen. In diesem Kapitel ist das in nennenswertem Umfang geschehen. Letztendlich, so sehr man sich auch an sie klammern mag und ich leugne in keiner Weise, dass es Menschen gibt, die sie als eine Rettungsleine betrachten, kann einer Substanz keine medizinische Glaubwürdigkeit zugeschrieben werden, die nicht medizinisch ist, die nichts medizinisches behandelt, die zu medizinischen Störungen führt und deren modus operandi Fehlfunktion und Schaden sind.

(Übersetzung von Clara Funk)

Neu anfangen

„Immer wieder komme ich auf diese Idee zurück: Wie sähe es aus, wenn wir alles verlieren, was wir jetzt haben, die Elektrizität, das Internet, wenn wir die Fähigkeit verlieren würden mit jedem zu kommunizieren, dann würden wir unsere Leben mit den Menschen, die im Haus nebenan wohnen, gestalten, sie treffen, gemeinsam arbeiten und sicherstellen, dass alle genug zum Leben haben. Die Menschen würden ihre Fähigkeiten zum Wohl der kleinen Gemeinschaften nutzen. Weißt Du, wenn wir zurück kehrten, zu dieser gemeinschaftlichen Art zu leben, es gäbe viel weniger Not."

Aus einem Interview mit Brenda LeFrancois

Die vorangegangenen Kapitel bilden eine umfassende Kritik der Psychiatrie, des gesamten „psychischen Gesundheitssystems", darüber hinaus sind sie eine Handlungsaufforderung. Eine bereits erfolgte Schlussfolgerung ist, dass die Psychiatrie abgeschafft werden muss. Mindestens darf sie nicht ökonomisch, rechtlich oder diskursiv vom Staat unterstützt werden. Langfristig muss das große Herrschaftssystem der psychischen Gesundheit verdrängt und überflüssig gemacht werden.

Hierin gehe ich wieder einmal über die Positionen hinaus, die typischerweise von anderen Kritiker:innen vertreten werden und bitte die Lesenden, mir darin zu folgen. Selbstverständlich verstehe ich, wie andere Autor:innen gedanklich zu ihren Schlüssen kommen. Gleich, wie radikal ihre Sprache und gutartig die allgemeine Richtung, bleibt das, was sie gefordert haben immer nur ein Flicken. Tatsächlich wird die Frage nach dem „Was tun?" meistens nur minimal behandelt. Kritiker:innen, selbst die schärfsten, fordern emphatischere Therapieangebote oder verweisen auf die Tradition der moralischen Therapie und schlagen vor, das „Angebot" mehr daran zu orientieren (siehe z.B. Whitaker, 2010). Alles menschlichere Flicken bleibt letztendlich Flicken: Im Endeffekt reicht es nicht, ein „Angebot" durch ein vergleichsweise geeigneteres zur ersetzen. Wie sich Kapitel um Kapitel zeigte, liegt das Problem tiefer, denn wie wir gesehen haben, liegt es in den zugrundeliegenden Prinzipien *Parens Patriae* und Polizeigewalt. Es besteht in Nötigung, Zwang, und „Macht über" zu haben. Es besteht in der bloßen Existenz der Psychiatrie als Herrschaftsregime. Standardisierung ist ein wesentlicher Teil des Problems. Deutlich zu sehen ist es auch in der routinierten Art und Weise, wie Beteiligte und Funktionär:innen, auch sogenannte „unabhängige Praktizierende", Texte erschaffen, verändern und aktivieren. Selbst wenn ein Hilfsangebot sensibel durchgeführt wird, ist das Problem in der Kommerzialisierung von Hilfe angelegt.

Eine deutlich gewordene Richtung ist, uns von unserem angsteinflößenden, übermäßigen Glauben an die Wissenschaft und von der Fetischisierung derselben zu befreien, ebenso von der Bevorzugung des Positivismus, der evidenzbasierten Forschung und der instrumentellen Vernunft. Damit geht einher, dass wir uns von der Herrschaft der „Expert:innen" befreien müssen. Im Laufe der Geschichte war, obwohl institutionell vereinnahmt und anderweitig problematisch, die Hilfe, die Laien und Freiwillige Menschen in emotionaler Not zukommen ließen, in der Regel humaner und erfolgreicher, als die Leistung von Expert:innen. Beispielhaft dafür waren die Quäker-Einrichtungen und Frauen, die andere in ihren Häusern aufnahmen (siehe Kapitel: Reise durch die Zeit. Teil 1). Obwohl sie in der Neuzeit unweigerlich kompromittiert wurden, haben Laien in der Höhle des Löwen vergleichsweise Gutes geleistet. Ein Fallbeispiel ist das Freiwilligenprogramm, an dem der junge Peter Breggin teilgenommen hat. Seine Kommiliton:innen und er arbeiteten mit 14 Personen, die im Grunde als hoffnungslose Fälle galten. Ohne Einsatz von Medikamenten, ohne formale Ausbildung oder Supervision schafften sie es, dass 11 der 14 nicht wieder eingewiesen wurden (siehe Breggin, 2000b, S. 265 ff.). In den 1970er Jahren war ich Teil eines ähnlichen Projekts, AIS (Accomodation, Information, Support), das aus Laien bestand und weitgehend mit „stationären" Patient:innen in einer psychiatrischen „Klinik" in Toronto arbeitete. Auf Basis unserer geteilten Erfahrung „als-Menschen-in-der-Welt" hörten wir den Menschen zu und freundeten uns mit ihnen an, verbrachten einfach Zeit mit ihnen. Denjenigen, die auf diese humane und weniger hierarchische Art und Weise von Nicht-Profis „behandelt" wurden, ging es ein Jahr nach der Entlassung deutlich besser, so dass nur 10% wieder eingewiesen werden mussten. Im Vergleich dazu werden im Regelfall 90% wieder „eingewiesen".[57]

---

57 „AIS" war eine Bürger:inneninitiative (eine Untergruppe von Jugendprojekten) in Kanada in den 1970er Jahren (zu Bürger:inneninitiativen siehe Jackson, 2000). Sie arbeitete mit dem Queen St. Mental Health Centre zusammen, die Mitarbeiter:innen waren keine Krankenhausmitarbeiter:innen und weder dem Krankenhaus noch dem Ministerium gegenüber rechenschaftspflichtig. So stand es dem Personal frei mit den „Patient:innen" „rum zu hängen", mit ihnen ins Kino zu gehen, nur zuzuhören, daher die hohe „Erfolgsquote". Nun könnte man argumentieren, dass der Erfolg auf die Zeit zurückzuführen ist, die mit Menschen zu verbracht wird, nicht die Art des Angebots. Zweifellos ist das teilweise der Fall,

Genauso wenig wie die Einführung von Lai:innen ins aktuelle System ausreicht, genügt es Expert:innen einzuschränken. Solche Maßnahmen können nicht einfach Zusätze zu einem grundsätzlich schädlichen System sein. Selbst wenn wir uns von der Psychiatrie befreiten, uns psychiatrischer Dienste, wie wir sie jetzt kennen, entledigten und sogar unsere Abhängigkeit von allen beteiligten Arbeiter:innen drastisch reduzierten, wären wir nicht weit gekommen.

Der springende Punkt ist, man kann nicht einfach einen Teil einer Gestalt, einen Teil eines Diskurses abtrennen, und unsere gesamte Gesellschaft ist von Herrschaftssystemen durchdrungen und durch sie konstituiert. So entspricht die Kommodifizierung „emotionaler" Dienstleistungen der Kommodifizierung der Gesellschaft, des Lebens selbst. Da der größere Kontext immer einen starken Einfluss auf das haben wird, was wir (er-)schaffen, spielt die Art der Welt, in der wir leben, eine zentrale Rolle in unserer Wahrnehmung von Entfremdung und Angst, die wir alle spüren. In einer Welt der immer weiter zunehmenden Kommodifizierung und Standardisierung, der globalen Ausrichtung auf Gewinnmaximierung, der Trennung von der Natur und Anderen, in der die Umweltverschmutzung die Grundlage des Lebens zerstört, in der „die Gemeingüter" (das, was wir alle teilen) allmählich ausgehöhlt werden, in dieser Welt ist es erwartbar, dass sich immer mehr Menschen entfremdet fühlen, scheinbar ihr Selbst verlieren, ihren innersten Kern.

Umweltschützer:innen wie Bookchin (1985), Berry (1999) und Macy (Macy und Johnstone, 2014), Feministinnen wie Piercy (1986) und Federici (2012) und Philosoph:innen wie Hardt und Negri (2004) machen in diesem Zusammenhang seit langem darauf aufmerksam, dass sich die soziale Welt und der Planet selbst in einer Krise befinden. Das Verschwinden von grundlegenden Lebensformen und das Aufkommen von immer mehr Menschen, die ihren Halt verloren haben, sind sozusagen ein „Symptom" dieser Krise. Insofern sind die „Wahnsinnigen" wie die Kanarienvögel in der Mine[58], ein Frühwarnsystem, dass wir als Spezies auf Abwege geraten sind, darin liegt unbeabsichtigter Weise eine ihrer größten Gaben, denn die sensibleren unter uns, die Wahnsinnigen, die Dichter:innen, die Träumer:innen, spüren das Verkehrte zuerst, vielfach verstehen sie es. So erklärt Irit ihre Reaktion auf die

---

aber es spricht schon Bände darüber, was gebraucht wird und was nicht.

58 Für diejenigen, die mit dieser Anspielung nicht vertraut sind: es war bei Bergarbeiter:innen gängig, Kanarienvögel in den Grubenschacht mitzubringen. Wenn es gefährliche Gase gab, starben die darauf empfindlichen Kanarienvögel schnell, woraufhin sich die Bergarbeiter:innen retten konnten. Eine kurze Erklärung findet sich in der deutschen Wikipedia unter: https://de.wikipedia.org/wiki/B%C3%B6se_Wetter (13.10.2020).

Ausbreitung und Ausbrüche von Kriegen, als Loslösung aus den Fängen der „Zivilisation", wenn sie mitten in der Nacht an die Türen der Nachbar:innen klopfte und sagte, es handle sich um einen Notfall. Darüber werde ich später mehr schreiben. An dieser Stelle soll es genügen zu sagen, dass wir keine nennenswerten Fortschritte in der Angelegenheit der Abschaffung der Psychiatrie machen, wenn wir nicht drastisch verändern, wie wir miteinander umgehen, mit anderen Spezies, mit „all unseren Beziehungen" wie die *First Nations* sagen. Das heißt, dass wir uns als Menschen, stets in Beziehung zu unseren Mitmenschen und unserer Umwelt verstehen. Auf diesem Verständnis beruht dieses Kapitel.

Das Ziel dieses Kapitels ist es, mehr zu tun als zu kritisieren, was falsch ist, sondern vielmehr, gemeinsam eine neue Richtung einzuschlagen. Es sei klargestellt, dass es sich keinesfalls um eine endgültige Idee handelt, sondern um Angebote und Vorschläge, einleitende Worte in ein kritisches Gespräch, dass wir als *Community* führen sollten. Es ist unerlässlich, dass das Thema gemeinsam und dialogisch angegangen wird, denn letztendlich ist die Krise unser aller Sache.

Dieses Kapitel ist zwangsläufig sehr visionär *und* sehr praktisch und anwendungsnah, denn ohne Vision verfallen wir unweigerlich in Tyrannei, und in Ermangelung von Sachlichkeit sind wir erbärmlich auf die wirklichen Anforderungen des Lebens vorbereitet. Zu den untersuchten Fragen gehören: welche Art von Gesellschaft sollten wir aufbauen? Wie sollten wir uns selbst regieren? Wie sollten wir uns auf die Umwelt beziehen? Wie auf „individuelle" Krisen reagieren? Wie sind emotionale Probleme zu verstehen? Wie passen die, die in Schwierigkeiten sind, ob wir selbst oder andere, in eine solche Gesellschaft? Wie könnte gute Unterstützung aussehen? Was braucht es dazu? Die Langfristigkeit und die gesellschaftliche Dimension stehen im Mittelpunkt. Gleichzeitig wird das Kapitel auch mit Blick auf die sehr unterschiedlichen Positionen und Anliegen geschrieben, die verschiedene Leser:innen mitbringen. Folglich werden wir auch hochspezifische Fragen tangieren wie: was können wir im Hier und Jetzt tun? Welche Fragen sollte ich mir selbst stellen als Helfer:in, die:der es besser machen will? Wenn meine Familie überlastet und angespannt ist, wohin könnten wir uns wenden?

Die Vision einer besseren Gesellschaft ist nicht nebensächlich, sondern primär; keine Ergänzung, sondern ein Leitstern, der uns führen kann. Falls die scheinbare „Idealität" des Entstehenden beunruhigt, keine Sorge, die herausfordernden Aspekte der menschlichen Existenz werden noch Stück für Stück einbezogen.

Mut zum Träumen

In der Moderne werden die Wörter „Utopie" und „utopisch" meist abwertend verwendet. Als handle es sich dabei um faule Gedankenspielerei, als ob eine radikal andere Sicht auf die Welt gleichbedeutend mit Illusion wäre. Das ist insofern seltsam, als dass sich Gesellschaften und Kulturen im Laufe der Geschichte auf völlig unterschiedliche Weise organisiert haben. Die Abwertung des Träumens und unsere eigene Anpassung in normierte Denk- und Handlungsweisen sind selbstverständlich Teil des aktuellen Dilemmas. Wenn der erste Schritt dort hinaus darin besteht, wieder neu mit unserer Menschlichkeit und kreatürlichen Verwurzelung im Universum in Kontakt zu treten, dann ist der zweite Schritt, uns unsere Vorstellungskraft zurückzunehmen und uns wieder trauen zu träumen. Es sei darauf hingewiesen, dass anarchistische Theoretiker:innen eine sehr nützliche Unterscheidung zwischen „utopischem" und „eutopischem" Denken getroffen haben. Das griechische Wort, „U-topia" bedeutet wörtlich „kein Ort", darum kann eine Utopie reine Fantasie sein, nicht im Gegebenen verankert, ein „Nirgendwo", faktisch unerreichbar, wie beispielsweise in einer Peter-Pan-Welt, in der die Menschen mit Feenstaub bestreut werden und dann fliegen können. Im Gegensatz dazu bedeutet „Eu-topie" (mit „E") „ein guter Ort" (siehe Simon, 1986). Sie ist kein „Nirgendwo", keine Fantasie, sondern ein Irgendwo, eine Teilmenge des „Möglichen und Begehrenswerten".

Auch wenn das nicht alles ist, ist eutopisches Denken zentral für diese Untersuchung, beruht es doch auf dem, was wir tatsächlich über den Menschen wissen. Ein solches Denken lässt die Vergangenheit nicht außer Acht, schenkt aber der Zukunft besondere Aufmerksamkeit. Dabei ermöglicht es uns, die Gegenwart neu zu begreifen. Wenn das Visionäre als etwas Unerreichbares, weit entferntes betrachtet wird, wird der Blick auf das im Hier und Jetzt Mögliche verstellt. Vielmehr ist es so, dass Visionär:innen sich die im Hier und Jetzt eröffnenden Möglichkeiten als Kernpunkte ihrer Ideen zunutze gemacht haben, zum Beispiel in experimentellen Gemeinschaften wie Kommunen oder der Gründung alternativer Schulen. In diesem Sinne bitte ich die Leser:innen, das Kapitel mit Blick auf die latenten Möglichkeiten, die sich entfalten, zu lesen und diese womöglich anzupassen und umzusetzen.

Dafür einige grundlegende Richtlinien und Prinzipien:

- Unsere Mittel sind genauso wichtig wie unsere Ziele, sie *sind* unsere Ziele.
- Die *Community* und die Gemeingüter sind unsere Basis.

- Alles ist miteinander verbunden.
- Hierarchie ist grundsätzlich problematisch, sei es des Menschen über die Umwelt, einer Spezies über eine andere, eines Geschlechts oder einer Ethnie über ein:e andere:s, Erwachsene über Kinder, *Menschen über Menschen.*
- Selbstverwaltung *ist* Demokratie, in repräsentativen Regierungen liegt unser Leben in den Händen von Abgeordneten und Bürokraten.
- Niemand ist überflüssig, jede:r hat Fähigkeiten und jede:r verdient Respekt.
- Jede:r hat Rechte, einschließlich des Rechts, Lebensweisen zu wählen, die uns Sorgen bereiten.
- Alle sind einander gegenüber verantwortlich, auch diejenigen, die jetzt als „verrückt" gelten.
- Es ist mindestens ebenso einfach, die Argumentation zu vertreten, dass gegenseitige Zusammenarbeit und Hilfe die Evolution beeinflussen, wie „natürliche Selektion". Da wir uns mit der Betonung letzterer an den Rand der Zerstörung gebracht haben, ist es an der Zeit, erstere zu bevorzugen.
- Das Wohlergehen der Umwelt steht an erster Stelle.
- Differenzen und Vielfalt sind zu respektieren, einzubeziehen und zu feiern, darin liegt der Überfluss, aus dem der Stoff des Lebens ist.
- Was für eine Gemeinschaft, eine Person oder zu einem Zeitpunkt gut funktioniert, funktioniert möglicherweise für eine andere Gemeinschaft, eine andere Person oder zu einem anderen Zeitpunkt nicht.
- Kommerzialisierung, Professionalisierung, Institutionalisierung, Verdinglichung und was es sonst noch geben mag, stellen Fallen dar.

Eine bessere Welt

In der Welt, die ich vorschlage anzustreben, würde niemand luxuriös leben, aber alle hätten genug zu essen, hätten eine passende Unterkunft, achteten auf die Umwelt und jede:r wäre in Entscheidungsprozesse eingebunden. Die Privatisierung der Gemeingüter wäre wieder rückgängig gemacht, so dass die Reichtümer der Natur und unsere sozialen Kreationen das Erbe aller wären. Anstelle von Umweltverschmutzung stünde der Schutz der Gemeingüter, insbesondere des Wassers, des Landes und der Luft. Nachhaltiges Wohnen ersetzte den Gegensatz von unverschämtem Wohlstand auf der einen und großer Armut auf der anderen Seite. Die Landwirtschaft würde in Form von Subsistenzwirtschaft stattfinden, einer Praxis, die durchaus praktikabel ist, die ökologisch und bereits weit verbreitet ist. Sie wird derzeit sie von

Frauen auf der ganzen Welt praktiziert, eine Aktivität, die mehr als die Hälfte der Weltbevölkerung ernährt, aber nicht zu Umweltverschmutzung oder Bodenerosionen beiträgt (siehe Shiva, 1989). Niemand würde in der Position sein, Samenarten oder ganze Teile der Natur zu „besitzen". In Einklang mit traditionellen Weltanschauungen der Erstbewohner:innen, wie „alle unsere Beziehungen" der *First Nations*, wird den Auswirkungen von Entscheidungen bis zu „sieben Generationen" Aufmerksamkeit geschenkt. Gleichberechtigung ersetzte Hierarchien. Zusammenarbeit und Kooperation würden den Wettbewerb weitgehend ersetzen, obwohl Wettbewerbe wahrscheinlich als Sicherheitsventil für aggressive Tendenzen eingesetzt würden. Auch zwischenmenschliche Probleme würden sicherlich weiter bestehen, ebenso wie (Regel-) Verstöße, aber Gefängnisse und psychiatrische Einrichtungen, wie wir sie kennen, wären nur eine diffuse Erinnerung. Man sollte sich darüber im Klaren sein, dass es nicht darum geht, sich der *conditio humana*, des Menschseins und allen damit verbundenen Wirren zu entledigen, das ist weder möglich noch erstrebenswert, aber es geht darum, Wege zu finden, das Beste der Menschheit zum Vorschein zu bringen. In diesem Prozess müssen wir uns unserer Fähigkeit zur Offenheit und Akzeptanz bedienen.

Die Menschen würden größtenteils in kleinen Gemeinschaften leben und arbeiten, das wäre eine Ordnung, die es erleichterte, Zusammenarbeit, partizipative Regierungsformen und Umweltschutz umzusetzen. Gemeinschaftliches Fischen im selben Fluss (ein Gemeingut), dasselbe Symphoniekonzert mitgestalten oder besuchen (auch ein Gemeingut), an die informellen Regeln, die das Zusammenleben leiten, anknüpfend und improvisierend (ebenfalls ein Gemeingut), würden die Menschen zusammenarbeiten, gemeinsame Entscheidungen treffen und gleichzeitig individuelle Freiheit betonen. In Hinsicht auf letzteres haben Hardt und Negri (2004) treffend formuliert, dass wir darüber hinweg kommen müssen, Kollektivität und Individualität als unvereinbare Gegensätze zu begreifen, sondern wir vielmehr Wege finden müssen, die es ermöglichen, an beiden gleichermaßen festzuhalten.

Sowohl persönliche Grenzen als auch Arbeit hätten in einer solchen Gesellschaft eine ganz andere Bedeutung. Menschen wären abgeneigter, das Dasein anderer zu verletzen. Vergewaltigung wäre schlechthin eine Seltenheit. Es ist unwahrscheinlicher, dass die Menschen direkt oder indirekt die Arbeit anderer ausnutzen, wenn alle als miteinander verbunden verstanden werden. Nicht, dass es keine Verfehlungen gäbe, oder dass Gier, Missgunst und Bosheit von Zauberhand verschwinden würden.

Es würde weitgehend lokal produziert, dabei könnten Gemeinschaften Vereinbarungen zu gegenseitigem Nutzen treffen. So gesehen würden Gemeinschaften als konzentrische Kreise bestehen. In unterschiedlichem Maße handelte jede:r in Hinsicht auf das Wohlergehen des „gewählten Kreises", sei es die nächste Gruppe auf gleicher Ebene oder eine untergeordnete, kleinere Gruppe, wie die unmittelbare Familie, sei es die große Gemeinschaft, der wir als Bewohner:innen dieser Erde alle angehören. Mit Technologien wie Skype, deren Weiterentwicklung und neuen technischen Durchbrüchen würde die Kommunikation über Entfernung möglich.

Wenn alle gemeinsam die Produktionsmittel besitzen und verwalten, würden Beschäftigungsverhältnisse, wie wir sie kennen, der Vergangenheit angehören. Es gäbe keine Arbeitgeber:innen und Arbeitnehmer:innen mehr, sondern Menschen, die sich organisieren, um kontinuierlich die Qualität und Bedingungen der Arbeit zu verbessern und ein gutes Leben zu erkämpfen. Einige Leute könnten zwischen verschiedenen Arten von Jobs rotieren. Diejenigen, die in einem Bereich als besonders begabt angesehen werden, könnten sich auf diesen konzentrieren, ob auf Schweißen, Komponieren, Kinderbetreuung. Wenn das aktuelle und nachhaltige Wohlergehen der Gemeinschaft von größter Bedeutung ist, so wird auch das Bewahren und Erhalten der Natur priorisiert. Schenken, nicht Tauschen, wäre ein gutes Modell. Dementsprechend wäre Reproduktion (z.B. Landwirtschaft, Zubereitung von Essen, Kinderbetreuung) nicht nur Aufgabe von Frauen, sondern Aller und hätte Vorrang vor der Produktion. In unterschiedlichem Maße wären diese Aufgaben außerdem so gestaltet, dass sie die Entfremdung überwinden und den Gemeingütern zugutekommen. Aktuelle Beispiele für solche Vereinbarungen, in denen Fortschritte gemacht werden, sind urbane Gärten und Gemeinschaftsküchen (besonderes sei auf die Verbünde brasilianischer Frauen hingewiesen, in denen die Frauen gemeinsam kochen und sich die Hausarbeit teilen; siehe Federici, 2012).

In diesem Geiste des Miteinander läge der Schwerpunkt auf der Teamarbeit. Einen hohen Stellenwert hätte auch die ungeplante und unvorhersehbare Brillanz, die entsteht, wenn eine Person aus eigener Initiative die Arbeit Anderer aufwertet, verbessert oder darauf aufbaut. Ein Beispiel, das wir alle kennen, ist die spontane Mit-Gestaltung, die im Internet geschieht. Man beachte in diesem Zusammenhang die *Wikipedia,* bestehend aus Einträgen, die von einer Person nach der anderen frei aufgenommen und gewissenhaft bearbeitet werden. Interessanterweise ist die spontane, gemeinschaftliche Arbeit von solcher Qualität, dass man mittlerweile häufig Wikipedia als Referenz in Dissertationen angibt.[59]

---

59 Zu einer besonders nützlichen Diskussion über die gesellschaftliche Bedeutung des Internets siehe Hardt und Negri (2004).

Praktiken wie diese stehen in starkem Gegensatz zu dem alten Modell, in dem Wissensproduktion das beinahe exklusive Privileg von Expert:innen ist und in dem die Menge und die Einzelnen als polare Gegensätze behandelt werden.

Mitgefühl, Empathie und Akzeptanz würden zu den Primärtugenden gehören. Differenz würde nicht als Zeichen von Gefahr verstanden, sondern als Teil der Vielfalt wertgeschätzt werden. Auch tatsächlicher Gefahr würde nicht so begegnet werden wie jetzt, denn im Grund gäbe es keine Polizei und unabhängig davon, was passiert ist oder nicht, bestünde das Interesse in gemeinsamer Aussprache und gegenseitiger Fürsorge.

Die Führung und Leitung wären aufgeteilt. Von Kindern bis zu Senior:innen würden alle sowohl als Lernende, als auch als Lehrende angesehen. Damit geht einher, dass jede:r in zwischenmenschlichen Fähigkeiten geschult wird, die die partizipative Demokratie fördern (z.B. Konfliktlösung, Gruppenmoderation, aktives Zuhören, einschließlich des Verstehens derjenigen, die das Leben anders erfahren).

Die Senior:innen würden neben Kleinkindern, Jugendlichen und Menschen mittleren Alters leben und ein fester Bestandteil der Gemeinschaft sein. Da es das Konzept des Ruhestands nicht gibt, würden sie weiterhin ihren Beitrag leisten, und zwar in dem Tempo und auf die Art und Weise, die ihnen richtig erscheint. Man würde sich um sie kümmern, wenn sie krank oder gebrechlich sind. Sie wären anerkannte Wissensträger:innen, die nicht nur von ihren Verwandten, sondern von allen um Rat gefragt würden. Die älteren Menschen würden gewissermaßen ein Gemeingut darstellen - eine Quelle der Weisheit, ein Reservoir an gelebter Erfahrung, das die Gemeinschaft schützt und mit anderen teilt.

Als Erweiterung der unmittelbaren Familie würde die Gemeinschaft eine zentrale Rolle bei der Kindererziehung spielen. Unabhängig vom Geschlecht wäre jede:r „Mutter", „Vater" und „Großeltern". Kinder würden als eigenständige Individuen respektiert werden, mit ihrem eigenen Wissen und Können. Eine modifizierte Version des Aboriginie-Prinzips der Nichteinmischung wäre üblich. Das bedeutet, Erwachsene würden die Freiheit und das Recht des Kindes respektieren, es den eigenen Weg finden lassen, es sei denn, sie hätten einen Grund zur Einmischung, zum Beispiel, wenn das Kind gegen die Rechte Anderer verstößt oder sich selbst in Gefahr bringt (für eine Diskussion dieses Prinzips, einschließlich seiner Grenzen, siehe Ross, 1992/2006). Das Ergebnis? Es wäre eine Seltenheit, dass Elternfiguren Kinder tadeln, Strafen austeilen und sie belehren. Eher würde die Erziehung die Form eines Modells annehmen, wie man ein gutes Leben führen kann, während man gleichzeitig Liebe, Fürsorge und Annahme gibt. Folglich wäre die wichtigste Botschaft, die den Kindern vermittelt würde, wie wichtig es ist, jedes Wesen, auch sich selbst, mit liebevoller Freundlichkeit, Empathie und Respekt zu behandeln.

Geschlecht, Sexualität, Identität im Allgemeinen wäre fließender. Das Leben wäre ein Abenteuer. Spaß zusammen mit dem Abbau von aufgestautem Druck, würde man als ein grundlegendes menschliches Bedürfnis begreifen und so würden spontane Feierlichkeiten gefördert werden. In jeder Gesellschaft, vor allem in den frühen Gesellschaften, gab es immer Feste der gemeinsamen Respektlosigkeit bei denen die aktuelle Ordnung auf den Kopf gestellt wurde (z.B. die wilden und wunderbaren Feierlichkeiten der „zwölf Weihnachtstage", die über Jahrhunderte hinweg in Europa begangen wurden). Diese Gesellschaften hatten ihre eigenen, geschätzten Momente des Rollentauschs, bei dem auf spielerische Weise, individuell und kollektiv, Menschen mit dem offiziellen Anstand brachen.

In einer Gesellschaft, in der jede:r lehrt und lernt und nicht nur ein kleiner Zirkel „Lehrer:innen", gäbe es wahrscheinlich weiterhin Schulen (als Orte des Lernens), aber nicht den institutionalisierten Prozess. In Übereinstimmung mit den Theorien von Existenzialisten wie Dewey (1900/2002), kritischen Theoretikern wie Illich (1972) und Freire (1971) und Anarchisten wie Goodman (1962/1977) wäre Bildung befreit und befreiend, erfahrungsbezogen, offener, orientiert an der Nützlichkeit für den Weg des Lebens. Ausbildungen und Lehren wären üblicher. Anstatt durch einen einheitlichen Lehrplan gelenkt zu werden (und so einem Herrschaftsregime zu unterliegen) würden die Schüler:innen ermutigt, dem zu folgen, wohin ihre Neugierde sie führt. Das Kontrahegemoniale und das Erfahrungsbezogene werden hervorgehoben. Anstatt sich mit Themen wie Trigonometrie zu plagen, die den wenigsten jemals wieder begegnen wird, würden Kinder in wichtige Fähigkeiten eingeführt, wie aktives Zuhören, emphatisch sein und Empathie annehmen, um Unterstützung bitten und sie geben, Konfliktlösung, Überleben in der Wildnis, über den Tellerrand hinaus zu denken, Umgang mit Krisen, Frieden zu schaffen. Der Unterricht (bliebe ein solches Konzept bestehen) fände in der Regel im Freien statt, möglich wären: Besuche in Museen und Kunstgalerien, Assistenz bei der Pflege und Genesung oder Hilfe bei der Dachreparatur der Nachbar:innen. Tagträumen würde als integraler Bestandteil des kreativen Prozesses anerkannt werden und nicht als Problem beschrieben. In einem solchen Rahmen, darauf möchte ich hinweisen, hätten Konzepte wie ADHS buchstäblich keine Bedeutung. Konzepte dieser Art können nur entstehen, wenn wir uns in die natürliche Kreativität und Freiheit der Kinder einmischen, egal wie gut unsere Absichten sind. Das heißt, dass unsere Erwartungen grundsätzlich im

Widerspruch zur Kindheit und Selbstsein stehen. Hier liegen die Anfänge einer Richtung und ein Bezugspunkt.

Menschen, die in Schwierigkeiten sind und/oder „schwierig sind"

Wir können sehen, dass die ständig wachsende Zahl von entfremdeten oder traumatisierten Seelen ein Produkt der heutigen Gesellschaft ist. In der hier vorgestellten Gesellschaft wäre das nicht der Fall: warum nicht? Der Bruch mit der Natur würde zu heilen beginnen. Bereits dieser Bruch ist traumatisch und eine der grundlegenden Ursachen für Entfremdung (siehe Burstow, 2003a). Die Menschen wären in Gemeinschaft verbunden, ja, sie würden mit allen Mitmenschen in allen Beziehungen verbunden sein. Dadurch wäre das Gefühl der Zugehörigkeit verstärkt. Niemand würde erheblich von Ausbeutung profitieren. Wahrscheinlich würden einige Spuren von Unterdrückung weiter existieren, sei es Sexismus oder Rassismus, und unabhängig davon müssten wir uns immer noch mit Machtverhältnissen auseinandersetzen, allerdings nicht in der Dimension, wie wir sie heute sehen. Des Weiteren würde niemand mehr in die entmenschlichenden Kategorien und Praktiken gezwängt, die uns von Herrschaftsregimen auferlegt wurden. Wenn allen Einzelnen erlaubt und zugestanden würde, von frühster Kindheit an sie selbst zu sein, würden die Gründe, die zentral für Trauma, Entfremdung und sogenannten „Wahnsinn" (siehe Burstow, 2003a) sind, erheblich verringert.

Ohne eine Industrie, die von der Kategorisierung von Menschen profitiert und mit einer Gesellschaft, die Unterschiedlichkeit in hohem Maße akzeptiert, würden Menschen seltener als problematisch gesehen werden. Wie bereits erwähnt, würde das Tagträumen von Kindern mindestens als Bedürfnis gesehen werden, sie selbst möglicherweise als Visionär:innen. So wäre es auch möglich zu begreifen, dass einige Menschen Stimmen hören, andere Wortschmiede sind, die neue Wörter erfinden (derzeit ein „Symptom" von „Schizophrenie"). Das Stimmenhören würde als natürlich akzeptiert, als eine Art und Weise, wie einige Menschen zu bestimmten Zeiten mit sich selbst sprechen, wieder ein Teil der Vielfalt des Lebens. Auch würde verstanden werden, dass Menschen unterschiedliche Bewältigungsstrategien haben. Im Falle von Erwachsenen schließt das Selbstverletzung mit ein, in wenigen Ausnahmen stellen sie Wege dar, die Andere negativ betreffen. Der Punkt ist, wenn wir humaner, pluralistischer und akzeptierender lebten, würden Menschen weder vorschnell ein Problem „haben" oder „sein", noch so viel persönlichen Kummer erleben. Schlussendlich, da sie gesellschaftlich nicht als „anders" gelten würden, wären Menschen in emotionaler Not eher geneigt, ein akzeptierendes Selbstbild zu entwickeln und sich dadurch wieder besser zu fühlen. Diese natürlichen Folgen könnten wiederum durch den Ausbau von relevantem Wissen und Prozessen verbreitert werden. So könnte beispielsweise die Betonung von Vielfalt und Akzeptanz Teil der Bildung aller sein. Ebenso ist zu untersuchen, inwiefern wir unsere Ängste auf Andere zu projizieren oder welche Schäden durch die Kategorisierung der Anderen entstehen. Was wiederum unsere Gedanken für verschiedene Konzeptualisierungen und Ansätze öffnen könnte, wäre die Untersuchung, wie unterschiedliche Kulturen an Menschen in Not gedacht und auf sie reagiert haben. Damit verbunden wäre ein Studium der Gaben, die uns von Menschen geschenkt werden, die als verrückt gelten, sowie die verschiedenen Bedeutungen des Wahnsinns und wie die Gesellschaft sich selbst untergräbt, wenn sie das Wissen der anders-in-der-Welt-Seienden für ungültig erklärt. In dieser Hinsicht sind Geschichten, Legenden und Literatur eine Art Rohstoffquelle, die uns bereits zur Verfügung steht. Nehmen wir als Beispiel den Mythos der Kassandra.

In der griechischen Mythologie schenkte der Gott Apollo der trojanischen Prinzessin Kassandra eine Gabe und einen Fluch. Die Gabe war die Prophezeiung, Kassandra konnte die Zukunft mit absoluter Genauigkeit vorhersehen. Der Fluch bestand darin, dass ihr trotz der Genauigkeit ihrer Visionen, nie geglaubt wurde. Die Kombination ihrer Gabe und ihres Fluchs spielten folgendermaßen zusammen: Kassandras wichtigste Prophezeiung, die sie und ihre Geschichte ausmacht, war der Fall Trojas. Zehn lange Jahre griffen die griechischen Armeen die Stadtmauern an, aber kamen nie durch. Troja war zuversichtlich geworden, dass sie unangreifbar waren und so sollte es keinen Grund zur Sorge geben. In Kassandras Vision eroberten die Griech:innen jedoch Troja. Als verantwortungsvolles Mitglied der Gemeinschaft, alarmierte sie die Menschen um sich herum, hoffend, dass, was sie vorhergesehen hatte, mit Vorbereitung vermieden werden könnte. In Übereinstimmung mit dem Fluch (der mit dem übertriebenen Selbstvertrauen zusammenhängt, das die trojanische Gesellschaft durchdrungen hatte) glaubte ihr kein Mensch. Als die Zeit verging und der Moment der Katastrophe sich näherte, wurde Kassandra immer verzweifelter. Die Haare in alle Richtungen stehend, beginnt die besorgte Frau durch die Straßen zu rennen und ihre Mitbürger:innen eindringlich vor der bevorstehenden Katastrophe zu warnen, nur um als verwirrt abgewiesen zu werden. Schließlich wurde sie in der Zitadelle (Vorläufer eines Klinikaufenthaltes) gefangen gehalten, damit niemand ihre verrückten Schimpftiraden hören musste. Ihre „wilden" Prophezeiungen gingen weiter. Tatsächlich erkannte sie sogar den Trick des „Trojanischen Pferds" (die Griech:innen stellten ein gigantisches Holzpferd vor Trojas Tore, angeblich als Geschenk und die ahnungslosen Trojaner:innen brachten es in die Stadt, ohne zu wissen, dass griechische Krieger:innen darin versteckt waren). In Übereinstimmung mit Kassandras Prophezeiung tauchte, als die Nacht hereinbrach, eine Armee vollständig bewaffneter Griech:innen aus dem Inneren des Holzpferdes auf, die griechischen Soldat:innen griffen die unvorbereiteten Trojaner:innen an und wie prophezeit, fiel Troja (zu Details des Mythos, siehe Graves, 1964).

Was den Mythos Kassandra zu einem besonders nützlichen Lehrstück macht, ist, dass er in vielfältige Richtungen weist, die alle Wahrheiten über den „Wahnsinn" greifbar machen. Um einige zu nennen: einerseits kann Kassandras Wahnsinn als Wissen interpretiert werden, das über gesellschaftliche Überzeugungen hinausgeht und damit im Konflikt steht, eine Dimension, die den eigentlichen Begriff des Wahnsinns problematisiert. Andererseits ist es klar, dass es eine Verwechslung zwischen Wahnsinn und Irrtum gibt. So verstanden, unabhängig davon, ob Kassandra verrückt ist oder nicht, lag sie nicht falsch. Noch eine andere Bedeutung ist möglich, dass die sehende Kassandra angesichts ihrer misslichen Lage, gerade durch die Ungläubigkeit mit der ihr begegnet wurde, in den Wahnsinn getrieben wurde, oder anders formuliert, durch die verrückt machenden Umstände.

Solche Geschichten werfen ein kritisches Licht auf die Trennung zwischen Gesellschaft und Individuum. Was Geschichten dieser Art implizieren und was gemeinsam erforscht werden kann, ist die tiefgreifende und knifflige Beziehung zwischen Wahnsinn und sozialer Achtsamkeit. Um in diesem Zusammenhang Irit Shimrat zu zitieren (nachdem sie über die Ausbreitung von Krieg gelesen hatte, schlug sie mitten in der Nacht an Türen und schrie „Notfall", wie eine nackte Kassandra):

> *„Meine Gedanken wurzelten in einer Art gesellschaftlichem Bewusstsein. Ich denke, das ist eine sehr wichtige Sache, die man im Auge behalten sollte und die Menschen darüber aufklären und darin ausbilden, und gerade nicht im College, diese Bildung sollte viel früher beginnen. Und ich behaupte sicher nicht, dass jeder, der verrückt ist, eine fabelhafte spirituelle Erfahrung macht oder zwangsläufig in dieser Zeit für andere Menschen geistig nützlich sein kann. Aber sehr viele Menschen, die verrückt oder depressiv werden, machen Dinge durch, von denen andere profitieren würden, wenn sie nur hören könnten, worum es bei diesen Erfahrungen wirklich geht."*

Diese Perspektive, und wir werden in Kürze andere einnehmen, stellt das traditionelle Verständnis von Wahnsinn auf dem Kopf, es wird neu gerahmt als Möglichkeit *Communities* zu heilen, sozusagen als Gegenmittel gegen die Übel der Gesellschaft, im Gegensatz zur üblichen Darstellung als Problem. Eine Bildung solcher Art könnte Menschen in jeder Kultur, jetzt oder in der Zukunft, helfen, den uneingestandenen Problemen, die in der *Community* lauern, zu begegnen.

Eine ebenfalls wichtige pädagogische Richtung wäre es, sich an die Verrückten selbst zu wenden, um Anleitung zu erhalten, wie man Wahnsinn verstehen kann, denn welche Autorität und Expertise wäre besser? Ideal wären Versammlungen, in denen nachdenkliche und hoch artikulierte Menschen wie Irit eingeladen wären, Fragen zu stellen und zu beantworten. Dies könnte ergänzt werden durch Lesungen auf dem wachsenden Gebiet der *Mad Studies* (siehe z.B. LeFrançois; Menzies; und Rheume, 2013) oder visionärer Romane wie Marge Piercys *Frau am Abgrund der Zeit*.

Was unsere Agenda ebenfalls voranbringen könnte und in einer solchen Gesellschaft leicht umzusetzen wäre, sind Bildungsinitiativen mit dem ausdrücklichen Lernziel, scheinbar „verrückte" oder „bedeutungslose" Äußerungen zu verstehen. Als jemand, die auf diesem Gebiet spezialisiert ist, wenden sich Leute häufig mit einer Version der Frage: „Aber was soll ich tun, wenn sie anfängt Kauderwelsch zu reden, und Bonnie, sei ehrlich, es ist nicht so, dass ich versuche, gemein zu sein, aber manchmal *ist* es Kauderwelsch." an mich. Sicherlich, kommunikative Sackgassen können ärgerlich sein, vor allem, wenn die Lebensumstände fast niemandem Raum zum Atmen lassen, wir alle sind uns dessen bewusst, wie überlastet Familienmitglieder sein können. Davon abgesehen geht es nicht darum, dass „verrückte" Äußerungen für die „Gesunden" keine Bedeutung haben, sondern dass in bedeutsamer Weise eine andere Sprache gesprochen wird und in dem Moment niemand mit der Fähigkeit, diese zu übersetzen, anwesend ist. Dies ist tendenziell in Fällen von echten Hirnschäden der Fall, Konzepten wie Geisteskrankheit tun nichts zu Sache. Nachdem er einen Schlaganfall erlitten hatte, bat mein Bruder zum Beispiel Leute, ihm eine Sonne zu bringen, die nicht die Sonne war und die Pfleger:innen ignorierten ihn, als ob er Unsinn reden würde. Auch wenn er das Wort dafür verloren hatte, wusste er genau, was er brauchte: eine Lampe.

Wie würde dieses Wissen in unserer Eutopie in der Bildung berücksichtigt werden? Von ihren ersten Jahren an würde den Mitgliedern dieser Gesellschaft beigebracht, „verrückte Äußerungen" zu lesen, einfach so wie jetzt den Jugendlichen zusätzliche Sprachen wie Französisch oder html beigebracht werden, oder wie sie lernen, Gedichte zu lesen. Mit angemessener Hilfe beim Lernen und dem Wunsch zu lernen, nehme ich an, dass eine durchschnittliche Person „wahnsinnig gebildet" (mad literate) sein könnte. Hier geht es darum, zu lernen, den eigenen Verstand für verschiedene Arten der Verarbeitung zu öffnen, denn einem Großteil dessen, was als Unsinn erscheint, liegen verschiedene Arten der Verarbeitung und/oder des Ausdrucks von Gedanken und Gefühlen zugrunde (siehe Diamond, 2013). Die Herausforderung besteht darin, zu lernen, wie man das Bildliche, das Induktive und das Metaphorische entziffern kann, insbesondere die wörtlich genommene Metapher (für Unterstützung hier, siehe Laing, 1972). Der zusätzliche Bonus einer solchen Ausbildung besteht darin, dass sie den Mitgliedern der *Community,* die sich der Herausforderung stellen, helfen würde, grundsätzlich sensibler, einfallsreicher und besser in der Lage zu sein, über den Tellerrand hinaus zu schauen. Offensichtlich würde es ihnen auch helfen, mitfühlender und einfühlsamer zu sein. Zusätzlich, und dies läuft der institutionellen Logik zuwider, würde es unbeabsichtigterweise ihre eigene persönliche Sicherheit verstärken. Der Punkt ist, dass das, was Sicherheit schafft, das Gegenteil von dem ist, was unsere Institutionen annehmen, was unsere Gesetzgeber:innen diktieren, was unsere Zeitungen verbreiten. Weder die Verabreichung von mehr und mehr Medikamenten noch Einsperren von mehr und mehr Menschen machen uns sicher. Wenn dem so wäre, würde ein:e Durchschnittsbürger:in heute ein noch nie dagewesenes Maß an Sicherheit genießen. Du, ich und alle anderen sind sicherer, je mehr Menschen wir in unseren Kreis der Empathie und des Mitgefühls einschließen.

Darüber hinaus würden die Lernenden über die Verbindung zwischen den Einzelnen und dem Sozialen unterrichtet. In einer solchen Gesellschaft würde man verstehen, dass individuelle Probleme nie nur individuell sind. Wir ohnehin alle miteinander verbunden sind und so wohl oder übel auch betroffen sind. Sozialen Problemen liegen in der Regel private Sorgen zugrunde und verschärfen diese unweigerlich, sei es systemischer Sexismus, andere Arten von Machtverhältnissen oder einfach nur unzureichende Planung.[60] Wenn dies der Fall ist, würden die Lernenden ermutigt und befähigt, solche Probleme als eine mögliche Warnung zu lesen, dass etwas nicht in Ordnung sein könnte, sagen wir beispielsweise, in der unmittelbare Familie, im Wohnkomplex, der *Community* insgesamt.

60 Ein Beispiel: Verwüstungen, wie sie die der Hurrikan Katrina natürlich mit sich brachte, ist eine Art von Problem. Eine andere Dimension liegt vor, wenn es inmitten dieser Naturkatastrophe nur spärliche Hilfen gibt, weil man in einem Bezirk lebt, in dem arme und Schwarze Menschen wohnen.

Ebenso können die Lernenden mit Hilfe von Übungen und konkreten Beispielen dabei unterstützt werden, die existenzielle und soziale Gemachtheit dessen nachzuvollziehen, was sich als individuelles Problem darstellt.

All diese Bildungsmaßnahmen würden eine erfahrungsorientierte Bildung über die psychologischen Verflechtungen, in denen wir alle uns befinden können und über die Pluralität der Möglichkeiten des Umgangs mit ihnen, begleiten. Minimal würde eine solche Bildung den Menschen mehr Optionen geben, einen besseren Umgang damit zu finden. Und so wären die Weichen dafür gestellt, Not als Teil der Unbeständigkeit des Lebens zu akzeptieren. Dem entspricht die Bejahung einer gemeinsamen Menschlichkeit, in der verstanden wird, dass wir alle schlechte Momente haben, dass wir alle mal unser Gleichgewicht verlieren und vielleicht ein offenes Ohr und eine helfende Hand brauchen. Hier beginnen wir, in den Bereich der „Hilfe" einzutreten, aber einer völlig anderen Art.

Pflege oder Hilfe

Einige dienstleistungsbezogene Prinzipien, die implizit oder explizit sein können, je nach den Bedürfnissen der *Community* wären:

- Dienste sollten wirklich freiwillig sein, nicht nur *pro forma*
- Hilfe, die natürlich aus einem Bedürfnis heraus entsteht, ist tendenziell besser als abstrakt geplante Hilfe
- unterm Strich: soweit machbar, sollte das, was gegeben wird, das sein, was die betreffende Person will, ob wir die Präferenzen vollständig verstehen oder nicht
- Menschen sollten nicht in vorgefertigte Dienste „eingepasst" werden; vielmehr sollten die Dienste immer wieder neu erfunden werden, um dem Individuum gerecht zu werden
- Die Dienste sind in der *Community* verankert und müssen dieser gegenüber verantwortet werden
- Menschen geht es tendenziell besser, wenn sie von Anderen unterstützt werden und/oder andere unterstützen, die ähnlichen Lebensumständen ausgesetzt waren oder sind, dementsprechend sollte *Peer-Support* im Zentrum stehen, niemals nur ein Zusatz sein
- Jede:r ist sowohl Geber:in als auch Empfänger:in von emotionaler Unterstützung
- Solange jede:r in den eigenen Pflegekreis eingebunden ist, und Selbstfürsorge hat Priorität, gewinnt jede:r und niemand verliert, weil sie:er nur gibt.

Wenn wir eine solche Gesellschaft entwickeln wollen, wenn wir wirklich sinnvolle Dienste an einander tun wollen, ist eines der ersten Dinge, die wir überwinden müssen, unsere Vorliebe für oberflächliche Antworten. Die oben beschriebene Bildung wird dabei helfen. Nichtsdestotrotz wird der Übergang nicht einfach. Unser Standardmodus in der Moderne besteht darin, mit einer kleinen Handvoll Antworten hypothetisch alle Situationen abzudecken, die grundsätzlich für alle funktionieren. In diesem 'Kästchen-Universum' wollen wir, dass es einen „richtigen Weg" gibt, die empfohlene „Behandlung", die einfach umgesetzt werden kann und wir glauben, *weil wir daran glauben wollen*, dass, wenn wir so vorgehen, trotz zugegebenermaßen schwieriger Kompromisse, fast alle besser dran sind. Diese Denkweise muss fundamental verändert werden. Und es geht nicht nur darum, dass wir uns von der Herrschaft der Expert:innen befreien müssen, obwohl dies, wie gezeigt wurde, nachweislich der Fall ist. Auch wenn jede:r Experte:in auf der Erde morgen auf wundersame Weise verschwunden wäre, solange wir weiterhin standardisieren und verabsolutieren, Ursache und Wirkung fetischisieren, solange wir zulassen, dass Modelle an die Stelle echter menschlicher Beziehungen treten, wäre nur erreicht, die eine Tyrannei durch eine sanftere zu ersetzten. Der Punkt ist, das Leben ist voller Widersprüche, das Leben *ist* chaotisch, Menschen und Situationen sind komplexer als die Methoden, die wir erfinden und das muss akzeptiert werden. Allgemein gesprochen, trennt uns das Arbeiten in einer regelgebundenen Weise von der Individualität der Menschen und macht uns unsensibel gegenüber Kontexten, Details und Nuancen. Für diejenigen, die wir jetzt als „verrückt" betrachten, sind feste Verfahren besonders problematisch, denn die Prozesse, die wir uns ausdenken und in Gesetzen und offiziellen Richtlinien konkretisieren, entstehen fast ausnahmslos auf der Grundlage der Ausnahme, zum Beispiel des „irren Angreifers", der uns in unseren Betten ermorden wird.

In unserer idealen *Community,* und viele dieser Facetten könnten wir in unsere jetzigen *Communities* einbeziehen, wäre es klar, dass Menschen den Halt aus einer Vielzahl von Gründen verlieren, dass Menschen sich darin unterscheiden, was sie brauchen oder wollen. Dementsprechend stünde eine Vielzahl von grundlegend unterschiedlichen Formen der Hilfe zur Verfügung, ohne Hierarchie zwischen ihnen. Dabei könnte die Elimination unterschiedlich verorteter Helfer:innen (z.B. Astrolog:innen, Wahrsager:innen, Kräuterkundige), die gegen Ende des 17. Jahrhunderts begann, umgekehrt werden. Mit dem Wissen, dass Essen und Lebensmittelallergien in der Not oft eine Rolle spielen, gäbe es Menschen, an die man sich für Ernährungshilfe wenden könnte. Ganzheitliche Ansätze wären verfügbar, Yoga, Achtsamkeit, Massage. Pluralismus und Unterschiede vorausgesetzt, gäbe es Schwitzhütten, Ausflüge in die Wildnis, Traumreisen, Schamanen, Humoristen, Geschichtenerzähler:innen, Kunst. In einer Atmosphäre, die ihnen gut tut, könnten sich *Peer*-Gruppen spontan formen, die auf gemeinsamen Erfahrungen basieren, ohne Anleitung, zum Beispiel, um sich im Umgang mit einem Verlust zu unterstützen. Menschen, die verdrängte Erinnerungen oder irgendetwas anderes, das sie über Jahre verdrängt haben, verarbeiten müssen (ich behaupte in keiner Weise, dass dies der beste Weg für alle ist), hätten sichere Orte, an die sie sich zurückziehen und erkunden können; an denen sie, wenn sie sich dafür entscheiden und es sich erlauben, in bestimmtem Maße „verrückt werden" können. Es gäbe stets eine Reihe von Zentren (unabhängig davon, ob es sich um einen freien Raum oder ein spezielles Gebäude handelt), in die die Menschen gehen können, für emotionale Heilung oder für sofortige Hilfe in einer Krise, mit besonderer Aufmerksamkeit für das, was die Person will, ob ihr aufmerksam zugehört wird, sie an einer Meditation teilnimmt oder in den Arm genommen wird. Diese Dienste als Gemeingut verstanden, kollektiviert, würden nicht von Fachleuten übernommen, sondern von allen in der *Community*, die mal als „solidarisch Sorgende" an der Reihe sind, vielleicht übernehmen die in diesem Bereich besonders Begabten hier einen Großteil ihrer Arbeit. Ich würde hinzufügen, sofern es professionelle „Helfer:innen" gäbe, wären sie zahlenmäßig weniger, wären sie der *Community* gegenüber rechenschaftspflichtig und hätten keine Entscheidungsgewalt über andere.

Da nicht Fachleute, sondern die *Community* das Sagen hätten, würde diese laufend herausfinden, was ihre verschiedenen Bedürfnisse sind. Wenn die Anzahl der Personen, die sich zu einem bestimmten Zeitpunkt in einer Krise befinden, bekannt ist, könnte man die Anzahl der „solidarisch Sorgenden" verdoppeln. Mindesten würden Anstrengungen unternommen, um sicherzustellen, dass immer „solidarisch Sorgende" Bereitschaft haben, die zu einer verzweifelten Person kommen können, sich dazu setzen, zu hören und nötigenfalls in ihrem Namen intervenieren. Ebenso gäbe es Menschen in Bereitschaft, die in Konflikten vermitteln können und sonstige Hilfen für alle Parteien, die an einer schwierigen Situation beteiligt oder von ihr betroffen sind, gleich ob es sich um Familien oder ganze *Communities* handelt.

Was auch immer angeboten wird, sich von Fürsorge und Mitgefühl leiten zu lassen wäre selbstverständlich, und die Bedeutung dessen kann nicht hoch genug geschätzt werden. Dazu passt die Legende vom Fischerkönig. Der mittelalterlichen Legende nach herrschte ein Fischerkönig über ein einstmals reiches Territorium, das zusehends verfiel, zu einer Einöde wurde. Nichts wuchs, die Pflanzen verwelkten und die

Bäche trockneten aus. Zur gleichen Zeit war der Fischerkönig selbst an einer schweren Wunde erkrankt. Er war zu krank zum Leben und zu gesund zum Sterben (Ich vermute, dass viele von uns das nachvollziehen können). Einer bekannten Prophezeiung zufolge würde eines Tages ein Fremder auftauchen und dem Fischerkönig eine einzige Frage stellen, die ihn heilen würde, und damit möglicherweise auch das Land. Jahre vergingen, ohne dass sich die Prophezeiung erfüllte. Eines Tages geschah es, dass der gefeierte Ritter Parzival von König Artus' Hof zufällig auf den Fischerkönig traf. Der König lud ihn ein, an seinem Hof zu erscheinen und Parzival nahm an. So saß Parzival zwischen den Höflingen und konnte deutlich sehen, wie krank der arme König war, konnte den schrecklichen Gestank, der von seiner Wunde ausging, riechen, aber wusste nicht, was er tun sollte. Er sah es auch nicht als seine Aufgabe nachzufragen. Parzival war seit langem der erste Fremde gewesen und so dachten alle, dass er der Retter sein könnte, von dem man erzählte. Immer wenn Parzival in die Richtung des Königs blickte, breitet sich Schweigen unter den Höflingen aus. Könnte der Moment der Heilung gekommen sein? Ach leider, zur Enttäuschung aller, zog sich Parzival, ohne etwas nachzufragen in seine Gemächer zurück.

Als Parzival am nächsten Morgen aus seinem Schlaf erwachte, waren der Fischerkönig, der Hof und die Höflinge verschwunden. Der Ritter sah keinen Grund zum Verweilen und machte sich unverzüglich auf den Weg zurück zu König Artus' Hof. Da er zu einem viel gepriesenen, heldenhaften Abenteuer aufgebrochen war, feierte ganz Camelot seine Heimkehr, alle außer einer weisen Hexe. Sie schalt Parzival dafür, dass er nicht daran gedacht hatte, den Fischerkönig zu fragen, was ihn bedrückte. Da bemerkte Parzival, dass er sich schlecht verhalten hatte und verfiel in eine Depression. Jahre vergingen und vergeblich suchte der tapfere Ritter nach dem Fischerkönig. Eines Tages fand er ihn, kränker denn je, sein Leiden unübersehbar. Der König stöhnte erbärmlich, der Gestank der Wunde war so stark, dass es unangenehm war, in seiner Gegenwart zu sein. Gleich näherte sich Parzival dem Fischerkönig und fragte ihn fürsorglich, was ihn quälte. Der König war so gerührt, dass Parzival sich um ihn kümmerte, dass die Farbe auf seien Wangen zurückkehrte, die Wunde heilte und das öde Land wieder zum Leben erwachte.[61]

61 Es sei bemerkt, dass es sehr unterschiedliche Versionen der Parzival-Legende gibt. Siehe dazu: Sir Percival's Worthy Approach. Abgerufen am: 29.08. 2014 auf http://www.chivalrynow.net/articles1/percival.htm. Eine Schilderung, die meiner sehr ähnlich ist, findet sich bei: Macy und Johnstone (2014).

Zum Allgemeinen

Wenn ich kurz von unserer Eutopie absehen und verallgemeinern darf, so lässt sich aus der Parzival Geschichte manche Lehre ziehen, zum Beispiel, sich keine Gelegenheit entgehen zu lassen, Anderen in Not zur Hilfe zu kommen und dass das Leiden des:der Einen das Leiden der Anderen, aller, ist (In dieser Hinsicht ist die seltsame Beziehung zwischen dem König und dem Land bemerkenswert). Die Botschaft, die wohl am lautesten und deutlichsten zum Ausdruck kommt, ist, dass Menschen, die leiden, zuallererst Mitgefühl brauchen, eine Eigenschaft, die weder vorgetäuscht noch umgangen werden kann. Ich nehme an, hierin liegt die Grundlage für alles Anständige, das wir hoffen können, jemals zu schaffen. Menschen, die leiden (alle) müssen wissen, dass sich jemand wirklich um sie sorgt, wirklich von ihrer Notlage hören will. Die mutmaßlichen Helfenden (potenziell jede:r) sollten wissen, dass, wenn ein:e Andere:r in Not ist, es immer ihre:seine Aufgabe ist, ihr:ihm zu helfen. Auf der Basis des Für-Einander-Sorgens, können die oben beschriebenen Fähigkeiten hinzukommen (z.B. aktives Zuhören, „wahnsinnige Bildung"). Eine heilsame Erfahrung, nicht nur für die Empfänger:innen, sondern auch für die Helfer:innen.

Ebenso müssen Menschen, denen es schlecht geht, als Subjekte angesprochen werden, nicht als Objekte, Buber (1923) nennt das ein „Du", nicht ein „Es". Außerdem müssen wir so behandelt werden, als wären wir intelligente, rationale Menschen. Man könnte fragen: aber was, wenn das Individuum nicht vernünftig ist? Ich habe zwei zusammenhängende Antworten. Erstens: ist Rationalität oder ihr Fehlen irrelevant, um ein „Du" zu sein. Der Mensch ist immer noch jeden Zentimeter menschlich, und es ist die Pflicht der Helfenden nach der Menschlichkeit, nach innen, zu greifen, um sich mit dem leidenden Menschen zu verbinden.[62] Letztlich ist die primäre Grundlage für Beziehungen nicht die Rationalität, sondern das, was wir aufgrund unseres kreatürlichen Daseins teilen, in-die-Welt-geworfen-sein, lernen, Liebe, Freude, Angst, Beklemmung, Momente tiefer Ekstase, Momente erschütternder Einsamkeit, auf den Tod zusteuern. Zweitens: in der Interaktion mit einer hochgradig verzweifelten Person, einschließlich Personen, die uns als „ernsthaft psychotisch" erscheinen, ist wohl der größte Fehler, den wir machen können, anzunehmen, dass es dort keine vernünftige Person im Inneren gibt. Abgesehen davon, dass es falsch ist, ist es eine sich selbst erfüllende Prophezeiung. Der Punkt ist, dass Getrenntsein,

62 Auch wenn eine Untersuchung dieser Dimension über den Rahmen dieses Buches hinaus geht, kann eine parallele Behauptung in Bezug auf unsere Beziehungen zu nichtmenschlichen Tieren aufgestellt werden.

wie wir es derzeit verstehen, eine Illusion ist. Wir sind grundsätzlich Wesen-in-Interaktion und Interaktion ist durch Rückkopplungsschleifen gekennzeichnet. Also, ob aufgrund unserer Erwartungen oder unseres Einflusses, wenn wir einander anschauen, neigen wir dazu, genau das zu sehen, was wir erwarten (oder alternativ, was wir dadurch in Bewegung gesetzt haben). Freuds „Patient:innen" zum Beispiel wurden in der Regel von klassischen Freudschen Träumen heimgesucht, während die Träume der „Jungschen Patient:innen" voller Jungscher Archetypen und „Schatten" waren. Unterm Strich sind wir Menschen, die im Kontext zueinander leben, was andere sehen, wie andere interpretieren, was andere erwarten, und unsere Reaktionen gestalten sich entsprechend. Deshalb macht es einen weltbewegenden Unterschied, ob Menschen als psychotisch oder als vernünftig behandelt werden.

Einen Einblick in diese Dynamik vermittelt die Aussage von Tanya:

> *„Ich bin mir nicht sicher, ob das Sinn ergibt, aber wenn 'Fachleute' auf mich zukommen, Du weißt schon, mit diesem 'Was-haben-wir-denn-hier'-Blick und dieser unerträglichen Stimme, dann drehe ich irgendwie durch. Zugegeben, hin und wieder mach ich es absichtlich, ich meine, wer braucht diesen Mist? Meistens ist es aber so, als würde ich dahin gezogen. Was die Möglichkeit angeht, mir aus einem 'Wahnzustand' herauszuhelfen, in dem ich gefangen bin, naja, wenn man so auf mich zu kommt, vergiss es."*

Dies als eine Erinnerung, dass „verrückt" nicht eine Eigenschaft des Individuums ist, sondern dass es eine Beziehung zwischen menschlichen Wesen ist.

Zum besseren Verständnis bietet sich eine Geschichte an, die Irit von einem Mal als sie „verrückt" wurde erzählt. Es war eine der Gelegenheiten, bei denen sie gewaltsam abgeholt, eingesperrt und unter den Einfluss von Medikamenten gesetzt worden war. Während sie auf der geschlossenen Station schmachtete, war sie zu diesem Zeitpunkt beispielhaft „eine verlorene Seele", jemand, die der Durchschnittsmensch als aus der Realität „herausgerutscht" ansehen würde und ohne ersichtlichen Weg zurück. Um das Ausmaß des Weggeschaltetseins zu verdeutlichen, präzisiert Irit: „Ich glaubte wirklich, ich sei in einem Raumschiff, das von iranischen Terroristen betrieben wird." So viel dazu, wechseln wir unsere Brille und betrachten es auf einer menschlichen Ebene. Abgesehen von der spezifischen Nationalität der Terroristen, „Wahnvorstellungen" sind selten politisch korrekt, können wir alle verstehen, warum sich jemand, die misshandelt und eingesperrt wird, so fühlen könnte, als ob sie von Terrorist:innen belagert wird. So gesehen brauchte Irit jemanden, die:der begreift, was es bedeutet, sich „ent-fremdet" zu fühlen und anzuerkennen, dass sie tatsächlich von Leuten angegriffen wurde, die sie nicht verstanden. So viel, vermute ich, gestehen mir die meisten Leser:innen zu. Aber was, wenn ich behaupten würde, dass es möglich ist, mit dieser schimpfenden Person ein völlig vernünftiges Gespräch zu führen? Dass es ferner von keiner monatelangen Vorbereitung abhängig ist, sondern sofort passieren könnte. Vermutlich klänge meine Behauptung absurd, zumindest naiv. Dennoch ist dies genau das, was geschah, als sie von Mitgliedern von *MindFreedom* besucht wurde, einem Netzwerk von Psychiatrie-Überlebenden. Irit sagt dazu:

> *„Als sie mich besuchten, war ich vernünftig. Es war, als sei ich ein anderer Mensch, weil Menschen da waren, die mich verstanden. Und es war nicht so, dass die Leute meiner Raserei zuhörten. Denn ich war nicht rasend. Wir hatten 'normale', schlechtes Wort, aber wir hatten vernünftige politische Gespräche und nicht nur über meine Situation. Und sie waren so lieb und warmherzig und verständnisvoll, das hat wirklich geholfen."*

Wie und warum genau kam es zu diesem scheinbar unwahrscheinlichen Wandel? Ganz einfach: die *MindFreedom* Besucher:innen beraubten Irit nicht ihrer Freiheit, sie verabreichten ihr keine Medikamente, schauten nicht auf sie herab. Obwohl sie nie zuvor eine:n von ihnen persönlich getroffen hatte, waren sie Teil einer Organisation mit ähnlichen Ansichten wie sie selbst; viele hatten selbst ähnliche Erfahrungen gemacht und infolgedessen konnten sie ihre missliche Lage begreifen, „wussten woher sie kam". Sie waren verständnisvoll, lieb, mitfühlend. Außerdem nahmen sie nicht eine Sekunde lang an, dass Irit einfach „unvernünftig" sei. Sie gingen davon aus, dass es drinnen eine rationale Person gab, die erreicht werden kann. Folglich sprachen sie mit ihr, als wäre sie ein rationaler Mitmensch und sie antwortete passend. Ich will gar nicht behaupten, dass der hier skizzierte menschliche Ansatz an sich immer ausreichen wird, aber so viel ist klar, er wird immer nötig sein und ist immer ein guter Anfang.

Ein Beispiel aus meinem näheren Umfeld: eines Tages erfuhr ich, dass ein alter Freund namens Ted in eine psychiatrische Einrichtung in England eingewiesen worden war. Ich brach sofort zu einem Besuch auf. Bei meiner Ankunft wurde ich vom Personal gewarnt, nichts zu erwarten. Mein Freund, so teilte man mir mit, war völlig ahnungslos was um ihn herum vor sich ging, war „hoffnungslos katatonisch". Plötzlich erblickte ich Ted geistesabwesend den Korridor hinunter schlurfend. Mit glasigen Augen sah er tatsächlich aus, als wüsste er von nichts, als sei er „unerreichbar". Trotzdem stimmte hier etwas nicht. Was mir gesagt wurde, die vorgefertigte Interpretation dessen, was vor meinen Augen war, stimmte nicht mit dem Mann über ein, den ich kannte. Der Rest der Geschichte lief folgendermaßen ab: wissend, dass er ein eifriger Schachspieler war, rief ich ihm, mit einem offensichtlichen Vertrauensvorschuss, als er vorbeikam, zu „Ted, Bauer auf Dame vier." Ted wirbelte zu mir herum, erkannte mich und ohne einen Moment zu zögern antwortete er: „Springer auf Königsläufer drei." Eine bekannte und angesehene Schacheröffnung für Schwarz. Ich fuhr fort, diesen Mann (der angeblich nicht in der Lage war, irgendetwas wahrzunehmen), zu fragen, wie es ihm ergangen sei. Ted erklärte, dass er vehement gegen die Behandlung protestierte, die er bekam, vollkommen rational, wenn man bedenkt, dass sie ihn abwechselnd kalt und heiß badeten (eine Form der Hydrotherapie). Er erklärte weiter, ich nickte verständnisvoll und in gebührendem Entsetzen darüber, was ihm angetan wurde, versprach ich, dass ich ihn hier rausholen würde (was ich dann auch tat). Dann erkundigte ich mich, warum er nicht geantwortet hatte, als andere ihn ansprachen, auch wenn ich tief in meinem Herzen die Antwort bereits wusste. Er antwortete: „Ich mag sie nicht."

Ted hatte sich nach innen zurückgezogen, weil die Leute ihm in einer aufdringlichen, in der Tat missbräuchlichen Art und Weise begegneten, obwohl das die „Standardbehandlung" war. Er war nicht bereit, mit Menschen zu sprechen, die ihn so behandelten. Auf einer tieferen Ebene hatte er sich selbst geschützt, indem er „unerreichbar" wurde, auf den ersten Blick eine Leistung, die nicht schwer zu erbringen war, fügte sie sich doch in der Erwartung seiner „Helfer:innen" ein. Er hat das einzige getan, wozu er sich noch in der Lage fühlte, den Weg einzuschlagen, der offen war. Nichts davon ist „irrational"; nichts davon ist optimal; und es ist an uns, wenn wir einer Person weiter helfen wollen, nicht weniger zu tun, als ihr oder ihm dort zu begegnen, wo sie sind (sie abzuholen) und dem Menschen in seiner Gesamtheit zu begegnen.

Das sind also die grundlegenden Dienste, treffend „füreinander sorgen" genannt, und das ist die Grundausrichtung.

Eine neue Ebene betreten

So komplex sie oberflächlich erscheinen und so sehr sie das aktuelle System verwirren, sind die bisher vorgestellten Beispiele vergleichsweise einfache Fälle. Diejenigen von uns, die sich bemühen, Menschen in schwierigen Zuständen zu helfen, sind sich schmerzlich bewusst, dass die Rätsel, mit denen wir am Ende konfrontiert werden, wesentlich kniffliger sein können. Manchmal tritt die verzweifelte oder verwirrte Person die Rechte anderer mit Füßen, ob minimal oder substanziell. Manchmal scheint die Person wirklich eines gewissen Maßes an Schutz zu bedürfen. Und manchmal sind Mitgefühl und aktives Zuhören offensichtlich unzureichend. In all diesen Fällen ist die Vielseitigkeit entscheidend. Die Herausforderung besteht darin, dass die große Mehrheit der *Community*-Mitglieder hinreichend sachkundig wird, dass sie ein Gespür dafür haben, was ihnen begegnet, dass sie flexibel und unabhängig von den Umständen in einer Weise vorgehen, die nicht über das Ziel hinausschießt und die nicht eine Situation schafft, die sie angeblich vorfindet. Eine Art und Weise die außerdem nicht die Interessen der Person der Gemeinschaft opfert oder umgekehrt.

Was folgt, sind Beispiele für etwas kompliziertere Situationen, zusammen mit Reflexionen über die Richtungen, in die sie weisen. Sie sind ausgewählt mit dem Ziel, sowohl auf das zurückzugreifen, was wir bereits wissen, als auch uns dazu zu zwingen, weiter zu denken, ja sogar kreativ zu sein. Mit kleinen Änderungen hier und da basieren sie auf tatsächlichen Ereignissen. Ich möchte ergänzen, dass in dem Prozess, indem wir uns mit diesen Szenarien auseinandersetzen, wir bereits mit dem Aufbau unserer besseren Gesellschaft begonnen haben, denn in der „Eutopie" wäre es Bestandteil der Bildung aller mit einer Reihe von Szenarien zu ringen, so wie wir es jetzt tun.

Szenarien

Der erstickende Mann

> *„Ein junger Mann namens ‚Mark' hat soeben auf einem der Community Hilfstelefone angerufen. Zwar ist das vorliegende Problem neu, aber Mark hat schon einmal auf dieser Leitung angerufen und es ist bekannt, dass er als Kind von seinem Vater misshandelt wurde. Er erzählt Dir, dass jemand ihn erwürgt, dass er eine Hand um den Hals hat. Man kann ihn würgen hören. Und seine Verzweiflung ist so greifbar, dass man sie fast spüren kann. Du fragst ihn, wer der Angreifer ist. Er antwortet, dass er niemanden sehen kann, aber dass er fühlen kann, wie diese Hand ihn würgt. Du erkundigst dich, wie lange die Hand ihn schon würgt. Hustend und sich verhaspelnd, kaum in der Lage zu sprechen, keucht er heraus, dass das schon seit Stunden so geht. Er jammert, egal wo er ist, ob er die Straße runter läuft, ins Restaurant geht, der Angreifer ist direkt neben ihm, ihn erstickend."*

Frage: Was geschieht hier? Wie könnte damit umgegangen werden? Und was müssen wir berücksichtigen?

Diskussion/Reflexion

Ich habe mich entschieden, mit diesem Beispiel zu beginnen, weil ich mir bewusst bin, dass viele es so interpretieren werden, dass es zu einer radikalen Intervention aufruft. Insofern ist es typisch für die vielfältigen Fälle, in denen wir uns berechtigt fühlen einzugreifen. Wir fühlen so, weil wir bemerken, und zwar richtigerweise, dass Mitgefühl und aktives Zuhören nicht ausreichen werden. Wir denken auch, dass er „im Wahn" ist und fürchten, was eine Person in akut empfundenen Wahnvorstellungen tun wird. Das Schlimmste sehen hilft hier ebenso wenig weiter wie Begriffe wie Wahnvorstellungen. Dementsprechend ist es wichtig, sich vor Augen zu halten, dass die Tatsache, dass er sich Hilfe sucht, es nicht rechtfertigt, ihn zu täuschen oder (physisch) einzugreifen und auch nicht unsere völlig berechtigte Sorge, dass er in Schwierigkeiten geraten oder eine unglückliche Entscheidung treffen könnte. Unser Recht und unser Los als menschliche Wesen ist es, unvollkommene Entscheidungen zu treffen, manchmal törichte, auch auf Grundlagen, die für niemanden sonst Sinn ergeben würden.

Es ist klar, dass dies ein Notfall ist, ein sehr aufgebrachter Mensch ruft verzweifelt nach Hilfe. Um welche Art Notfall es sich genau handelt, muss noch geklärt werden.

Das Erste, was man als „solidarisch Sorgende:r" tun müsste, wäre wohl, Mark aufrichtige Verbundenheit zu versichern, dass Du ihn hörst, überdeutlich zu machen, dass Du so lange wie nötig in der Leitung bleibst. Als nächstes sollte man versuchen, zu ermitteln, ob ein konkreter externer Angreifer anwesend ist oder nicht. In einer Situation wie dieser, wenn keine neuen und unerwarteten Informationen auftauchen (man sollte trotzdem dafür offen bleiben) kann diese Möglichkeit ziemlich schnell ausgeschlossen werden. Denn: wenn ein:e „andere:r" (lies: ein:e „materielle:r" andere:r) ihn buchstäblich ersticken würde, würde Mark nicht mehr herumlaufen, wäre nach all dieser Zeit nicht mehr unversehrt. Außerdem, da er sich an öffentlichen Orten aufgehalten hat, wenn man das wörtlich nehmen kann, hätte den Vorfall sicherlich jemand bemerkt und wäre zu seiner Verteidigung geeilt.

Der Fehler, den die meisten Menschen an diesem Punkt machen, ist, sich selbst mit wenig hilfreichen Worten wie „Halluzination" zu erschrecken, der Auftakt für einen Anruf bei der Polizei oder Feuerwehr. Da es sich um eine reale Situation handelte, und ich diejenige war, die mit ihm am Telefon saß, möchte ich erläutern, was ich stattdessen getan habe.

In Sorge, dass Mark auflegen oder ohnmächtig werden könnte und im Bewusstsein der Dringlichkeit, dachte ich mir, dass ich nur wenig Zeit zum Helfen hatte. Daher war es sinnvoll, gleichzeitig praktischer und bestimmender, als mir lieb ist, zu sein. Da es für mich selbstverständlich ist, folgte ich schnell meiner Intuition. Meine Vermutung war, dass Mark Aspekte seines Vaters verinnerlicht hatte und dass er sich nun verletzte, wie es sein Vater getan hatte, aber er tat es in gewissem Maße unbewusst. Mit anderen Worten, ohne sein Wissen würgte ihn eine der eigenen Hände. Andere Überlegungen waren: wenn ich ihm mitteilte, was ich zu diesem Zeitpunkt dachte, würde ich ihm unnötig Angst einjagen, auch dachte ich, dass es möglich und sinnvoll wäre, seine andere Hand (mit der er das Telefon hielt) ins Spiel zu bringen. Darum habe ich mich für folgende Vorgehensweise entschieden.

Zuerst lud ich Mark ein, mit mir zu atmen, und versicherte ihm, dass er es könne. Der Zweck war, ihm zu helfen, sich geerdeter und präsenter zu fühlen, auch um unsere Verbindung zu festigen. Nach einer Anzahl von Zusicherungen, bat ich ihn, das Telefon zwischen seine Schulter und seinen Kopf zu klemmen, so dass er weitersprechen konnte, während er nun eine Hand frei hat (wie sich herausstellte, seine Rechte). Ich fuhr fort, ihn anzuleiten, jeden Finger, einen nach dem anderen, zu beugen, so dass er das Blut fühlen konnte, das nach und nach durch sie floss und spüren konnte, dass er Kontrolle über seine Hand hatte. Als er das fühlte, bat ich ihn, diese Hand zu benutzen, um die Hand des Angreifers von seinem Hals zu entfernen. All diese Schritte wurden in wenigen Minuten ausgeführt und der Seufzer am anderen Ende der Leitung signalisierte mir, dass die Intervention erfolgreich war. Ich muss einräumen, dass unabhängig davon, ob meine Interpretation richtig war oder nicht, alles hätte scheitern oder sogar nach hinten losgehen können. In diesem Fall hätte ich schnell die Rückmeldungen, die dadurch gesammelt wurden, genutzt, um einen anderen Weg einzuschlagen.

Mein Gefühl an diesem Punkt? Hier war ein Mann mit einer unbearbeiteten Angelegenheit, möglicherweise aus seiner Kindheit. Dies war Arbeit, zu der er sich hoffentlich irgendwann einlassen würde und dann jemand da sein würde, um ihm zu helfen. An einem anderen Ort, zu einer anderen Zeit. Während meine Vermutungen in diese Richtung gingen, bestand meine Aufgabe im Moment darin, zu versuchen sicherzustellen, dass er sicher war, er es so angenehm wie möglich hatte, zumindest für den Rest des Abends und die Nacht hindurch. In diesem Sinne erinnerte ich ihn an die Kraft seiner rechten Hand, daran, dass er, falls die Hand des Angreifers zurückkäme, sie immer entfernen könne. Auch, dass er jederzeit zurückrufen könne. Ich habe zusätzlich vorgeschlagen, dass er grundsätzlich bedenken sollte, dass nicht alle gut reagieren, wenn er über den (unsichtbaren) Angreifer spricht und es daher wahrscheinlich eine gute Idee wäre, sorgfältig auszuwählen mit wem er solche Details seines Lebens teilte und mit wem nicht. Ich habe keinerlei Position zur

Existenz eines konkreten Angreifers bezogen. Was ich ihm sagte, war, dass ich vermutete, dass andere, die den Angreifer nicht sehen können, das, was er sagte, aus welchen Gründen auch immer, für verrückt halten könnten. und warum sich in diese Art von Gefahr begeben? Das Telefongespräch endete damit, dass wir gemeinsam den sichersten Ort für die Nacht überlegten, er hatte offensichtlich eine schreckliche Tortur durchgemacht, und es war nicht gut für ihn, allein zu sein. Ich möchte hinzufügen, dass er am folgenden Tag anrief, um gründlicher nachzuforschen, über welche Art von Dingen es allgemein sicher war zu sprechen und über welche nicht.

Was war hier passiert? In erster Linie zwei Dinge. Zuallererst: Eine Person erhielt die sofortige Hilfe, die er brauchte, und dies, ohne dass er störendem und übergriffigem Verhalten ausgesetzt war. Zweitens, und auch das ist wichtig, wurde eine Person, die anfällig für Übergriffe war, mit einem Konzept bekannt gemacht, dass ihm helfen konnte, sich zu schützen.

Was sagt dieses Beispiel über die zusätzlichen Fähigkeiten, die „solidarisch Sorgende" benötigen? Zugang zu ihren Intuitionen, etwas Wissen darüber, wie Menschen andere verinnerlichen, die Fähigkeit, besonnen und praktisch zu bleiben. Schließlich wird ihnen eine besondere Haltung gegenüber alternativen Erfahrungen nützlich sein.

Insgesamt brauchen die Helfenden Fähigkeiten, um die bildliche Wahrheit der Erfahrungen von Menschen anzuerkennen, etwas, das die Besucher:innen von *MindFreedom* im früheren Beispiel intuitiv getan haben. Allgemein ist der Weg, das was buchstäblich wahr ist, beiseitezulassen und nach der bildlichen Wahrheit zu greifen. In *diesem besonderen Fall,* und das wird zuweilen so sein, war es hilfreich, das metaphorische unangetastet zu lassen, d.h. sich nur um das praktische Problem zu kümmern, nämlich gewürgt zu werden. Es ist also entscheidend zu lernen, wie man ein solches Urteil fällen kann. Ebenfalls müssen die „solidarisch Sorgenden" wissen, wie sie Menschen, die von anderen Realitäten besucht werden, helfen können, sich selbst vor Übergriffen zu schützen. Besonders brauchen sie die Fähigkeit, Menschen dabei zu helfen, die verschiedenen Reaktionen auf einige ihrer Äußerungen oder Handlungen besser zu entziffern, um zum Beispiel in der Lage zu sein, zu unterscheiden, wem man was anvertrauen kann oder nicht. Wie es den „Gesunden" in der Regel an der erforderlichen Fähigkeit mangelt, die Verrückten zu lesen, so fehlt den „Verrückten" meistens die Fähigkeit, die „Gesunden" zu lesen, was für ihre Sicherheit entscheidend ist und was man als „gesunde Bildung" (sane literacy) bezeichnen könnte (Für die Darlegung des Konzepts siehe Burstow, 2003b).

Einige abschließende Bemerkungen: Dieses Beispiel macht deutlich, wie viel einfacher es wäre, Menschen in Not in der besseren Gesellschaft zu dienen, der wir uns anzunähern versuchen. In den meisten unserer *Communities*, so wie sie heute existieren, sind wir deutlich im Nachteil, weil die Menschen, denen wir zu dienen versuchen, uns nicht kennen und wir sie nicht. So musste ich bei meinen Bemühungen zu helfen fast ausschließlich auf der Grundlage von Vermutungen arbeiten, Intuition war alles, was ich hatte. In unserer „Eutopie", in der jede:r jede:n kennt, wären unsere Annahmen anders begründet, weil sie in das Wissen aus langfristigen und vielschichtigen Beziehungen gebettet wären. Ebenso wäre die Notwendigkeit, „die Gesunden zu lesen" weniger drängend, wenn überhaupt nötig, denn andere hätten auch ein gewisses Verständnis für die Person und wären darüber hinaus nicht geneigt, zu pathologisieren oder sich übergriffig zu verhalten.

Das Beispiel, das uns von Irit anvertraut wurde

> *„Eine nackte Frau mittleren Alters hämmert mitten in der Nacht an die Türen der Menschen und ruft: ‚Notfall, Notfall.' Schnell hat sie fast das ganze Wohnhaus geweckt. Und noch immer hämmert sie. Noch immer schreit sie."*

Zurück zu diesem Moment, den wir immer wieder aufgreifen. Diese Art von Situation ist so beispielhaft, dass sie fast ein Lackmustest ist. Der Punkt ist, wenn wir als Gesellschaft nicht menschlich damit umgehen können, dann stimmt etwas zutiefst nicht mit uns. Doch wie könnte man an eine solche Situation herangehen?

Ein guter Anfang ist es, zu erkennen, dass dies keine gefährliche Situation ist, nur eine verletzliche Person, die anklopft und dringend versucht, eine Wahrheit zu vermitteln, von der sie befürchtet, dass sie niemandem bewusst ist oder die nicht ernst genommen nimmt. Offensichtlich ist es wichtig, sie herein zu bitten, ihr vielleicht eine Tasse Tee oder etwas anderes beruhigendes anzubieten, ihr aufmerksam über das Wörtliche hinaus zuzuhören und den tieferen Sinn zu erfassen, ihr Gefühl der Dringlichkeit, so weit machbar, zu bestätigen, es nicht zu negieren (denn, auf einer tieferliegenden Ebene liegt sie zu 100 Prozent richtig). Dies wiederum könnte zu einem ehrlichen Gespräch darüber führen, was in der *Community* oder der Welt insgesamt getan werden muss, auch über ihre gegenwärtige Situation. Ein respektvoller und mitfühlender Umgang mit der Krise, von einem intelligenten, fürsorglichen Menschen zum anderen, wird wahrscheinlich ausreichen. Zu einem anderen Zeitpunkt, wenn sie nicht aufgewühlt ist, könnte man sie um Hilfe bitten zu verstehen, warum ihr Anliegen sie an diesen Ort führte, was sie in solchen Momenten braucht, darüber hinaus hat sie zwangsläufig Einblick in ihre eigenen Erfahrungen (und möglicherweise in die Erfahrungen aller anderen), sie verfügt über klare Kenntnisse darüber, was ihr hilft und was nicht.

Es sollte anerkannt werden, dass keine:r von uns es toll findet, aus dem Schlaf gerissen zu werden. Nichtsdestotrotz würde in unserer Eutopie eine Störung dieser Art nicht die „Unannehmlichkeit" sein, die sie heute ist. Jede:r ist mit uns verbunden, Teil der menschlichen Familie. Wir würden akzeptieren, dass Menschen in Not uns aufwecken können, so wie wir jetzt akzeptieren, dass Kinder uns wecken, wenn sie mitten in der Nacht Angst kriegen. Wenn wir solchen Angelegenheiten auf einer einladendere Art und Weise begegneten, wäre die Konsequenz für die anderen Bewohner:innen minimal. Es sei angemerkt: natürlich hat die anklopfende Frau gehandelt, aber dass alle anderen Bewohner:innen geweckt wurden, ist auch der Tatsache geschuldet, dass niemand hilfsbereit reagiert hat. Was, wenn die erste oder die zweite Person, deren Hilfe sie suchte, sie herein gebeten und willkommen geheißen hätte? Das würde die Dynamik völlig verändern. Statt das ganze Wohnhaus aufzuschrecken, hätte sie nur wenige Haushalte aufgeweckt. Freilich würde nicht jede:r den Luxus oder die Mittel haben, lange mit der Frau zusammenzusitzen, was in Ordnung ist. Das signalisiert nur die Art der notwendigen Systemveränderungen.

Da jedes Wohnhaus eine eigenständige Mini-*Community* ist, wäre es sinnvoll, dass eine oder mehrere Personen zu einem bestimmten Zeitpunkt Bereitschaft haben, eine Person, deren Aufgabe es wäre, sich mit persönlichen Notfällen zu befassen. Auch hier würde der Bereitschaftsdienst rotieren. Dementsprechend hätte „der:die solidarisch Sorgende" die erforderliche Ausbildung erhalten, wäre bereit zu helfen, auch die implizierte Lektion für die *Community* zu verstehen, geistig und anderweitig.

In diesem und in allen untersuchten Beispielen liegen Antworten für die:den Durchschnittsbürger:in, einschließlich derer, denen wir uns gegenüber zur Zeit übergriffig verhalten, mit der Begründung sie seien „schwer psychisch krank", und das zu einem Bruchteil der Kosten. Dennoch kommt es manchmal zu Ausnahmesituationen, die tiefere Dilemmata darstellen.

Brendas Geschichte

Als ich das letzte Beispiel mit der Interviewpartnerin Brenda LeFrançois ansprach, konterte sie sofort mit einem eigenen Beispiel. So auch Rebecca, Mitglied einer Gesprächsgruppe, beide beinhalten eine

Gender Dimension. Ein Zeichen, dass es hier etwas gibt, das theoretisiert werden muss.
Brenda erzählt die folgende Geschichte:

> *„Ich wohnte in einem möblierten Zimmer in einer billigen Pension, ne? So wie die Ärmsten der Armen, die nicht auf der Straße leben. Und ich machte zu der Zeit meinen Doktor, aber die meisten anderen waren Menschen, die erhebliche Probleme im Leben hatten. Und alle fünf, sechs Tage, um ein, zwei Uhr morgens, kam dieser sehr große, sehr starke Mann, sturzbetrunken und hämmerte an meine Tür. Und ich dachte, weißt Du, ich glaube, er ist auf der Suche nach Sex. Und ich werde die Tür nicht öffnen. Es war interessant, dass es immer meine Tür war, an die er geklopft hat. Er hat an niemand anderes Tür gehämmert. Und jeder wusste es, okay, er hämmert wieder an Brendas Tür. Und zu der Zeit war ich eine junge Frau, die nicht schlecht aussah. Und ich hatte Angst. Und weißt Du, schließlich habe ich die Polizei gerufen."*

Kein Mann, wohlgemerkt, der typischerweise als „psychisch krank" bezeichnet werden würde. Nichtsdestotrotz, eine wichtige Wendung im Vergleich zum letzten Beispiel.

Hier haben wir zum ersten Mal ein echtes Dilemma. Die Rechte Anderer werden ernsthaft gestört. Und Vorurteile beiseite, unabhängig davon, ob Gefahr bestand oder nicht, war das, was geschah objektiv bedrohlich.[63] In einer echten *Community,* und das ist es, was wir versuchen aufzubauen, wäre diese Situation anders gehandhabt worden, jedoch ist es die Aufgabe der ganzen *Community* und nicht der Person, die bedroht wird.

Im Idealfall hätte die *Community* niemals zugelassen, dass das Problem dieses Level erreicht. Beim allerersten Mal hätte jemand, am besten einer der Männer auf diesem Stockwerk, den Mann zurück in sein eigenes Zimmer geführt. Wenn er wieder nüchtern ist, könnte der Nachbar dementsprechend mit ihm ein ernstes Gespräch suchen, vielleicht über das Trinken; vielleicht über Geschlechter; vielleicht über sein eigenes Leben, wobei er Acht gäbe, den Mann nicht zu beschämen. Wie dem auch sei, um die Geschichte aufzugreifen, wie Brenda sie erzählt, wer auch immer hört, dass an Brendas Tür „wieder gehämmert wird", würde

63 Ich beziehe mich auf unsere Prägung, uns vor großen, starken Männern zu fürchten, die sich „seltsam benehmen", etwas, das den Männern gegenüber offenkundig unfair sein kann. Aber es ist klar, dass Frauen allen Grund haben, sich vor Männern zu fürchten, insbesondere vor denen, deren Handlungen sie nicht einschätzen können (oder nur zu gut interpretieren können) und die sie leicht überwältigen könnten.

den Bereitschaftsdienst alarmieren. Optimal wäre es, wenn mindestens zwei Personen kommen würden. Man würde sich um die Frau kümmern, die bedroht wurde. Geht es ihr gut? Braucht sie jemanden, die:der für sie da ist? Die zweite Person würde, so freundlich wie möglich, den bedrohlichen Mann zurück in sein eigenes Zimmer führen, ihm eine Chance geben, seinen Rausch auszuschlafen. Hier könnte, *wenn* nötig (das wäre bei grundsätzlich sensibler Annäherung nicht notwendig), ein Mindestmaß an Gewalt legitimerweise angewendet werden. Denn die *Community* hat nicht nur das Recht, sondern auch die Pflicht, Menschen daran zu hindern, sich übergriffig zu verhalten.

Letztlich müsste sich die *Community* selbst gemeinsam mit dem Problem auseinandersetzen, zur *Community gehört auch* der Mann, der die Grenze überschritten hat. Sie müssen zumindest verarbeiten, was geschehen ist, wie es vermieden werden kann, mit den geschlechtsspezifischen Fragen kämpfen und gemeinsam erarbeiten, was im Falle einer „Wiederholung" des Ereignisses unternommen wird. Allein die Tatsache, dass ein Konsens erreicht wird und dass der Mann selbst daran mitarbeitete, macht es den Bereitschafthabenden leichter, souverän vorzugehen, sollte die Situation erneut eintreten.

Ein weiterer Faktor, auf den ich näher eingehen möchte, der weitreichende Auswirkungen hat und auf Kosten aller geht, wenn er vernachlässigt wird: Dieser Frau *ist etwas passiert*. Ihr Sicherheitsgefühl wurde geschmälert, und zwar direkt durch die Handlung eines anderen. Es ist nicht korrekt und hilft niemandem zu sagen, „da war nichts zu machen", wegen des Zustands, in dem sich der Mann befand. Gute Gesellschaften und ein gutes Leben können nicht auf einem solchen Fundament ruhen. Zwar gibt es Umstände, die die Verantwortung abschwächen, letztlich ist er aber verantwortlich und er muss dabei unterstützt werden, das zu akzeptieren. Des Weiteren ist es seine Pflicht, als jemand, der das Sicherheitsgefühl einer anderen Person untergraben hat, etwas zurückzugeben, dazu beizutragen, das Wohnhaus für sie, ja sogar für alle Bewohnerinnen wieder sicherer zu machen. Hier kommen Konzepte wie *Restorative Justice* (Wiederherstellende Gerechtigkeit) ins Spiel (siehe dafür Pepinsky und Quinney, 1991; und McLean und Pepinsky, 1993). Was die Situation „in Ordnung" bringen würde, müsste von allen Betroffenen ausgearbeitet werden, auch von dem Mann selbst.

Allgemeiner gesprochen, veranschaulicht dieses Beispiel die Bedeutung eines Konzepts und Prinzips, das wir zu unserer eigenen Gefahr ignorieren. Mit dem Modell der „Geisteskrankheit", Kraft der gleichen Logik, durch die die „wahnsinnigen Anderen" ihrer Freiheit beraubt werden, werden sie aus der Verantwortung genommen. Leute sagen „Er konnte nichts dafür, weil er 'psychisch krank' ist". Aus dem gleichen Grund gibt es Seelen, die so mit dem Wahnsinn identifiziert sind, dass sie, mehr oder weniger per Definition, nichts als ihren Fehler sehen. Dagegen müssen in unserer Eutopie, Menschen als verantwortlich angesehen und behandelt werden. Was nicht bedeutet, dass es keine mildernden Umstände gibt, nur, dass solche Umstände fast nie die Verantwortung aufheben. Die Herausforderung besteht darin, Menschen zu helfen, die sich in der Tat machtlos fühlen, sich in ihre Macht hineinzufinden und sich mit den Auswirkungen auf Andere auseinanderzusetzen. Ich möchte hinzufügen, dass das gleiche Prinzip auch dann gilt, wenn alternative Realitäten und/oder Stimmen im Spiel sind. Das bringt mich zu einem Vorfall, der sich in der *Mad Community* abspielte, als ich mich darauf vorbereitete, dieses Kapitel zu schreiben.

Das Frankie-Dilemma

Der in Los Angeles lebende Frankie (Pseudonym) ist ein äußerst intelligenter junger Mann in der Ver_rückten Bewegung (*Mad Community*). Er hört regelmäßig Stimmen, ist deshalb verletzlich. Er war jemand, den seine Mitstreiter:innen als sanftmütig, respektvoll kannten und der eine scharfe politische Analyse hatte. Dann geschah etwas, das die Dynamik wesentlich veränderte, aufgrund einer, seiner Ansicht nach, willkürlichen Regel, sah er seine weitere Arbeit im *Community* Zentrum bedroht. Er war sofort verärgert. Nicht lange danach, im Beisein anderer, startete er eine höchst persönliche rassistische und homophobe Hetzrede gegen die:den Überbringer:in der schlechten Nachrichten. Diejenigen, die Zeug:innen des Ereignis waren, waren entsetzt und wütend. Die meisten äußerten zunächst ihre Empörung und mieden ihn dann. Verzweifelt über die Wut und das Meiden, protestierte Frankie seinerseits, dass er unschuldig sei, dass „die Stimmen ihn dazu gebracht hätten".

Es gibt zwei polar entgegengesetzte Fehler, die hier gemacht werden können, und beide geschehen erschreckend häufig. Der erste Fehler besteht darin, alles zu verwerfen, was man über Frankie und Menschen im Allgemeinen weiß und ihn für nichts anderes als einen intoleranten Menschen zu halten. Der zweite Fehler ist zu entscheiden, dass er nicht verantwortlich ist. Die erste trivialisiert die sehr belastete Realität, die dieser Mensch bewohnt, macht ihn klein und grenzt ihn weiter aus. Und der zweite beraubt ihn moralischer Handlungsfähigkeit und versäumt es, die Bedürfnisse und Rechte der Person, die angegriffen wurde, zu respektieren. Ich möchte hinzufügen, dass sich die Probleme beim ersten Fehler noch verschärfen, wenn die Person ausgeschlossen wird. Um es klar zu sagen: Während die Person, die das Ziel der Hetzrede war, jedes Recht hat, Frankie aus seinem oder ihrem Leben auszuschließen, und eine solche Entscheidung muss respektiert werden, stellt sich die Frage für die *Community* als Ganzes anders. Jemanden aus der *Community* zu verstoßen, wenn sie oder er sich irrt, macht die Bedeutung einer *Community* zunichte.

Was wurde hier benötigt? Engagement statt Rückzug, daran festhalten und sich darauf beziehen, was jede:r über Frankie wusste, anstatt die neue Information als die „ultimative" Realität zu behandeln. Mitgefühl für alle, für den Mann, der den traumatischen Angriff erlitt; für Frankie in der Einsamkeit und Verzweiflung, in der er sich befindet; antirassistisch und antihomophobe Grundsätze zu bekräftigen. Man muss an dem Wissen festhalten, dass wir alle Fehler machen, dass wir alle unter den richtigen Umständen in der Lage sind, schlecht zu handeln. Man muss herausfinden, was an der schicksalhaften Ankündigung Frankie so aus der Fassung brachte (und es wäre nicht schwer, denn Frankies Existenz ist so angefüllt mit Prekarität, dass man ihm im Grunde seine einzige Lebensader entzog). Es gilt in Frage zu stellen, ob Regulierungen jemals so hart sein und so schnell umgesetzt werden sollten. Zu guter Letzt, Frankie dabei zu helfen, die Verantwortung für den Rassismus und die Homophobie anzunehmen, im Grunde *ist* er dafür verantwortlich.

In dieser letzten Hinsicht habe ich, nachdem ich von dem Vorfall erfahren hatte, zugestimmt, bei Frankies Cousin, einem wichtigen Anker für ihn und einer der vielen Menschen, die nicht mehr mit ihm sprachen, zu intervenieren. Gleichzeitig stellte ich klar, dass er allen eine Entschuldigung schuldig war. Als er mir sagte, dass andere darauf bestanden, er habe die Geschichte über die Stimmen erfunden, war ich mitfühlend und bestätigte, dass er und nur er allein in das Geschehen in seinem Verstand eingeweiht war. Dann kam ich auf die Frage der Entschuldigung zurück. Das Gespräch ging folgendermaßen weiter:

Frankie: Aber ich habe mich entschuldigt.

Bonnie: Die Entschuldigung, die die Leute hören müssen, ist eine, die nicht beinhaltet, dass Du sagst 'Ich konnte nicht anders; die Stimmen haben mich dazu gebracht.'

Frankie: Aber es ist nicht meine Schuld; die Stimmen haben mir gesagt, ich soll es tun. Ich habe nichts falsch gemacht.

Bonnie: Aber Frankie, Du hattest eine Wahl und es sind nicht die Stimmen, sondern Du bist der, der gehandelt hat.

Um ehrlich zu sein, hat unser Gespräch Frankie anfangs nur noch mehr verärgert. Dennoch begann er am nächsten Tag, Verantwortung zu übernehmen, wenn auch nicht durchweg, was noch zu erwarten ist. So haben einige von denen, die nicht mehr mit ihm gesprochen haben, wieder damit angefangen, während andere das nicht taten. Sicherlich ein kleiner Schritt, aber ein Schritt in die richtige Richtung.[64]

Ein früheres Beispiel weiterentwickeln

Wie bereits erwähnt, sollte die Extremsituation niemals als Modell verwendet werden. Dort wartet die Katastrophe. Nichtsdestotrotz ist es hilfreich, ein Gefühl dafür zu haben, was in extremen, einmaligen Situationen getan werden kann. Mit diesem warnenden Hinweis, fordere ich die Lesenden auf, folgendes zu bedenken: was wäre, wenn der Betrunkene im vorigen Szenario Brendas Tür aufgebrochen und sie vergewaltigt hätte?

An diesem Punkt, das ist mir bewusst, würden viele den Kerl einsperren und den Schlüssel wegwerfen wollen. Eine reflexartige Reaktion und nicht gut genug. Wie das System der psychischen Gesundheit, ist das Strafrechtssystem kaum eine Lösung, die unserer idealen Gesellschaft entspricht. Es ist hierarchische, „textgesteuerte" Herrschaft des Staats, und nicht die *Community*, die die Schwierigkeiten gemeinsam löst.

Auch wenn ich dieses Szenario nicht im Detail ausarbeiten werde, so steht diese *Community* doch vor vielen Aufgaben. Auf lange Sicht müssen sie sich mindestens fragen, was über Frauen vermittelt wird, was waren die übersehenen Warnsignale? Sowohl unmittelbar als auch langfristig ist die Unterstützung der Frau und ihrer Angehörigen bei diesem schrecklichen Trauma entscheidend. *Restorative Justice* ist hier wieder ein Thema. Die Herausforderung besteht darin, die Sicherheit der Frau und aller Frauen im Gebäude zu verbessern, ohne den Mann zu missachten oder auszuschließen. Eindeutig müssten Frauen zentral an der Bestimmung der Konsequenzen beteiligt sein, auf angemessene Art auch der Mann selbst. Beispiele für Teillösungen, die in Betracht gezogen werden könnten, sind die Beschränkung des Zugangs des

64 Einer der Knackpunkte in der Sackgasse zwischen Frankie und seiner Community ist, dass andere die Geschichte mit den Stimmen nicht glaubten. Mein Standpunkt? Ich weiß nicht, was im Kopf eines:r anderen vorgeht und ich stelle auch keine Mutmaßungen an. Auf kurze Sicht bringt die Frage vom Thema ab, denn Frankie ist in jedem Fall verantwortlich für seine Handlungen. Wenn er sich eine falsche Geschichte über die Stimmen ausdenkt, ist das nur ein weiterer Hinweis darauf, wie sehr der Mann verzweifelt ist, wie sehr er des Verständnisses bedarf.

Mannes zu bestimmten Stockwerken; alternativ dazu der Ausschluss des Mannes aus der *Community* (wenn auch nicht von der Hilfe für die Senior:innen), bis er bestimmte Ziele erreicht hat, was vielleicht auch beinhaltet, ein Jahr nüchtern zu sein.

Was uns zu der größeren Frage bringt: welche Mechanismen könnten wir in unserer Eutopie schaffen, um mit Konflikten umzugehen, ob bei eklatanten Grenzüberschreitungen, wie hier beschriebenen, oder bei den alltäglichen Konflikten des Lebens?

Die Community als Ort der Konfliktlösung

Mit der oben skizzierten Früherziehung würde der Weg geebnet, um die Menschen, idealerweise lange vor Erreichen des Erwachsenenalters, aktiv in die Konfliktvermittlung einzubeziehen, als Helfer:innen, Menschen denen geholfen wird und die versuchen, gemeinsam Wege zu beschreiten. Friedensarbeit würde auf viele verschiedene Arten und an vielen verschiedenen Fronten geschehen, mit und ohne Vermittler:innen. Dementsprechend könnte es in Mini-*Communities,* wie der Familie, angewandt werden oder in großen Gemeinschaften, wie der Nachbar:innenschaft, und sogar der Weltgemeinschaft. Um die Familie als Beispiel zu nehmen, man stelle sich die Kraft vor, die entsteht, wenn man die Wut aufeinander loslassen könnte, sich zusammensetzte und fragte: was braucht jede:r hier wirklich? Während andere Fragen natürlich auch eine Rolle spielen würden, kann selbst dieser sehr einfache Ansatz erstaunlich fruchtbar sein, auch bei denen, die angeblich hoffnungslose Fälle sind.

Ein Beispiel aus meiner eigenen Praxis: ich sprach einmal mit einem Onkel und einer Nichte, beide erwachsen, die einen schweren Konflikt miteinander hatten. Agnes bewohnte eine Welt, in der alles, das existiert, empfindungsfähig ist (die Straße, das Pflaster, die Stühle, die Luft, die wir atmen), eindeutig eine Frau mit einer starken spirituellen Neigung. Jack war ein praktischer Mann, ein Ingenieur, dem sein toter Bruder Geld hinterlassen hatte, um sich um Agnes zu kümmern. Agnes mochte es, in Jacks Nähe zu sein. Jack mochte seine Nichte sehr, es gab aber einen ernsthaften Missstand. Sie sorgte immer wieder dafür, dass er zu spät zu Veranstaltungen kam. Wie das? Bei jedem Schritt, den sie tat, musste sie zuerst anhalten und alles um Erlaubnis bitten, bevor sie darauf trat, die Straße, den Gehweg, die Treppe ins Haus. Es dauerte buchstäblich Stunden, ein paar Blocks zu gehen. Jack fand den ganzen Vorgang absurd und sagte das auch. Er hatte seine Nichte schon häufig eingeliefert. Nun drohte er erneut damit, eine Aussicht, die sie entsetzte. Unter diesen Umständen kamen sie zu mir.

Wie sich schnell herausstellte, war es kurzfristig notwendig, „eine Vereinbarung zu treffen". Jede:r dieser Menschen hatte ein legitimes Bedürfnis, Jack, dort pünktlich anzukommen, wo er hinwollte; Agnes, ihre Freiheit und ihre Spiritualität zu erhalten. Der gelingende Kompromiss war, dass sie Jack nur begleiten würde, wenn er nicht in Eile ist. In Fällen, wenn Jack es eilig hatte, aber sie beide irgendwo zu einer Zeit erwartet wurden, würde Agnes allein dort hinkommen und früher aufbrechen müssen, wenn sie pünktlich sein wollte. Umgekehrt würde Jack akzeptieren, dass seine Nichte andere Vorstellungen und Prioritäten hatte und sie weder kritisieren noch ins Krankenhaus einweisen. Eine solche Vereinbarung zu erreichen war möglich, weil sie sich bereit erklärten, zwei Richtlinien, die ich festgelegt hatte, anzunehmen, welche ich grundsätzlich empfehle:

1. Die Bedürfnisse eines:r jeden sind wichtig.
2. Niemandes Realität soll in Frage gestellt werden.

Offensichtlich handelt es sich nur um eine stabilisierende Maßnahme, aber eine, die Erleichterung bringt. Außerdem eine, die beginnt, die Macht auszugleichen und die Dynamik zu verschieben.

In unserer Eutopie wäre es alltäglich, dass sich Menschen an Dritte für Hilfe bei einem Konflikt wenden. Eine große Vielfalt von Modellen wäre weithin bekannt. Die Formen könnten zwar sehr unterschiedlich sein, aber in Angelegenheiten, in denen ein klarer Verstoß stattgefunden hat, würde wahrscheinlich ein eigenständiges *Community*-Treffen einberufen werden. Ein geläufiges Format könnte ein Unterstützter:innenkreis sein, in dem „Täter:in", das Opfer und enge Freunde beider anwesend sind außerdem andere, die Aufschluss geben können. Man spräche abwechselnd, wobei die Moderation zusammenfasst, Fragen stellt, führt und anleitet. Beispiele für Fragen, die bei einem Treffen gestellt werden könnten, um die gerungen wird, schließen ein: was ist passiert? Was hat dazu geführt? Von welchen anderen Faktoren, denken Andere, dass wir wissen sollten? Was sind die persönlichen und sonstigen Konsequenzen? Was wird geschuldet? Was ist nötig, um die *Community* wieder herzustellen? Was ist erforderlich, um jede der beiden Parteien wieder herzustellen?

Wenn wir als Gesellschaft eine solche Richtung einschlagen, würden wir dann alle Tragödien abwenden? In einem Wort: nein. Obwohl wir wahrscheinlich wesentlich weniger Tragödien hätten und in den meisten Fällen, das Leben der Menschen beträchtlich bedeutungsvoller wäre. Als Menschen zu reifen, bedeutet auch, zu akzeptieren, dass wir nicht die Art von Macht haben, dass keine Tragödien passieren werden, dass die Güte einer Gesellschaft nicht davon abhängt, das Unmögliche zu schaffen, sondern vom grundlegenden Anstand, mit dem wir der Prekarität des Lebens individuell und kollektiv begegnen.

Dasselbe Prinzip würde ich vorschlagen, wenn man an jene alarmierenden Vorfälle denkt, die speziell die Verrückten betreffen, die gelegentlich in den Nachrichten auftauchen (z.B. Vince Li, der 2008 einen anderen Fahrgast in einem Bus enthauptete). Diese völlig außergewöhnlichen Vorfälle sind es, die unsere innersten Ängste auslösen und dazu führen, dass wir alles vergessen, was wir in unseren aufgeklärteren Momenten wissen und weitreichende, regressive Maßnahmen zu fordern. Der Punkt ist jedoch, dass die „Verrückten" nicht gefährlicher sind als die „Gesunden". Außerdem sind unsere jetzigen aggressiven Bemühungen, solchen einzelnen Ereignisse vorzubeugen, gewaltig erfolglos, gleichzeitig schaffen sie weitverbreitetes Elend und vervielfachen die Gefährdung exponentiell. Obwohl unsere Bestürzung verständlich ist, nutzen diese Bemühungen niemandem. Also wäre es viel besser, wenn wir menschlich vorgehen und aufmerksam sind, was auf uns zukommt; die sehr realen Grenzen, unserer Fähigkeit vorauszusagen, akzeptierend.

Die Frage des Eingreifens

Den bisher skizzierten Grundsätzen und Richtlinien folgend, würden wir nur sehr selten in die Entscheidungen anderer eingreifen - außer in Fällen, in denen der Schutz Anderer es unbedingt verlangte, würde Zwang so gut wie nie eingesetzt werden. Die Vergangenheit als Warnung verstehend könnte man die gegenwärtige Periode als „die Zeit der Tyrannei psychischer Krankheiten" bezeichnen. Jedes Mitglied der Community es als heilige Pflicht ansehen, sicherzustellen, dass Ausnahmen die Ausnahme blieben und keine schiefe Bahn eingeschlagen werden würde. Der Einsicht folgend, dass Menschen das Recht haben, Entscheidungen in Bezug auf sich selbst zu treffen, ob sich andere mit diesen Entscheidungen wohl fühlen, oder nicht, einschließlich der Entscheidung, wann und wie man stirbt, wäre eine klare Unterscheidung zu treffen, ob man sich selbst oder anderen schadet. Das Leben ist nämlich kompliziert; und es ergeben sich unweigerlich Situationen, in denen wir als fürsorgliche Menschen dazu aufgerufen sind, erneut zu denken, sogar unsere eigenen Grundsätze neu zu bestimmen.

Frage: würden in einer besseren Zukunft Erwachsene *jemals* davor bewahrt sein, sich selbst zu schaden? Hier ist die Frage, wie weit sich eine Gesellschaft entwickelt hat von entscheidender Bedeutung. Der

Punkt ist, dass derzeit, unabhängig von der hierauf gegebenen Antwort, diese Frage ein *„no-win"* ist, keine:r kann gewinnen. Derzeit, ich bitte darum, dies zu beachten, auch wenn unsere Gesellschaft theoretisch gegen Eingriffe ist, haben wir Gesetze, die dies erlauben. Solche Gesetze sind mit „Sicherungen" versehen, standardisierten Prozessen, die routinemäßig ausgelöst werden. Diese Verfahren schützen, technisch gesehen, die Rechte aller. In Wirklichkeit sind es, wie sich gezeigt hat, ebenjene Mechanismen, durch die die Rechte der Menschen routinemäßig verletzt werden und zwar legal. Dies legt vielleicht nahe, dass ein derartiges Eingreifen niemals erlaubt sein sollte. Das Problem ist, dass eine solche Haltung die Verwundbarsten mit wenig Schutz zurückließe, *„lose – lose"*, die Wahl zwischen zwei schlechten Möglichkeiten. In unserer Eutopie jedoch, in der der Respekt vor der Wahlfreiheit gelebte Realität aller ist, wo die *Communities* lange und hart um jede Ausnahme ringen, wären Ausnahmen tatsächlich selten, offen für sie zu sein, wäre machbar. In diesem Zusammenhang möchte ich die Lesenden bitten, sich das folgende Szenario vorzustellen:

> *Eine Frau mit fortgeschrittener Alzheimer-Krankheit, nennen wir sie Cora, wandert regelmäßig ohne Schuhe und Socken in die winterliche Nacht. Das letzte Mal, als dies geschah, zog sie sich schwere Erfrierungen zu.*

In unserer Eutopie würden wir, anstatt festen Skripten zu folgen, damit beginnen, zu versuchen, herauszufinden, was bei der Frau vor sich ging, um zu erfahren, ob sie denn einen Grund hatte, barfuß nach draußen zu gehen. Wenn wir zum Beispiel erführen, dass Barfußlaufen im Schnee Teil ihres Kampfkunsttrainings wäre, etwas das uns unsere Kenntnis von ihr vielleicht vermuten ließe, könnten wir sicherere Möglichkeiten vorschlagen, dies zu tun, während es stets ihre Entscheidung bliebe. Falls das Problem im Vergessen läge, könnten wir gemeinsam ein Verfahren behutsamer Erinnerungen erarbeiten. Wenn Vergessen nicht das Thema wäre, wenn, sagen wir, sie schlicht die Verknüpfung nicht herstellte, wären andere Zugänge, die wir wahrscheinlich nutzen würden, folgende: vorsichtiges Überzeugen, Erklärung, eventuell Freund:innen hinzuziehen, zu denen sie besondere Beziehungen pflegt. Dementsprechend würden wir alle weiterhin nach möglichen Kompromissen suchen. Wenn all dies scheiterte, sei es auch nur, weil wir davon überzeugt wären, dass die Erfrierungen nichts waren, das sie entweder gewollt oder für akzeptabel befunden hatte, wäre es notwendig, die Entscheidung für sie zu treffen, sozusagen die beste der schlechten Optionen in einer unglücklichen Situation. Auch hier würden wir darauf achten, dass was als Ausnahme begann, nicht zu einer Kettenreaktion führte. Zum Beispiel würden wir nicht zulassen, dass dieser Person plötzlich auch andere Entscheidungskompetenzen abhanden kämen.

Wie sich herausstellte, ergab sich eine hilfreiche Sichtweise auf dieses Szenario in einer Gesprächsgruppe, die ich zusammenkommen ließ, um darüber abzuwägen. Das heißt, Professor Jamie Magnusson machte die Unterscheidung, auf die ich oben bereits anspielte, zwischen einer Alzheimer-Patientin, die als Teil ihres Kampfkunsttrainings barfuß nach draußen gehen wollte und einer, die schlichtweg die Verbindung zwischen ihren Handlungen und Erfrierungen nicht herstellen kann. Um diese Unterscheidung entsprechend zu würdigen, schlug sie vor, dass Cora gefragt werden sollte:

> Willst Du barfuß nach draußen gehen?
> Ist es für Dich akzeptabel, Dir Erfrierungen zuzuziehen?

Nehmen wir an, Cora antwortet auf beide Fragen mit Ja. Auch wenn noch weiter Bedarf für Diskussionen besteht, wären wir wenigstens nicht allzu selbstverständlich berechtigt, einzugreifen. Im Gegenteil, was wäre, wenn Cora auf die erste Frage mit Ja und auf die zweite mit Nein antwortete und keinen Zusammenhang dazwischen erkennen könnte? An diesem Punkt stünden wir vor einem Rätsel. Wenn wir intensiv daran arbeiten würden, ihr zu helfen, die Verbindung zu begreifen, und wir sind klar dazu verpflichtet, dies auch zu tun, könnte sie durchaus an einen Punkt gelangen, an dem sie ihre eigene Entscheidung treffen könnte. Das wäre offensichtlich das beste Ergebnis. Wenn nicht, bleibt der Widerspruch bestehen. Wobei der Schutz dieses verletzlichen Menschen davor, sich Erfrierungen zuzuziehen, als die angemessenste Vorgehensweise erscheint.[65]

Allerdings, in den kleinen, engen und respektvollen *Communities*, in denen wir lebten, wäre der Schutz einer, indem man Entscheidungen für sie trifft, so selten, dass es vielleicht nur einmal im Leben vorkäme. Trotz ihrer Seltenheit wäre es selbstverständlich, dass die bloße Tatsache,

65 Ein wichtiger Unterschied: während Cora oberflächlich betrachtet der Person ähnelt, die mitten in den Verkehr hineinrennt, weil er sich für Jesus Christus (also unzerstörbar) hält, gibt es einen entscheidenden Unterschied. Im zweiten Fall haben wir es mit einem Glaubenssatz zu tun, der, wenn wir ihn nur verstehen könnten, der Person sogar ganz nützlich sein könnte, und was ein Eingreifen verwerflich machte. Um es klar zu sagen: wir würden natürlich nach Möglichkeiten suchen, sein Handeln zu beeinflussen, aber es wäre falsch, ihn physisch daran zu hindern. Im Gegensatz dazu geht es bei Cora nicht um einen Glaubenssatz, sondern um die dringend benötigte Fähigkeit, eine Verbindung aufrechtzuerhalten.

dass wir uns für solche Ausnahmen offen halten, uns in vielerlei Hinsicht in die Pflicht nimmt. In erster Linie sind wir verpflichtet Praktiken einzuführen, bei denen jedes *Community*-Mitglied regelmäßig gebeten wird, Anweisungen darüber zu geben, was im Falle einer schwerwiegenden geistigen Verschlechterung zu tun wäre. Was sind ihre Präferenzen? Was sollte vermieden werden? Wer sollte berechtigt sein, Entscheidungen in ihrem Interesse zu treffen? Es wäre denkbar, dass einmal pro Jahr ein *Check-in* durchgeführt wird, an dem die gesamte *Community* teilnimmt, in der alle ihre aktuellen Vorstellungen darlegen, die sich aus ihren derzeitigen Wahrnehmungen ergeben.

Zusätzlich wäre die *Community* verpflichtet, alles menschenmögliche zu unternehmen, Menschen mit eingeschränkten kognitiven Fähigkeiten dabei zu unterstützen, wann immer es möglich ist, ihre eigenen Entscheidungen zu durchdenken und auch zu treffen, so arbeitsintensiv dies auch sein wird. Hilfe bei einem solchen Unterfangen, und es darf nicht einfach nur der engste Familienkreis sein, der dies zu leisten hat, würde als eine Ehre, eine *„Mitzwah"*, angesehen werden. Und diese Hilfe zu erhalten, wäre ein Recht. Im selben Maß sollten, wo *in einem Bereich* in die Freiheit eingegriffen wird, die *Community*-Mitglieder es als ihre Pflicht ansehen, Wege zu finden, die Handlungsspielräume der Person zu vergrößern und eigene Entscheidungen *in anderen Bereichen* zu maximieren, sei es in Bezug auf die Ernährung oder persönlichere Themen. Damit würde, wenn auch nur unvollkommen, eine Art Gleichgewicht geschaffen werden. Allgemeiner gesagt, würden Menschen in solchen Situationen weiterhin als Quellen der Weisheit angenommen und so angesehen werden, dass sie der *Community* potentiell mehr lehren könnten, als die *Community* ihnen beibringen müsste.

Hierin liegt also unsere Eutopie. Kein *Scheinland*, sondern ein *mögliches* Land. Nicht ein *„nicht-Ort"* oder *„u-topia"* ohne Probleme, aber ein „besserer Ort".

Sozialer Wandel/Eutopische Öffnungen

Was können wir also tun, um eine derartige Gesellschaft zu schaffen? Wie uns allen sicherlich bewusst ist, ist anzunehmen, dass wir eine solche Eutopie hier und jetzt einfach umsetzen könnten, Augenwischerei. Abgesehen davon, dass Wandel sich langsam vollzieht, gibt es Strukturen und Interessen, die dem entgegenwirken. Deshalb vorzuschlagen, einen Teil nach dem anderen umzusetzen, während rundherum alles bestehen bleibt, bagatellisiert die organische Struktur des Wandels, das heißt; die Tatsache, dass gesellschaftliche Veränderungen zusammenhängen und sich gegenseitig tragen. Trotzdem kommen Paradigmenwechsel als Folge individueller Veränderungen durchaus vor, die wiederum zu zusätzlichen Veränderungen führen. Sie geschehen, wie der Wissenschaftsphilosoph Thomas Kuhn (1962) vor über einem halben Jahrhundert erarbeitete, wenn ausreichend viele Menschen unglücklich sind, oder, um Kuhns Formulierung aufzugreifen, indem immer mehr Individuen das „Aufheben der Widersprüche" der „Anomalien" des gegenwärtigen Systems als Sackgasse empfinden. Wenn wir die weltweiten Antiglobalisierungsproteste, die Popularität der *Idle No More*-Bewegung, die grassierende Ausbreitung von Veröffentlichungen im Selbstverlag, die sofortige Häme, mit der jedem neuen DSM begegnet wird, betrachten, scheint es, als würden wir tatsächlich einen dieser Wendepunkte erreichen.

Es liegt natürlich nicht allen, aber eine Möglichkeit den Ausgang zu beeinflussen, ist eine aktivistische Rolle einzunehmen und sich an den Protesten zu beteiligen. Ob nun in den Antiglobalisierungs-, Umwelt- oder Antipsychiatriebewegungen, es gibt da draußen genügend Gruppen, denen man sich anschließen kann. Aber Vorsicht: Gruppierungen gehen häufig Kompromisse ein, die zu einem Zeitpunkt vernünftig scheinen, die vielleicht sogar als mutige neue Initiativen erscheinen, die aber auf lange Sicht genau die zu Beginn angestrebten Veränderungen untergraben. Zum Beispiel verhandelten im Vereinigten Königreich Überlebende der Psychiatrie mit dem Staat, um „einen Platz am Tisch" zu erhalten. Tatsächlich bekamen sie, was sie einforderten. Das Ergebnis war minimale Veränderung, sowie eine weitgehend vereinnahmte Bewegung. Ein Interviewpartner und direkter Zeuge dieser Entwicklung sagte:

Interviewter: Ich zog 1994 nach Großbritannien. Schon bald war ich in die Überlebendenbewegung eingetaucht. In der Zeit von 1995 bis heute begann man im Vereinigten Königreich, vielen der Forderungen der Psychiatrieüberlebenden-Bewegung Gehör zu schenken, während sie in Kanada ignoriert wurden. Ihnen wurde also eine Plattform gegeben, und es begann diese schreckliche Vereinnahmung. Jetzt sind also all diese Psychiatrieüberlebenden in Vorständen und in den Führungskomitees und werden als Peer-Forscher:innen an die Universitäten geholt, und eigentlich geschah nichts.

Interviewer: Wie funktionierte der Mechanismus der Vereinnahmung?

Interviewter: Indem man die Sprache der Bewegung auf eine Art und Weise übernimmt und einsetzt, die der Regierung passt. Und wissen

Sie, dieses gewaltige zum Schweigen bringen hielt über einen Zeitraum von mehr als fünfzehn Jahren an. Ich glaube, sie wissen nicht einmal, wie ihnen da geschah.

Worum geht es hier? Weder Regierungen noch die Wirtschaft werden Veränderungen für uns umsetzen. Kurz gesagt, um ein bahnbrechendes Buch zu zitieren, „die Revolution wird nicht gefördert werden." (siehe: Incite![...] The Revolution will not be funded, 2007) und so lange die Menschen so tun, als ob dem so wäre, werden sie auf lange Sicht nicht nur diesen Kampf verlieren, sondern gleichzeitig auch ihre gewissenhafteren Kolleg:innen, denn sie haben nun ihre *eigenen Interessen*, die es zu schützen gilt. Ebenso wenig sinnvoll ist es, den scheinbar harmloseren Organisationen wie der *Canadian Mental Health Association* beizutreten. Bezeichnenderweise erhalten sie enorme Finanzierungen durch den Staat, um dessen Vorgaben umzusetzen, und werden so zu einem integralen Bestandteil des herrschenden Regimes.[66] Dementsprechend ist die bio-psychosoziale Herangehensweise, im Wesentlichen das biologische Modell mit Add-Ons, oder anders ausgedrückt, das biologische Modell, nur schmackhaft gemacht.

Außerhalb des Systems zu arbeiten, bietet ein höheres Maß an Schutz. Die Hoffnung liegt in den sozialen Bewegungen, nicht in Staaten oder jeglichem Teil der Industrie.

Und selbst hier kann man sich leicht verschätzen, genau deshalb ist eine genaue Prüfung unabdingbar. Ein Beispiel für die Art des hier erforderten prozessorientierten Denkens wird in folgenden Richtlinien, beziehungsweise Fragen, zur Abschaffung der Psychiatrie deutlich:

1. Wenn die Aktionen oder Kampagnen, die wir planen, erfolgreich sind, bringen sie und dem langfristigen Ziel der Abschaffung der Psychiatrie näher?
2. Vermeiden die Aktionen oder Kampagnen eine vermeintliche Verbesserung und Stabilisierung des aktuellen Systems?
3. Verhindern die Aktionen oder Kampagnen die Ausweitung der Psychiatrie?[67]

---

66 Die *Canadian Mental Health Association* spielt sogar eine Schlüsselrolle und beaufsichtigt so einschneidende Maßnahmen wie die *Community Treatment Orders*. Siehe z.B. *Canadian Mental Health Association Toronto (o.D.). Die Community Treatment Orders* bzw. *Outpatient Committal* sind gerichtlich festgelegte Maßnahmen, die Menschen zwar nicht in eine psychiatrische Einrichtung schicken, aber Auflagen bestimmen, wie Medikamente zu nehmen, Termine bei Psychiater:innen und anderes. In Kanada und den USA gelten diese vor allem für ehemalige Patient:innen/Betroffene aus der forensischen Psychiatrie.

67 Ein ausführlicher Kommentar zu diesen Fragen/Leitlinien findet sich bei Burstow (2014).

Wenn protestförmiger Aktivismus einen möglichen Weg darstellt, dann ist schlichtweg aufzubauen, was wir aufbauen können, bestimmt ein weiterer. Und auf diesem können sich alle einbringen.

Obwohl das System nicht darauf ausgelegt ist, dies zu unterstützen, und es sicherlich gelegentliche Rückschläge geben wird, solange wir nicht nach staatlicher oder wirtschaftlicher Hilfe suchen, wird uns nichts davon abhalten können, verschiedene Aspekte dessen, was hier skizziert worden ist, in die Winkel und Risse der heutigen Gesellschaft hinein zu tragen. Ein guter Anfang wäre, sich wirklich darüber bewusst zu werden, dass wir uns inmitten einer Einöde befinden und sich dann die heilende Frage zu stellen: was plagt uns? Danach können wir es vielleicht auf uns nehmen, zu versuchen, ökologische und nichthierarchische Prinzipien in eine oder mehrere Organisationen, denen wir angehören, einzubringen. Du könntest Dir vornehmen, mehr mit Deinen Nachbar:innen zu sprechen, vielleicht mit dem Mann, dem Du zur Zeit nur zunickst, oder vielleicht mit der Frau, mit der Du seit Jahren nicht mehr gesprochen hast. Ihr könntet Wohnhaustreffen einberufen, bei denen ein paar Themen von gemeinsamem Interesse auf der Tagesordnung stehen. Wenn wir uns Stück für Stück daran gewöhnen, mit unseren Nachbar:innen zusammenzukommen, um zusammen gemeinsame Probleme zu besprechen, wenn wir solche Versuche als Möglichkeit gemeinschaftlicher Problemlösung wagen, als Straßenfeste oder Gemeinschaftsküchen, können wir Quasi-*Communities* in reale *Communities* wandeln. Vor dem gleichen Hintergrund hindert uns nichts daran, unsere Kinder entlang des Prinzips gegenseitiger Nichteinmischung zu erziehen, unsere Senior:innen fest mit einzubeziehen, *Diversity* wertzuschätzen, freundschaftliche, solidarisch Sorgende Netzwerke zu gestalten, sowie uns aneinander zu wenden, statt an Expert:innen. Wir sollten uns dies ernsthaft vornehmen, wird uns auch nichts daran hindern, „wahnsinnig gebildet" zu werden.

Hierbei ist die Erweiterung unseres Familienbegriffs entscheidend. Wenn wir andere ausschließen, weil wir uns lediglich auf eine kleine Gruppe konzentrieren, die winzige Konstellation namens Kernfamilie, verewigen wir bereits ebenjene Abgetrenntheit, die unseren Problemen zugrunde liegt. Auch deshalb, weil wir die Kernfamilie fetischisieren, so lieb (uns) unsere Familie auch sein mag, werden die Mitglieder dieser Minigruppe dazu neigen, zusammenzubrechen. Denn wenn ernsthafte Probleme auftreten, mangelt es uns an Ressourcen, und die Familie kann schnell überfordert sein, eine Realität, welche uns wieder an Expert:innen wenden lässt.

Damit kommen wir zum letzten Schwerpunkt dieses Kapitels, Vorschläge für bestimmte Gruppen, die im hier und jetzt kämpfen.

Vorschläge für konkrete Gruppen

„Betroffene" und besorgte Familien von Psychiatrie-Betroffenen

Überall auf der Welt, oftmals am Ende ihrer Möglichkeiten und unter dem Druck der Gesellschaft und „des Systems" stehend, akzeptieren Familien für ihre psychiatrisierten Angehörigen ein unbedeutenderes Dasein und „arrangieren" sich damit. Als Bezugsperson handelt man vielleicht selbst als Agent:in des Staates und gewährleisten die Umsetzung von *Community Treatment Orders* oder anderen Maßnahmen. Andererseits ist man vielleicht erleichtert, dass die:der Angehörige:r die Medikamente nimmt und hofft, dass er:sie sie nicht wieder absetzt. Als Tochter eines Mannes, der als „manisch-depressiv" bezeichnet wurde, deren Vater sie beispielsweise phasenweise andauernd anschrie, auch wenn sie gar nicht anwesend war, kann ich die Aufgewühltheit, die euch vielleicht hierher geführt hat, nachempfinden. Zugleich hoffe ich, dass dieses Buch einen Einblick geben konnte, wie Psychiatrie viele der Probleme, mit denen euere Angehörigen konfrontiert sind, überhaupt erst erschafft, beziehungsweise, diese verschlimmern kann und euch zum Umdenken bewegen.

Das ist keine einfache Veränderung. Vielleicht habt ihr in der Vergangenheit erlebt, wie eure Angehörige immer „unzusammenhängender" wurde, und obwohl ihr nur zu gut wisst, dass die Pharmazeutika sie runterziehen, scheint es ein annehmbarer Preis zu sein. Meine Vermutung ist, dass hinter dieser Gewissheit, diese Gewissheit, die man scheinbar nicht loszulassen wagt, Zweifel stehen. Vielleicht auch Schuldgefühle. Sich einzugestehen, dass die Medikamente, die zu nehmen ihr sie ermutigt habt, selbst ein beträchtlicher Teil des Problems sein können, zusätzlich oder anders das Problem lediglich verschleiern, ist besonders bedrohlich, denn es bedeutet, sich dieser Schuld stellen. Mein Vorschlag besteht darin, sich dem Ganzen zu stellen, es durchzuarbeiten und letztlich loszulassen; beginnt damit, diese Probleme gemeinsam als Familie anzugehen, schließlich habt nicht ihr alleine diese Situation kreiert und seid selbst zu einem gewissen Grad Betroffene des Systems.

Was könnt ihr konkret tun? So schwer dies aus verschiedenen Gründen auch fallen mag, sollten wir das Recht unseres Familienmitglieds, eigene Entscheidungen zu treffen, respektieren. Sollte sie schutzbedürftig sein, findet heraus, wer der beste Anwalt für psychische Gesundheit in der Gegend ist, und bietet an, die notwendigen Vorkehrungen zu treffen Vertraut ihrem Prozess und bestärkt sie darin. Schafft Raum für Differenzen. Unterstützt Angehörige, wenn die Medikamente ausschleichen wollen (Tipps zum Entzug finden sich im folgenden Abschnitt). Versucht, ihre Bewältigungsstrategien zu verstehen und abzuwägen, ob ihr einige davon akzeptieren könnt, die ursprünglich medikamentös unterdrückt werden sollten. Vielleicht mit Hilfe der Beispiele in diesem Buch, aber vor allem mit Hilfe der euch nahestehenden Personen, werdet „wahnsinnig gebildet". Seid bereit, euch für euren Anteil an ihrer Psychiatrisierung zu entschuldigen. Bittet und besteht auf eure Bedürfnisse, eure Bedürfnisse müssen genauso berücksichtigt werden und wurden wahrscheinlich schon seit langem mit Füßen getreten. Im Sinne des oben besprochenen Beispiels vom Onkel und der Nichte, prüft, welche Absprachen getroffen werden können. Und vor allem, wenn Probleme auftreten, lasst sie uns nicht allein angehen. Fragen wir Freund:innen, Verwandte, Großeltern, gegebenenfalls Mitglieder unserer geistlichen *Communities*, ob sie helfen können.

Wenn die Familie als Ganzes oder das betroffene Mitglied auf Expert:innen wertlegt, wird es zumindest besser geeignete Expert:innen geben, ich schlage hier vor, zu prüfen, wer und was sich in der Nähe finden lässt, und diese Optionen gemeinsam zu besprechen. In den meisten Orten gibt es beispielsweise nichtmedizinische Therapeut:innen (Heilpraktiker:innen), die im Zuhören und respektvoller Verarbeitung geschult sind, Kontexte berücksichtigen, eine politische Analyse einbringen, ich denke an dieser Stelle insbesondere an feministische Therapeut:innen. Es gibt eine Vielzahl von Ansätzen, die die verschiedenen Therapeut:innen nutzen, Gestalttherapie, Transaktionsanalyse, Achtsamkeit, einige von ihnen könnten ausprobiert werden. Andere Wege, die einige für nützlich befunden haben, sind Naturheilverfahren oder Homöopath:innen. Zusätzlich könnte die Familie als Ganzes erwägen, eine:n Therapeut:in für nicht-biologische Familien aufzusuchen. Jemand mit einem systemischen Ansatz könnte möglicherweise den Familienmitgliedern helfen, wenn geschickt vorgegangen wird, zu erkennen, wo und wie Macht in der Familie wirkt und dadurch eine Veränderung insofern ermöglichen, dass das psychiatrisierte Mitglied nicht weiter als „ausgewiesene:r Patient:in" angesehen wird (zu solchen Konzepten siehe z.B. Minuchin, 1977 und Foley, 1974). Gerade Netzwerktherapeut:innen kämen der Botschaft dieses Buches besonders nahe. An dieser Stelle ein Wort der Mahnung: wenn die Therapeut:innen nicht aufhören, Begriffe wie „dysfunktionale Familie" oder „psychische Störung" zu verwenden, oder sollte die Verantwortung standardmäßig bei den Müttern gesucht werden, sollten wir uns erlauben, wieder zu gehen.

Ein vielversprechender Ansatz für Angehörige und ihre Familien, in denen die betreffende Person als in einer „Psychose" gefangen gilt, nutzt offene Gespräche zwischen Klient:in, Therapeut:in und der Familie. Der „*Open Dialogue*" Ansatz aus Finnland erwies sich hier als besonders erfolgreich. Dabei machen Therapeut:innen Hausbesuche, wenn ein Problem auftritt, ermöglichen den Menschen dort, sich bei Bedarf zurückzuziehen und erleichtern sowohl Einzel- als auch Familiengespräche, wenn sich die Gelegenheit dazu bietet (für Einzelheiten siehe Whitaker, 2010, S. 336 ff.).

Es sollte jedoch bedacht werden, dass für diejenigen, die über die entsprechenden finanziellen Mittel verfügen, ein weitaus größeres Spektrum an Möglichkeiten zur Verfügung steht. Dagegen ist, was vom Staat angeboten wird, größtenteils an die Psychiatrie gekoppelt. Das ist Teil der medizinischen Herrschaft.

Eine ganz andere Möglichkeit, und diese schließen sich nicht gegenseitig aus ist, sich an andere Menschen in vergleichbaren Situationen zu wenden. Es gibt verschiedene Selbsthilfegruppen, die auf unterschiedliche Probleme des Lebens zugeschnitten sind. Wir finden offenere *Community*-Gruppen, in denen Menschen zusammenkommen und reden. Besonders vielversprechend für Familien, die gemeinsam nach Antworten und Bestätigung suchen, sind neu aufkommende, meistens selbstorganisierte Gruppen von und für Familien, die sich kritisch mit ihren Erfahrungen mit der Psychiatrie auseinandersetzen, eine Fundgrube für nützliche Informationen, Validierung und Unterstützung. Ihr könntet einer beitreten, eine gründen oder euch einfach mit anderen Familien treffen, deren Erfahrungen sich mit euren überschneidenden und sehen, was sich daraus ergibt.

Zusätzlich oder alternativ könnte die Familie auch erwägen, sich eigenständig auf Entdeckungsreise zu begeben. Dies beinhaltet, soweit es die Sicherheitsbedürfnisse zulassen, die eigenen Dynamiken in der Familie so offen und ehrlich wie möglich zu besprechen. Um diese Fragen könnte gemeinsam gerungen werden:

- Was schätzen wir am meisten und was ärgert uns am meisten aneinander?
- Was sind die einzigartigen Talente, die jedes einzelne Mitglied dieser Familie mitbringt?
- Wie werden in dieser Familie Entscheidungen getroffen? Und wer trifft sie?
- Wer besitzt Macht?
- Wem wird am meisten Gehör geschenkt? Wem am wenigsten?
- Wie läuft es ab, wenn wir einander richtig zuhören? Wenn

Kommunikation scheitert, wie geschieht dies? Fallen uns situationsbezogene Richtlinien ein? Richtlinien wie bei einer Übersetzung?

- Wer stellt sich auf wessen Seite und gegen wen? Und warum?
- Welche unwichtigen Streitereien könnten wir aufgeben?
- Wer unterstützt wen? Wer hindert wen? Wer gleicht wen aus?
- Wer hält diese Familie zusammen und wie? Können wir uns andere Möglichkeiten vorstellen?
- Wie wird den einzelnen Familienmitgliedern entgegen gekommen? Kommt jemand zu kurz?
- Tragen alle Verantwortung? Wenn nicht, wie kommt es dazu?
- Leisten alle gleichwertige Beiträge?
- Werden allen ihre besonderen Tage gegönnt? Wird bei Bedarf nachgegeben? Gefeiert? Werden alle mit Liebe und Respekt behandelt?
- Inwieweit spielen Ungleichheiten in Bezug auf Geschlecht, Alter, Fähigkeiten, *race* in dieser Familie eine Rolle?
- Was sind unsere offenen Geheimnisse? Unsere Vertrauensbrüche? Können wir direkt beginnen, über einige davon zu sprechen? Wenn wir dabei Hilfe brauchen, wohin könnten wir uns wenden?
- Wie fühlt es sich an, immer als die Person „mit dem Problem" gesehen zu werden? Umgekehrt, wie fühlt es sich an, immer als die „zuständige Person" zu gelten?
- Was hilft uns jeweils, wenn wir einen besonders schlechten Tag haben oder anderweitig „durchdrehen"? Was verletzt uns in solchen Zeiten?
- Welche zusätzliche Zuwendung und Unterstützung braucht jede:r von uns?

Personen, die sich derzeitig in „psychiatrischer Behandlung" befinden

Einer der schwierigsten Aspekte beim Verfassen dieses Manuskripts war mein allgegenwärtiges Bewusstsein, dass es Menschen, die Psychiatrie als etwas empfinden, das ihr Leben gerettet hat, das Gefühl geben könnte, missachtet zu werden. An dieser Stelle möchte ich nochmals betonen, dass hier keine Kritik an euch beabsichtigt ist und dass mir auch klar ist, dass wir alle Entscheidungen unter wahrlich nicht idealen Umständen treffen müssen. Davon abgesehen hoffe ich, dass ihr, ungeachtet der gravierenden Unterschiede in unseren Positionen, dennoch einige nützliche Informationen mitnehmen konntet, sei es über die Wirkung der Medikamente oder alternative Verfahren.

Überlebenden hingegen, die am liebsten eine andere Richtung einschlagen würden, aber aus bitterer Erfahrung davon überzeugt sind, dass nichts anderes „funktioniert," möchte ich zwei Gegebenheiten vorstellen, die ihnen vielleicht etwas mehr Spielraum bieten. Die eine ist, wie bereits dargelegt, dass das, was in der überwiegenden Mehrheit der Fälle als „Rückkehr der Krankheit" angesehen wird, in Wirklichkeit eine Reaktion auf die Medikamente ist, entweder eine kurzfristige Rebound-Reaktion oder Komplikationen, die durch langfristigen Gebrauch von Psychopharmaka entstehen (siehe Kapitel drei). Die andere ist, dass sich Menschen, die das Gefühl haben, „alles versucht zu haben," irren könnten, auch wenn es vollkommen nachvollziehbar ist, dass es eine schreckliche Situation ist, an diesen Punkt zu gelangen. Mir erzählen Menschen beispielsweise öfter: „Ich habe es mit Gesprächstherapie versucht; und es hat gar nichts gebracht." Es gibt noch andere Optionen als „Therapie" und zudem etliche unterschiedliche Arten von „Gesprächstherapie". Im Gegensatz zu Medikamenten ist menschliche Interaktion keine Ware, die unabhängig davon bewertet werden kann, um welchen Menschen es geht. Manche Therapeut:innen sind geschickter oder erfahrener als andere. Es gibt Personen, ob professionell oder nicht, mit denen wir uns verbunden fühlen, die auf eine gewisse Art in der Lage sind, uns zu erreichen, wohingegen andere, die technisch die gleichen Prinzipien anwenden, dies nicht schaffen. So betrachtet, man kann das als gut oder schlecht ansehen, gibt es sehr wahrscheinlich immer weitere Wege, die erkundet werden können.

Denjenigen, die versuchen, sich zu befreien, und Angst haben, möchte ich keineswegs sagen, dass es hier nichts zu befürchten gibt. Gleichzeitig möchte ich sagen, dass ich im Laufe meines Lebens buchstäblich Tausende von Menschen kennengelernt habe, denen dies gelungen ist. Ich habe aber auch andere gekannt, bei denen dies nicht möglich war, vor allem Menschen, die schon sehr lange Medikamente nehmen. Wenn ihr euch in dieser Situation befindet, möchte ich euch dazu ermutigen, Kontakt zu Leuten aus der Überlebenden-Bewegung aufzunehmen, zu erfahren, was ihnen geholfen hat, ihren Geschichten zuzuhören und eure Optionen zu prüfen. Ein Anfang wäre zum Beispiel ein Besuch auf folgenden Websites und von dort aus weiter zusehen: MindFreedom (mindfreedom.org) oder dem Weglaufhaus (weglaufhaus.de/) Dort finden sich auch weiterführende deutschsprachige Literatur und Links.

Diejenigen, die von den Psychopharmaka los kommen wollen und Beratung suchen, verweise ich an Andere, die mit speziellerem Wissen helfen können. Was ich an dieser Stelle, um den Einstieg zu erleichtern, allerdings mitgeben kann ist die verfügbare, gesammelte Weisheit (von Ärzt:innen, die der Überlebenden-Bewegung über Jahre verbunden waren, erarbeitete Empfehlungen).

In Kürze: Mit erforderlichem Input und Wissen, liegt die Entscheidung, einen Entzugsprozess zu beginnen oder fortzusetzen, bei Euch oder Dir allein.

Seid euch darüber bewusst, dass es nicht leicht wird, deshalb sollte, wo immer es möglich ist, rund um die Uhr Unterstützung verfügbar sein: Leute, auf die Verlass ist, die euch in den schwierigen Momenten weder verlassen noch einweisen lassen. Obwohl sich die Reaktionen der Menschen und die Medikamente unterscheiden, kann mit einigen bekannten und gut dokumentierten Entzugserscheinungen gerechnet werden: Übelkeit, Erbrechen, Verdauungsstörungen, Angst, Schwitzen, grippeähnliche Symptome, Halluzinationen, Schlaflosigkeit, das Gefühl unter einer „nassen Decke" zu liegen sowie gelegentlich auch Psychosen. Es ist sehr zu begrüßen, wenn einfühlsame Ärzt:innen einbezogen werden. Wenn der Entzug nicht gerade durch einen medizinischen Notfall erforderlich wurde (sucht in diesem Fall sofort medizinische Hilfe auf), sollte ein langsames Vorgehen als „selbstverständlich" angenommen werden. Andernfalls verstärken sich die Entzugserscheinungen. Es kann ungefähr ein Monat des Entzugs für jedes Jahr mit dem Medikament gerechnet werden. Eine andere, uralte Formel, sie ist bereits seit den 1970er Jahren „unterwegs", ist die „Dr. Caligari"-Ein-Zehntel-Regel (Reduzierung der Dosis um jeweils ein Zehntel; siehe Richman, 1987).[68] Da es hier keine Gewissheiten gibt, wäre es von Vorteil, beides im Gedächtnis zu behalten und abzuwarten, was sich für die Einzelnen richtig anfühlt. Dosen sollten erst reduziert werden, wenn die aktuelle Dosierung vertragen wird. Wenn das Leid zu stark wird, sollte wenigstens vorübergehend zur letzten gut verträglichen Stufe zurückgekehrt werden. Und auch nur bei einem Medikament nach dem anderen. Wurde ein zweites Medikament zur Behandlung der „Nebenwirkungen" eines Primärmedikaments verschrieben, sollte zunächst nur das Primärmedikament ausgeschlichen werden. Während des gesamten Prozesses sollte Junk-Food vermieden werden und sichergestellt sein, dass reichlich Mineralien und Vitamine zugeführt werden.

Für einen sehr hilfreichen und ausführlicheren Bericht eines Entzugs, und ich rate allen, die einen solchen Schritt in Betracht ziehen dringen, sich darüber zu informieren, empfehle ich Breggin und Cohen (2007).

---

68 A.d.Ü: Informationen auf Deutsch finden sich bei: Peter Lehmann (Hrsg.) Psychopharmaka absetzen. Erfolgreiches Absetzen von Neuroleptika, Antidepressiva, Phasenprophylaktika, Ritalin und Tranquilizern. 5. Auflage. (Berlin/Shrewsbury: Antipsychiatrieverlag, 2019).

Aufmerksame Professionelle der „Psychischen Gesundheit"

„Fachleute für Psychische Gesundheit," die etwas bewegen wollen, können sicherlich Teil der Lösung sein, aber nur insofern, als dass wir uns auch als Teil des Problems verstehen. Kein leichtes Unterfangen, denn alle Beteiligten haben Eigeninteressen und ausscheren hat Konsequenzen. Beginnen könnte man mit Beckers (1967) berühmter Frage danach „auf wessen Seite man steht". Dann folgt die wahre Arbeit. Fachleute müssen sich über die Forschung klar werden und diese kennen, außerdem sich der Überzeugungen entledigen, an denen, sei es aus Unwissenheit oder gar schlechter Absicht festgehalten wird. Auf struktureller Ebene müssen wir uns so weit wie möglich aus dem psychiatrischen System entflechten. Dies bedeutet, ohne Anspruch auf Vollständigkeit: keine Anwendung psychiatrischer Sprache, Einweisungen in eine Klinik oder andere Entrechtungen nicht mitzutragen, die konsequente Ablehnung hirnschädigender Therapien (psychiatrische Medikamente, Elektroschocks). Grundlegend heißt das, nicht als Teil der institutionellen Psychiatrie zu agieren (außer vielleicht als nicht integrierte Außenseiter:innen, die nicht im Rahmen der Psychiatrie, in „psychiatrischen Kliniken", in Labors, den regierungsnahen Zweigen des psychischen Gesundheitswesens handeln: im Grunde in keiner Organisation, die mit der Kontrolle des Herrschaftssystems der psychischen Gesundheit befasst ist oder ihr untersteht).

Da stellt sich natürlich die Frage: Was bedeutet das für uns? Viele haben versucht, dieses und ähnliche Rätsel zu lösen, indem sie in die Privatpraxis gingen und mit ihren „Klienten" unterstützende nicht-psychiatrische Arbeit leisteten. In einigen Fällen wird diese Arbeit zusätzlich mit politischer Bildung angereichert. Das hat sicherlich seine Berechtigung - abgesehen davon, dass man immer noch auf Hunderten von kleinen Wegen Boss-Texte aktiviert und die Arbeit des Regimes macht,, lässt dies mindestens auf der Ebene der sozialen Veränderung zu wünschen übrig. Stärker politisierte Arbeit könnte Aufklärung Anderer über die Gefahren des Systems beinhalten und Wege zu finden, die sozialen Bewegungen dagegen zu unterstützen, sei es durch die Ausstattung des Wartezimmers mit Flugblättern, die Pharmazeutika problematisieren; durch den Beitritt einer Organisation wie *Healthcare Professionals against Electroshock* oder durch Gespräche mit der Presse (ausführlicher siehe Burstow, 2004). An sich, und in gewissem Maße, ist das ein guter Anfang. Aber auch wenn sie noch so politisch informiert ist, verfehlt die Arbeit als niedergelassene:r Therapeut:in den wesentlichen Punkt. Ein Problem ist finanzieller Natur, damit einhergeht eine Aufgabe von allgemein zugänglichen Leistungen, aber auch das erfasst noch nicht das ganze Problem.

Der Punkt ist, und diese Kritik gilt auch für die meisten, die sich für Fragen der Selbstbestimmung einsetzten, dass, obwohl es sicherlich einen Platz für Menschen mit spezialisiertem Wissen und Fachwissen in einer besseren Zukunft gibt, die Fetischisierung von Expert:innen (etwas, das sich immer wieder in der Tatsache, mit den Problemen zu „Expert:innen" zu gehen, reproduziert), wie bereits diskutiert, mit keiner Art von Eutopie vereinbar ist. Auch wenn ich in keiner Weise dafür plädiere, dass die Professionellen ihre Praxen schließen, so liegt es doch an uns allen, weiter zu denken.

Selbst sanfte, einfühlsame und fortschrittliche Fachleute sind nicht die Antwort auf die Dilemmata des Lebens, und solange wir glauben, dass wir es wären, bleiben wir unweigerlich Teil des Problems. Dies umzukehren bedeutet, Macht aufzugeben und sich selbst aus dem Mittelpunkt zu nehmen. Ein guter Anfang wäre, stets im Kopf zu behalten, dass es auf lange Sicht besser ist, wenn Menschen in emotionalen Krisen sich aneinander, statt an irgendwelche Fachleute wenden. Darüber hinaus, und hiermit möchte ich schließen, lade ich meine Kolleg:innen ein, sich folgende Fragen zu stellen:

- Wie kann ich mich selbst zurücknehmen und die wahrgenommene Glaubwürdigkeit von Überlebenden stärken? Der durchschnittlichen Person, die mit ihren Problemen kämpft? Der Helfenden, die in der Hierarchie weiter unten stehen?
- Wie kann ich meine Fähigkeiten, mein Wissen, meine Arbeit als Commons der Allgemeinheit übertragen?
- Wie kann ich Einzelpersonen und Familien, die zu mir kommen, dabei helfen, eine Community aufzubauen und Lebensprobleme auf eine kollektive, pluralistische und egalitäre Weise anzugehen?

Abschließende Bemerkungen

Nach den ausgewählten Kapiteln, vielen Seiten, einigen Einzelpersonen, von denen wir gehört haben, kommen wir am Ende einer komplizierten Reise an.

Wir begannen diese Reise mit dem Vorwort, dann historisch und kamen immer wieder zu Bruchpunkten, erinnert euch an den talentierten jungen Mann namens Kevin aus Kapitel drei, der durch die Psychopharmaka, auf die er gesetzt worden war, so schwer verletzt wurde, dass er keine Möglichkeit sah, weiterzumachen, das Haus seiner Eltern verließ und sich schließlich tötete. Das führte uns zu einer größeren Problemstellung, die steigende Anzahl von Menschenleben, in die eingegriffen wird und die dadurch Schaden nehmen. Im Zentrum der Problematik stand die institutionelle Psychiatrie, ein Regime der Herrschaft, das zugleich Partner:in und Zweck des Staates ist. Dieses Problem untersuchend, haben wir in den ersten beiden Kapiteln Stück für Stück nachgezeichnet, wie dieses Herrschaftsregime entstanden ist, wer die Hauptakteure sind, wie die verschiedenen Elemente zusammenwirken, wie es als Ganzes „funktioniert". Wir bemerkten dann die systematische Medikamentierung dessen, was nicht medizinisch ist, die Weiterführung und schließlich die Vereinnahmung und Unterwerfung aller anderen Akteur:innen, die sich mit den Notleidenden oder denen in Schwierigkeiten befassten. Wir sahen die Errichtung eines weitreichenden Systems der Einsperrung, die sich über Gefängnisse, psychiatrische Einrichtungen und die verborgene, innere Abriegelung, die in den Gehirnen der Psychiatrisierten stattfindet, erstreckt. Wir fanden die Ausbreitung einer Industrie vor, die auf die Macht der Ärzt:innen sowie auf die bedingungslose Profitmaximierung der Industrie ausgelegt ist. Wir sahen eine riesige Bürokratie, ja, geradezu ein Kontrollkästchen-Universum, das sich durch den Blick der Ärzt:innen und die systematische Aktivierung von Herrschaftstexten auszeichnet. Wir sahen Übergriffe in verschiedenen Formen und die leeren Begründungen, die sie begleiten. Wir sahen Behandlungen, die Synonyme für Verletzung sind sowie iatrogene Hirnschäden, die sich gleich einer Epidemie ausbreiteten. Und wir kamen zu der einzig möglichen Schlussfolgerung, dass diese Industrie keine legitime Grundlage hat, uns in keiner Weise dient und dass die psychiatrische Herrschaft ein Ende haben muss. Das ist der Dreh- und Angelpunkt des Buches: die Position, zu der wir gelangt sind.

Schließlich, bei Kapitel Vier angelangt, fragten wir uns: angenommen, dass die Psychiatrie offenkundig nicht die Antwort auf die Sorgen des Lebens ist, sondern vielmehr eine ihrer Ursachen, und wir dann bedenken, dass es immer einen gewissen Bedarf an umfassender emotionaler Unterstützung geben wird, was setzen wir dann an ihre Stelle? Wir sind zu dem Schluss gekommen, dass uns das Herumbasteln nicht weiterhilft, dass wir nicht nur mit der Psychiatrie brechen müssen, sondern dass wir uns vollständig von der Herrschaft der Expert:innen befreien müssen, wir mit dem *„othering"* aufhören müssen, wir aufhören müssen, einzusperren und darüber hinaus müssen wir grundlegend ändern, wie wir miteinander leben. Was folgte, war die Formulierung einer besseren Welt, einer Vision, die auf kleinen *Communities*, der Verteilung der Gemeingüter, Umweltschutz, Gleichberechtigung, Pluralität, partizipativer Demokratie, Mitgefühl, Wertschätzung von Differenz und der Freiheit zu eigenen Entscheidungen beruht, einer Welt, in der Fürsorge organisch aus der *Community* heraus entsteht.

Darin liegt die Herausforderung.

Ich hoffe, dass ihr euch noch lange, nachdem ihr dieses Buch zugeklappt haben, mit den Botschaften, Bildern und Herausforderungen auseinandersetzen werdet. Wenn ihr auf der Straße einem schmächtigen Fremden begegnen, der abwechselnd vor sich hinmurmelt und „schimpft", werdet ihr ihn vielleicht auf eine neue Art ansprechen. Wenn ihr Worte wie „Es ist eine Krankheit wie jede andere" hört, wie wäre es, wenn ihr die Gelegenheit ergreift, einen ganz anderen Diskurs zu führen, im Vertrauen auf die Fähigkeit, dies mit Sorgfalt zu tun? Vielleicht erkennt ihr schon jetzt bildliche Wahrheiten, wo zuvor nur „Krankheit" in den Sinn kam. Wenn ihr es zulasst, erschaudert ihr möglicherweise eher, statt Erleichterung zu verspüren, wenn die Polizei vor Ort eintrifft, falls nicht, denkt nur an Irit, wie sehr sie missverstanden und gegen ihren Willen „behandelt" wurde. Auch auf anderen Ebenen, im Sinne der *Community*, gibt es zweifellos Orte, an die ihr eure verschiedenen Analysen, die mit euren eigenen Einsichten, Weisheiten und Leidenschaften verknüpft sind, tragen und einbringen könnt – und solltet ihr an diesen Punkt gelangen, wer weiß, welche Beiträge ihr dort leisten könnt? Kurzgefasst, lade ich dich und euch ein, in welcher Form auch immer, dieses Buch in Dir und euch „leben" zu lassen. Unabhängig davon, wo ihr in Bezug auf die Psychiatrie positioniert seid, ob als Überlebende, Familienmitglied oder Person, die sich noch nie mit solchen Fragen beschäftigen musste, fühlt euch ermutigt, euch der größeren Herausforderung zu stellen.

Als Einzelpersonen und *Communities* springt uns die übergeordnete Frage förmlich ins Gesicht: Werden wir tatenlos zusehen, während unser Planet weiter zerstört wird? Wie unsere Verbindungen zueinander nach und nach ausgehöhlt werden? Unser Geburtsrecht, wenn die Gemeingüter, verschwinden? Während unsere Gesellschaft sich immer weiter auf ein zu „Pharmageddon" entwickelt? Wenn unsere Kinder unters Mikroskop gelegt und mit ADHS diagnostiziert werden? Wenn Menschen wie Kevin in Verzweiflung die Hände erheben und sich umbringen?

Die Aufgabe, die vor uns liegt, ist die altehrwürdige Aufgabe, die Welt zu verändern, nämlich für das Leben zu kämpfen. Auch wenn es den Anschein erwecken mag, wird uns der Staat nicht dabei helfen. Eben so wenig die Industrie, denn es widerspräche ihren Interessen. Da das Wohl unseres Planeten, unserer Gesellschaft, der uns Nahestehenden sowie unser eigenes auf dem Spiel steht, liegt die Verantwortung dafür bei uns.

Um ehrlich zu sein, so war es schon immer.

(Übersetzung von Clara Funk und Florian Henz)

Literaturangaben

***Ackerknecht, E.:**

- Rudolf Virchow. Arzt, Politiker, Anthropologe. Übers. J. Wieries. (Stuttgart: Ferdinand Enke Verlag, 1957).
- Kurze Geschichte der Medizin. (Stuttgart: Ferdinand Enke Verlag, 1959).

***American Psychiatric Association.:**

- First inter congress on psychosurgery. (American Journal of Psychiatry, 106, S. 550–551, 1949).
- Diagnostic and statistical manual of mental disorders. (Washington, DC: Author, 1952).
- Diagnostic and statistical manual of mental disorders (2nd ed.). (Washington, DC: Author, 1968).
- Task Force Report 14: Electroconvulsive therapy. (Washington, DC: Author, 1978).
- Diagnostic and statistical manual of mental disorders (3rd ed.). (Washington,DC: Author, 1980a).
- Diagnostic and statistical manual of mental disorders (3rd ed., text rev.) (Washington, DC: Author, 1987).
- Diagnostic and statistical manual of mental disorders (4th ed.). (Washington, DC: Author. 1994).
- Diagnostic and statistical manual of mental disorders (4th ed., text rev.). (Washington, DC: Author, 2000).
- Diagnostic and statistical manual of mental disorders (5th ed.). (Washington, DC: Author, 2013).

***Andreasen, N.:**

The broken brain. (New York: Harper and Row, 1984).

***Arakawa, O.:**

Effects of methamphetamine and methylphenidate on single and paired rat open-field behaviors. (In: Physiology and Behavior, 55., S. 441–446, 1994).

***Argyris, C. und Schön, D.A.:**

- Theory in Practice: Increasing Professional Effectiveness. (San Francisco: Jossey-Bass, 1974).
- Organizational learning: A theory of action perspective. (Reading, MA: Addison-Wesley, 1978).

***Barkley, R.:**

Do stimulant drugs improve the academic performance of hyperkinetic children? (In: Clinical Pediatrics, 8., S. 137–146, 1974).

***Bassuk, E. and Schoonover, S.:**
The practitioners guide to psychoactive drugs. (New York: Plenum Medical Book Company, 1977).

***Baughman, F. & Hovey, C.:**
The ADHD fraud. (Victoria: Trafford Publishing, 2006).

***Becker, H.:**
Whose side are we on? (In: Social Problems. Vol. 14, No. 3., Oxford University Press, S. 239–247, 1967).

***Berry, T.:**
The great work: Our way into the future. (New York: Bell Tower, 1999).

***Bini, L.:**
Experimental research on epileptic attacks induced by the electric current. (American Journal of Psychiatry, 95, S. 172–174, 1938).

***Bleuler, E.:**
Dementia praecox oder Gruppe der Schizophrenien. (Gießen: Psychosozialverlag, 2014., Erstmals erschienen: 1911).

***Blumsohn, A.:**
Authorship, ghost-science, access to data and control of the pharmaceutical scientific literature- who stands behind the word? (In:American Association for Professional Science Ethics Reports. Jg. 19. No. 2., 2006. S. 1-4).

***Boissoneault, M.:**
Modication. In: B. Burstow; D. Weitz (Hrsg.): The struggle against psychiatry in Canada. (Vancouver: New Star, S. 225-227, 1988).

***Bookchin, M.:**
Die Ökologie der Freiheit: Wir brauchen keine Hierarchien. Übers.: Karl-Ludwig Schibel. (Weinheim, Basel: Beltz, 1985).

***"Böse Wetter":**
https://de.wikipedia.org/wiki/B%C3%B6se_Wetter (13.10.2020).

***Breggin, P.:**
- The killing of the mental patient. In Sherry Hirsch (Ed.). Madness network news reader (San Francisco, CA: Glide Publications, S. 66-68, 1974).
- Electroshock: Its brain-disabling effects. (New York: Springer, 1979).
- Psychiatric drugs: Hazards to the brain. (New York: Springer, 1983).
- Toxic psychiatry. (New York: St. Martin's Press, 1991a).
- Electroshock: Scientific, ethical, and political issues. (International Journal of Risk and Safety in Medicine, 11, S. 5-10, 1991b).
- Confirming the hazard of stimulant drug treatment. (In: Ethical Human Sciences and Services 2 (3). S. 203–204., 2000a).
- Reclaiming our children. (Cambridge: Perseus Books, 2000b).

- The antidepressant fact book. (Cambridge: Perseus Books, 2001a).
- Talking back to Ritalin: What doctors aren't telling you about stimulants and ADHD. (Cambridge, MA: Da Capo, 2001b).
- Medication madness. The role of psychiatric drugs in cases of violence, suicide and crime. (New York: St. Martins, 2008a).
- Brain-disabling treatments in psychiatry. Drugs, electroshock, and the psychopharmaceutical complex. (New York: Springer, 2008b).

***Breggin, P. and Breggin, G.:**
The war against children of color. (Monroe, ME: Common Courage Press, 1998).

***Breggin, P. und Cohen, D.:**
Your drug may be the problem: How and why to stop psychiatric medications. (New York: Da Capo Press, 2007).

***Buber, M:**
Ich und Du. (Leipzig: Insel, 1923).

***Buck v. Bell:**
247 US 205 (1927).

***Burstow, B.:**
- Radical feminist therapy. (Newbury Park: Sage, 1992).
- When women end up in those horrible places. (Video. Toronto: Burstow. 1994).
- Toward a radical understanding of trauma and trauma work. (In: Violence against Women, 10, S. 1293–1317, 2003a).
- From pills to praxis: Psychiatric survivors and adult education. (In: Journal for the Study of Adult Education. 17, S. 1–18, 2003b).
- Progressive psychotherapy and the psychiatric survivor movement. (In: Journal of Humanistic Psychology. 44, S. 141–154, 2004).
- Electroshock as a form of violence against women. (Violence against Women, 12 (4), S. 372–392, 2006).
- The withering of psychiatry: An attrition model for antipsychiatry. (In: B. Burstow, B. LeFrançois and S. Diamond (Hrsg.). Psychiatry disrupted: Theorizing resistance and crafting the revolution., Montreal: McGill-Queen's University Press, S. 34–51, 2014). Gekürzte deutsche Fassung: Die Psychiatrie klein kriegen: Das Zermürbungsmodell. Übers. Clara Funk. (In: Gegendiagnose II. Münster: Edition Assemblage, S. 273-282, 2019).

***Burstow, B. and Weitz, D. (Eds.).:**
Shrink resistant: The struggle against psychiatry in Canada. (Vancouver: New Star, 1988).

***Burton, R.:**
Anatomie der Melancholie. Über die Allgegenwart der Schwermut, ihre Ursachen und Symptome sowie die Kunst, es mit ihr auszuhalten.

Übers. Ulrich Horstmann. (München: dtv, 1991).

***Bynum, W.:**
Psychiatry in its historical context. (In: M. Shepherd und O. Zanghill (Hg.): Handbook of psychiatry. Bd. 1. Cambridge: Cambridge University Press, S. 11–38, 1983).

***Cameron, D.:**
Psychic driving. (American Journal of Psychiatry, 112, S. 502–509, 1956).

***CAPS.:**
Our mad history: A community history of the Lothian Mental Health Service Users movement. (Edinburgh: CAPS, 2010).

***Cartright, S.:**
A report on the diseases and physical peculiarities of the negro race. (In: New Orleans Medical and Surgical Journal, 7., S. 691–715, 1851).

***Colbert, T.:**
Rape of the soul. (Tiscam: Kevco, 2001).

***Collins, A.:**
In the sleep room: The story of the CIA brainwashing experiments in Canada. (Toronto: Lester and Orpen Dennys, 1988).

***Conrad, P. and Schneider, J.:**
Deviance and medicalization: From badness to sickness. (St. Louis: The C.V. Mosby Company, 1980).

***Davis, K.; Ko, R. und Davidson, M.:**
Dopamine in schizophrenia: A review and reconceptualization. (American Journal of Psychiatry, 148. S. 1474–1486, 1991).

***Dewey, J.:**
Schule und öffentliches Leben. (In: ders. Rebekka Horlacher, Jürgen Oelkers (Hrsg): Pädagogische Aufsätze und Abhandlungen (1900 – 1944). Zürich: Verl. Pestalozzianum, S. 23-82, 2002).

***Diamond, S.:**
What makes us a community? Reflections on building solidarity in anti-sanist praxis. (In: LeFrançois, B.; Menzies, R.; und Reaume, G. (Hrsg.): Mad matters: A critical reader in Canadian mad studies. Toronto: Canadian Scholars Press, 2013).

***Dundas, D.:**
The shocking truth. (In J. Grobe (Ed.). Beyond Bedlam (S. 33–36). Chicago, IL: Third Side Press, 1995).

***Ebaugh, F.:**
Fatalities following electroconvulsive therapy. (Transactions of the American Neurological Association, 68, S. 36–41, 1942).

***Epstein, L., Morgan, R., and Reynolds, D.:**

An approach to the effects of ataraxic drugs on hospital release rates. (American Journal of Psychiatry, 124, S. 36–47, 1962).

***Fabris. E.:**

- Identity, inmates, insight, capacity, consent: Chemical incarceration in psychiatric survivor experiences of community treatment orders. MA thesis, (Ontario Institute for Studies in Education, University of Toronto, Toronto, Canada, 2006)..
- Tranquil prisons. (Toronto: University of Toronto Press, 2011).

***Federici, S.:**

Aufstand aus der Küche – Reproduktionsarbeit im globalen Kapitalismus und die unvollendete feministische Revolution. Übers: Max Henninger. (Münster: Edition Assemblage, 2012).

***Foucault, M.:**

- Wahnsinn und Gesellschaft- Eine Geschichte des Wahns im Zeitalter der Vernunft. Übers. Ulrich Köppen. (Frankfurt am Main: Suhrkamp, 1969).
- Die Geburt der Klinik. Eine Archäologie des ärztlichen Blicks. Übers. Walter Seitter (München: Hanser, 1973).
- Archäologie des Wissens. Übers. Ulrich Köppen. (Frankfurt am Main: Suhrkamp, 1981).

***Foley, V. (Hrsg.):**

An introduction to family therapy. (New York: Grune and Stratton, 1974).

***Frank, L.:**

The history of shock treatment. (San Francisco, CA: Network Against Psychiatric Assault, 1975/1978).

***Freeman, W. and Watts, J.:**

Psychosurgery: Intelligence, emotion, and social behavior following prefrontal lobotomy for mental disorders. (Springfield, IL: Charles C. Thomas., 1942).

***Freire, P.:**

Pädagogik der Unterdrückten. Übers. Werner Simpfendörfer. (Stuttgart/Berlin: Kreuz, 1971).

***Freud, S.:**

The standard edition of the complete psychological works of Sigmund Freud (James Strachey, trans.). 24 vols. (London: The Hogarth Press, 1953/1974).

***Friedlander, H.:**

The origins of Nazi genocide. (Carolina: University of Carolina Press, 1997).

***Gilmor, D.:**

I swear by Apollo: Dr. Ewen Cameron and the CIA brainwashing experiments. (Montreal: Eden Press, 1987).

***Glaser, B. und Strauss, A.:**
Grounded Theory. Strategien qualitativer Forschung. Übers. A. T. Paul und S. Kaufmann. (Bern u. a.: Huber, 1998).

***Goodman, P.:**
Alternatives to mis-education. In: The anarchist reader. Hrsg. G. Woodcock. (Glasgow: Fontana, S. 274–278, 1962/1977).

***Graves, R. (d.i. Robert von Ranke-Graves):**
Griechische Mythologie. Übers. Hugo Steinfeld. (Reinbek bei Hamburg: Rowohlt, 1964).

***Hamilton, M.:**
A rating scale for depression. (In: Journal of Neurology, Neurosurgery and Psychiatry, 23, S. 56–62, 1960).

***Hardt, M. und Negri, A.:**
Multitude. Krieg und Demokratie im Empire. Übers: Thomas Atzert, Andreas Wirthensohn. (Frankfurt/Main: Campus, 2004).

***Harrow, M.:**
Factors involved in outcome and recovery in schizophrenia patients not on antipsychotic medications: a 15-year multifollow-up study. (In: The Journal of Mental and Nervous Disease, 195, S. 406–414, 2007).

***Hartelius, H.:**
Cerebral changes following electrically induced convulsions. (Acta Psychiatrica et Neuroligica Scandinavica, 77, S. 1–128, 1952).

***Healy, D.:**
- Psychiatric drugs explained. (London: Elsevier, 2009).
- Pharmageddon. (Berkeley: University of California Press, 2012).

***Healy, D. und Cattell, D.:**
The interface between authorship, industry, and science in the domain of therapeutics. (In: British Journal of Psychiatry, 183, S. 22–27, 2003).

***Heinroth, J.:**
Lehrbuch der Störungen des Seelenlebens oder der Seelenstörungen und ihrer Behandlung. Vom rationalen Standpunkt aus entworfen. 2 Teile. (Leipzig: Vogel, 1818).

***Hillel, M. and Henry, C.:**
Of pure blood. (New York: McGraw Hill, 1976).

***Hopper, K.:**
Revisiting the developed versus developing country distinction in course and outcome in schizophrenia. (In: Schizophrenia Bulletin, 26, S. 835–846, 2000).

***Horwitz, A.:**
Creating mental illness. (Chicago, IL: University of Chicago Press, 2002).

***Hunter, R. and MacAlpine, I.:**
Three hundred years of psychiatry. (London: Oxford University Press, 1963).

***Hyman, S.:**
Initiation and adaptation: A paradigm for understanding psychotropic drug action. (In: American Journal of Psychiatry, 153, S. 151–161, 1996).

***Illich, I.:**
Entschulung der Gesellschaft. Übers. Helmut Lindemann. (München: Kösel, 1972).

***Incite! Women of Color against Violence:**
The revolution will not be funded: Beyond the non-profit industrial complex. (Cambridge, MA: South End Press, 2007).

***Inquiry into Psychiatry:**
Transcripts of testimony. (2005). Abgerufen am 4. November 2012 auf: http://coalitionagainstpsychiatricassault.wordpress.com/articles/personal-narratives/

***Jackson, M.:**
Trudeau's culture legacy. (In: Maclean's Magazine, Jg. 132, No. 34, Toronto, Rogers Communications, 2000).

***Kirk, S. and Kutchins. H.:**
- The myth of the reliability of the DSM. (The Journal of Mind and Behavior, 15, S. 71–86, 1994).
- Making us crazy: DSM: The psychiatric bible and the creation of mental disorders. (New York: The Free Press, 1997).

***Klainowsky, L.:**
- Convulsive therapy treatment. In S. Arieti (Ed.). (American handbook of psychiatry, Vol. 2, S. 1499-1521, New York: Basic Books, 1959).
- Electric and other convulsive treatments. (In S. Arieti (Ed.) American handbook of psychiatry, Vol. 5, S. 531-548, New York: Basic Book, 1975).

***Kittrie, N.:**
The right to be different: Deviance and enforced therapy. (New York: Pelican books, 1971).

***Knable, M., Kleinman, J. und Weinberger, D.:**
Neurobiology of schizophrenia. (In: A. Schatzberg and C. Nemeroff (Hrsg.). Textbook of Psychopharmacology (2nd ed.). (Washington, DC: American Psychiatric Press, S. 589–609, 1998).

***Kraepelin, E.:**
- Psychiatrie. Ein Lehrbuch für Studierende und Ärzte. Vollständige umgearbeitete 5. Auflage. (Leipzig: J. A. Barth, 1896.).
- One hundred years of psychiatry (Wade Baskin, trans.). (New York: Philadelphia Library, 1917/1962).

***Kramer, H. (Institoris):**
Der Hexenhammer. Malleus maleficarum. Kommentierte Neuübersetzung von Günter Jerouschek und Wolfgang Behringer. (München: dtv, 2003).

***Kuhn, T.:**
Die Struktur wissenschaftlicher Revolutionen. Übers.: Kurt Simon, Hermann Vetter. (Frankfurt am Main: Suhrkamp, 1967).

***Laing, R. D.:**
Das geteilte Selbst. Eine existentielle Studie über geistige Gesundheit und Wahnsinn. Übers. Christa Tansella-Zimmermann. (Köln: Kipenheuer&Witsch, 1972).

***Lambert, N.:**
Stimulant treatment as a risk factor for nicotine use and substance abuse. (In: Program and Abstracts, S. 191–198, NIH Consensus Development Conference Diagnosis and Treatment of Attention Deficit Disorder, 16.-18. November 1998).

***LeFrançois, B.; Menzies, R.; und Reaume, G. (Hrsg.):**
Mad matters: A critical reader in Canadian mad studies. (Toronto: Canadian Scholars Press, 2013).

***Lehmann, H.:**
Chlorpromazine: New inhibiting agent for psychomotor excitement and manic states. (Archives of Neurology and Psychiatry, 71, S. 227–237, 1954).

***Lifton, R.:**
The Nazi doctors: Medical killing and the psychology of genocide (New York: HarperCollins, 1986).

***Lombroso, C. und Ferrero, G.:**
Das Weib als Verbrecherin und Prostituierte. Anthropologische Studien, gegründet auf eine Darstellung der Biologie und Psychologie des normalen Weibes. Übers. von H. Kurella. (Saarbrücken: VDM Verlag Dr. Müller, 1894 [2008]).

***MacDonald, M.:**
Mystical Bedlam. (New York: Cambridge University Press, 1981).

***MacLean, D. und Pepinsky, H. (Hrsg.):**
We who take no prisoners: Selections from the fifth International Conference on Penal Abolition. (Vancouver: Collective Press, 1993).

***Macy, J. und Johnstone, C.:**
Hoffnung durch Handeln: dem Chaos standhalten, ohne verrückt zu werden. Übers.: Christa Broermann. (Paderborn: Junfermann, 2014).

***Marks, J.:**
The search for the Manchurian candidate. (New York: Times Books, 1979).

***Maudsley, H.:**
The physiology of the mind. (London: Macmillan, 1876).
***Meduna, L.:**
General discussions of the cardiazol therapy. (American Journal of Psychiatry, 94, supplement, S. 41–50, 1938).
***Mercier, C.:**
Sanity and insanity. (New York: Scribner and Welford, 1890).
***Mies, M.:**
Patriarchy and accumulation on a world scale. (London: Zed Books, 1999).
***Mills, C.:**
Decolonizing global mental health: The psychiatrization of the majority world. (London: Routledge, 2013).
***Minuchin, S.:**
Familie und Familientherapie: Theorie und Praxis struktureller Familientherapie. Übers.: Ulrike Stopfel. (Freiburg i. Br.: Lambertus-Verlag, 1977)
***Moncrieff, J.:**
The myth of the chemical cure. A critique of psychiatric drug treatment. (London: Palgrave Macmillan, 2009).
***Moore, T., Glenmullen, J. und Furberg, C.:**
Prescription drugs associated with reports of violence toward others. (In: PLoS ONE (2010). (s12): e15337. Doi:10.1371/journal.001537.)
***Mueller, K.:**
Locomotor stereotypy is produced by methylphenidate and amfonelic acid and reduced by haloperidol but not clozapine or thioridazine. (In: Pharmacology Biochemistry and Behavior, 45, S. 71–76, 1993).
***National Institute of Mental Health Psychopharmacology Service Centre Collaborative**
Study Group: Phenothiazine treatment in acute schizophrenia. (Archives of General Psychiatry, 10, S. 24–261, 1964).
***Oaks, D.:**
Back to our roots (2006). Retrieved on September 14, 2014, from: http://www.google.ca/url?sa=t&rct=j&q=&esrc=s&source=web&cd=2&ved=0CCYQFjAB&url=http%3A%2F%2Fwww.mindfreedom.org%2Fwho-we-are%2Fdavid-w-oaks%2Foaksnarpa.pdf%2Fat_download%2Ffile&ei=_BsWVLDSD8b4yQTiooHgCg&usg=AFQjCNEyhM4BRSffZjb5dQmrFlPAOBQTlg&sig2=66S7mULWXx4qrs2p_u-JTA.
***Packard, E.:**
Great disclosures of spiritual wickedness: An appeal to the government to protect the unalienable rights of married women. (New York: Arno Press, 1865 [1974]).

***PDR Network:**
Physician's desk reference (67. ed.). (West Caldwell, NJ: 2013).
***Penfold, P. und Walker, G.:**
Women and the psychiatric paradox. (Montreal: Eden Press, 1983).
***Pepinsky, H. und Quinney, R. (Hrsg.):**
Criminology as peacemaking. (Bloomington: Indiana University Press, 1991).
***Pinel, P.:**
Philosophisch-medicinische Abhandlung über Geistesverirrungen oder Manie. Mit Figuren, welche die Formen des Schedels, und Abbildungen der Wahnsinnigen darstellen. Aus dem Französischen übersetzt und mit Anmerkungen versehen von Michael Wagner. (Wien: Schaumburg, 1801).
***Piercy, M.:**
Die Frau am Abgrund der Zeit: Science-fiction-Roman. Übers. Norbert Werner und Hertha Zidek. (München: Heyne, 1986).
***Porter, R.:**
Wahnsinn. Eine kleine Kulturgeschichte. Übers. Christian Detoux. (Zürich: Dörlemann, 2005).
***Proctor, R.:**
Racial hygiene: Medicine under the Nazis. (Harvard: Harvard University Press, 1988).
***Psychiatric Drug Facts**
ist die Website von Peter Breggin https://breggin.com/(17.09.2020).
***Rappaport, M.:**
Are there schizophrenics for whom drugs may be unnecessary or contraindicated? (In: International Pharmacopsychiatry, 13, S. 100–111, 1978).
***Richman, D.:**
Dr. Caligari's psychiatric drugs. 2. Auflage (Berkeley, CA: NAPA, 1987).
***Ross, R.:**
Dancing with a ghost: Exploring Aboriginal reality. (Toronto: Penguin, 1992/2006).
***Rush, B.:**
Medical inquires and observations on the diseases of the mind. (Philadelphia, PA: Kimber and Richardson, 1812).
***Rusk, H.:**
Aid for the mentally ill. (New York Times, June 26, 49, 1955).
***Sabshin, M.:**
Report of the medical director. (American Journal of Psychiatry, 138, S. 1418–1421, 1981).
***Savage, H. and McKague, C.:**
Mental health law in Canada. (Toronto: Buttersworth, 1987).

***Scull, A.:**
Community treatment and the deviant: A radical view. (Englewoods, NJ: Prentice-Hall, 1977).
***Shakespeare, W.:**
König Lear. Übers. W. H. v. Baudissin. Onlinezugriff: https://www.textlog.de/40378.html (12.08.2020).
***Shiva, V.:**
Das Geschlecht des Lebens. Frauen, Ökologie und Dritte Welt. Übers. Inge Presser. (Berlin: Rotbuch-Verlag, 1989).
***Shorter, E.:**
- A history of psychiatry: From the era of the asylum to the age of Prozac. (New York: John Wiley & Sons, 1997).
- Geschichte der Psychiatrie. Übers. Yvonne Badal. (Berlin: Alexander Fest Verlag, 1999).
***Showalter, E.:**
The female malady. Women, madness, and English culture, 1830–1980. (New York: Penguin Books, 1987).
***Shutts, D.: Lobotomy:**
Resort to the knife. (New York: Van Nostrand Reinhold Company, 1982).
***Simon, T.:**
Democratizing utopia: Environmentalism, anarchism, feminism. (In: D. Roussopoulos (Hrsg.): The Anarchist papers. Montreal: Black Rose, S. 123–149, 1986).
***Sir Percival's Worthy Approach.**
Abgerufen am: 29.08. 2014 auf http://www.chivalrynow.net/articles1/percival.htm.
***Southworth, J.:**
Fools and jesters at the Elizabethan court. (Sulton: Gloucester, 1998).
***Spitzer, R., Sheehy, M., and Endicott, J.:**
DSM-III: Guiding principles. (In: V. Rakoff. Stancer, and H. Kedward (Eds.). Psychiatric diagnosis. New York: Brunner, 1978).
***Swanson, J., Elliott, R., Greenhill, L., Wigal, T., Arnold, L. und Vitiello, B.:**
Effects of stimulant medication on growth rates across 3 years in the MTA follow-up. (In: Journal of the American Academy of Child and Adolescent Psychiatry, 46, S. 1015–1027, 2007).
***Szasz, T.:**
- Die Fabrikation des Wahnsinns. Übers. Thomas M. Höpfner. (Freiburg i. Br.: Walter, 1974).
- Schizophrenie, das heilige Symbol der Psychiatrie. Übers. Brigitte Stein. (Wien, München, Zürich: Europaverlag, 1979).

- Der Mythos der Psychotherapie. Übers. Liesl Nürenberger-Körbler u. Andreas Körbler. (Wien, München, Zürich: Europaverlag, 1982).
- Insanity: The idea and its consequences. (New York: John Wiley and Sons, 1987).
- Coercion as cure. A critical history of Psychiatry. (New Brunswick, NJ: Transaction Publishers, 2007/2010).

***Tuke, S.:**
Description of the retreat. (New York: Process Press, 1813/1996).

***Valenstein, E.:**
Great and desperate cures: The rise and decline of psychosurgery and other radical treatments for mental illness. (New York: Basic, 1986).

***Walmsley, J., Byerley, W., McCabe, R., McConnell, E., Dawson, T. und Grosser, B.:**
Receptor alterations associated with serotonergic agents. (In: Journal of Clinical Psychiatry, 48, Supplement, S. 19–85, 1978).

***Wegerer, V., Moll, G., Bagli, M., Rothenberger, A., Ruther, E. und Huether, G.:**
Persistently increased density of serotonin transporters in the frontal cortex of rats treated with fluoxetine during early juvenile life. (In: Journal of Child and Adolescent Pharmacology, 9, S. 13–24, 1999).

***Whitaker, R.:**
- Mad in America. (New York: Perseus Books, 2002).
- Anatomy of an epidemic. (New York: Broadway Paperbacks, 2010).

***Wilson, A., Schild, H., und Modell, W.:**
Applied pharmacology. (New York: Churchill Livingstone, 1975).

***Wood, J.:**
- Shooter list. Unveröffentlichtes Manuskript. (2013a).
- Annotated schools and mass shooters list. Unveröffentlichtes Manuskript. (2013b).

***Ziegler, L.:**
Bilateral prefrontal lobotomy. (American Journal of Psychiatry, 100, S. 178–184, 1943).

Die Herausgeber:innen/ Übersetzer:innen

Das Kollektiv DAMNMAD sind mehrere Menschen, die herausgeberisch, übersetzerisch, künstlerisch und aktivistisch arbeiten. Diesmal waren beteiligt: Clara Funk, Florian Henz, Iva Ona, Charlotte Pankalla, Kim Wichera und Rosa Zorn.

Die Autorin

Bonnie Burstow war Professorin an der University of Toronto in Canada, Philosophin, feministische Therapeutin und Aktivistin der Antipsychiatrie-Bewegung. Weitere Werke: „Radical Feminist Therapy: Working in the Context of Violence", „The Other Mrs. Smith", „The Revolt against Psychiatry: A Counterhegemonic Dialogue".

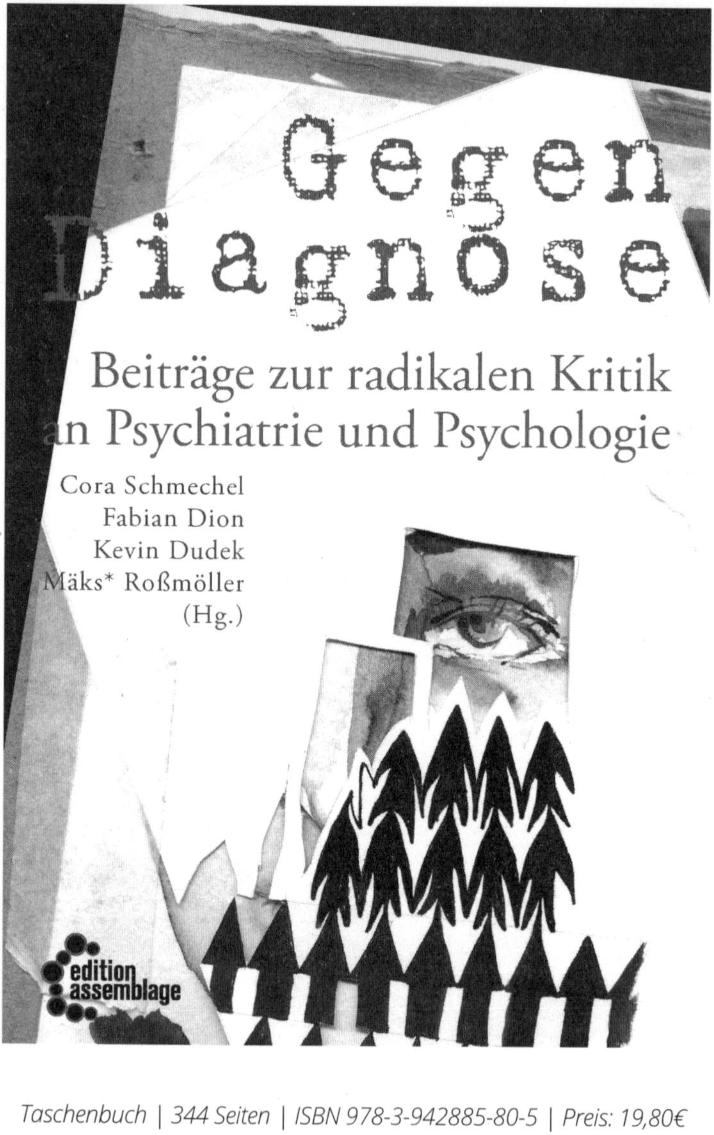
Gegen
Diagnose
Beiträge zur radikalen Kritik
an Psychiatrie und Psychologie
Cora Schmechel
Fabian Dion
Kevin Dudek
Mäks* Roßmöller
(Hg.)
edition
assemblage

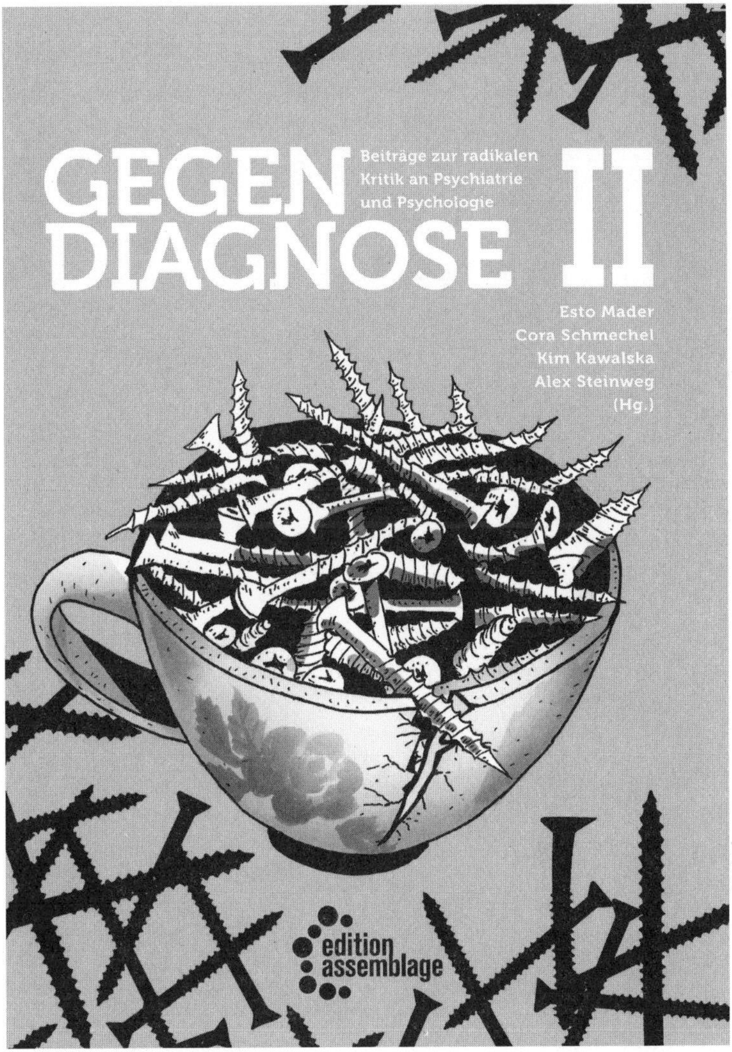

Taschenbuch | 288 Seiten | ISBN 978-396042-063-7 | Preis: 19,80€

Die ‚zweite Gegendiagnose' zeichnet sich durch eine große Vielfalt an expliziter und reflektierter Diversität der Perspektiven aus, ebenso durch eine Varianz der Beitragsformen. Die Beiträge analysieren Mechanismen und Auswirkungen des neoliberalen psychologischen_psychiatrischen Gesundheitssystems und fragen nach Widerstandsmöglichkeiten auf unterschiedlichen Ebenen. Auch als E-Book erhältlich!

H. C. Rosenblatt

aufgeschrieben

Hardcover | 96 Seiten | ISBN 978-3-96042-053-8 | Preis: 15€

Irgendwo, irgendwann, irgendwarum kommt es zu diesem feinen und präzise formulierten Kammerspiel um Eltern_Liebe, Zugehörigkeit, Loyalitätskonflikte, Verrat, Aggression und das autistische Er_Leben vieler in einem Körper. Ein Buch, das man nicht aus der Hand legen will.

Tine Rahel Völcker (Hg.)

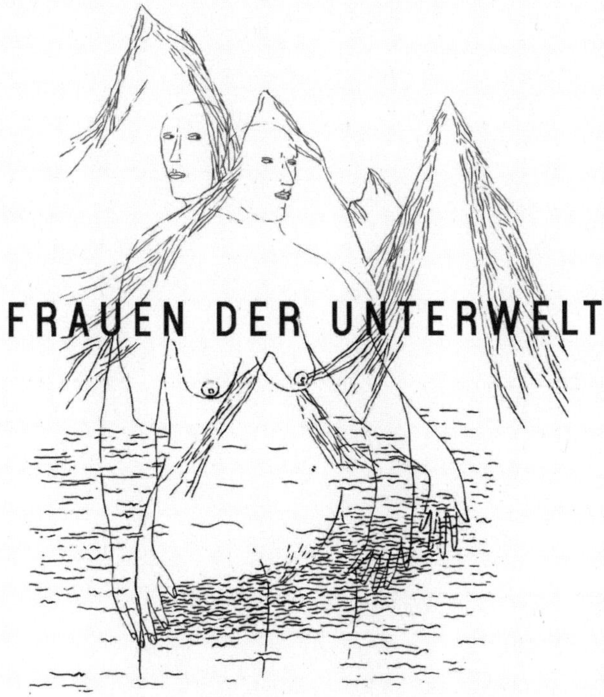

Queerfeministische Antworten auf Psychiatriegewalt, Sexismus und Ableismus

edition assemblage

Taschenbuch | 144 Seiten | ISBN 978-3-96042-109-2 | Preis: 15€

Sie waren eigensinnig und verletzlich. Sie rebellierten gegen die engen Grenzen, die ihnen auferlegt waren. Sie wurden krank durch erlittene Gewalt, Diskriminierung oder Armut – und in der Heil- und Pflegeanstalt Pirna-Sonnenstein vergast. Frauen der Unterwelt geht den Biografien von sieben kraftvollen Frauen nach, die als Opfer der sogenannten NS-Krankenmorde jahrzehntelang verschwiegen wurden.